肝炎的诊断及防治

主　编　程宏水

副主编　郑少荣　刘祖华　余信恭

编著者　（按姓氏笔画排序）

王金亮　毛梅英　刘祖华
余大兴　余云忠　余信恭
余洪华　郑少荣　周元寿
周旭红　俞小娥　徐利贵
翁冠裕　程　华　程宏水

金　盾　出　版　社

内容提要

NEI RONG TI YAO

作者吸取了近年来肝炎防治的最新成果，结合多年的临床经验，重点阐述了病毒性肝炎临床表现、化验检查、诊断、西医治疗及中医辨证论治等知识，书后还附有治疗肝炎、肝昏迷常用药物简表，病毒性肝炎诊断标准，慢性乙型肝炎防治指南，以便于读者查阅。本书内容科学，知识新颖，实用性强，是基层医师的工作指南，也是肝炎患者的良师益友。

图书在版编目(CIP)数据

肝炎的诊断及防治/程宏水主编．—北京：金盾出版社，2006．12
ISBN 978-7-5082-4198-2

Ⅰ．肝… Ⅱ．程… Ⅲ．①肝炎-诊断②肝炎-防治 Ⅳ．R575．1

中国版本图书馆 CIP 数据核字(2006)第 085698 号

金盾出版社出版、总发行
北京太平路 5 号(地铁万寿路站往南)
邮政编码：100036　电话：68214039　83219215
传真：68276683　网址：www．jdcbs．cn
封面印刷：北京精彩雅恒印刷有限公司
正文印刷：北京四环科技印刷厂
装订：海波装订厂
各地新华书店经销
开本：850×1168 1/32　印张：10．25　字数：250 千字
2009 年 4 月第 1 版第 4 次印刷
印数：25001—36000 册　定价：17．00 元

前言

QIANYAN

肝炎分为病毒性肝炎和非病毒性肝炎两种。其发病率高，上升趋势明显。尤其是病毒性肝炎，传染性强，流行面广，是当前严重危害人民身体健康的常见病与多发病。

我国是肝炎高发区。向广大群众宣传有关肝炎的防治知识，增强大家的自我保护能力，从而提高健康水平和生活质量，此乃我们编写本书之目的所在。

本书的编著者都是长期从事肝炎临床工作并且了解基层需求的专家，对肝炎的防治有较深的造诣和丰富的经验。其内容以中华医学会传染病与寄生虫病学分会、肝病学分会 2000 年联合修订的《病毒性肝炎防治方案》为依据，参考多年来特别是近几年肝炎研究的有关资料，结合自己的临床经验而编成的。对病毒性肝炎的临床表现、实验室及血清学检查、诊断、鉴别诊断、治疗及中医辨证论治，着重从多角度较详细地阐述，力求达到知识的实用性、全面性、科学性、新颖性，做到集思广益，博采精华，融汇中西。对甲、乙、丙、丁、戊型病毒性肝炎的预防在治疗章节中分型阐述，对庚型病毒性肝炎，TT型肝炎及非嗜肝病毒引起的肝炎，以“附”的形式在有关章节做必要的简述，供读者参考。

本书脱稿后，曾广泛征求过基层医务人员的意见。他们一致认为这是一本较全面阐述肝炎诊治的好书，既是基层临床医师的工作指南，也是肝炎患者的良师益友。

在编写过程中，得到了上海第二医科大学重症肝炎研究所主任、博士生导师周霞秋教授，北京航天中心医院阎波教授，南昌大学医学院教授、江西省老年病医院主任医师舒敬元同志的热诚关心及大力支持；承蒙南昌大学医学院教授、南昌市肝病研究中心主任医师陈家鸰、吴林同志亲自审阅，在此表示衷心的感谢。

由于编写人员水平有限，加上时间仓促，缺点与错误在所难免，祈望广大读者不吝赐教。

程宏水

2006 年 6 月

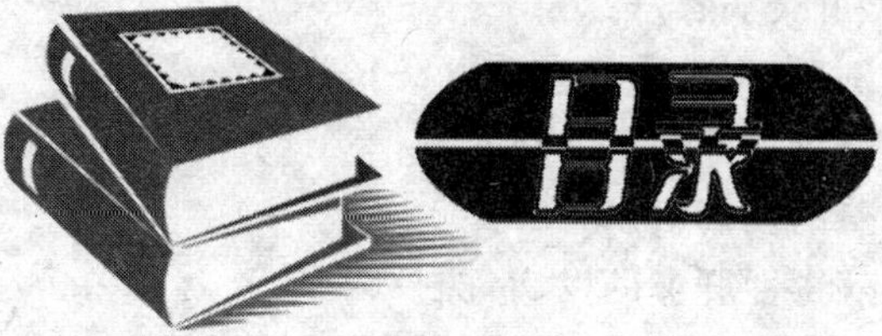
目录

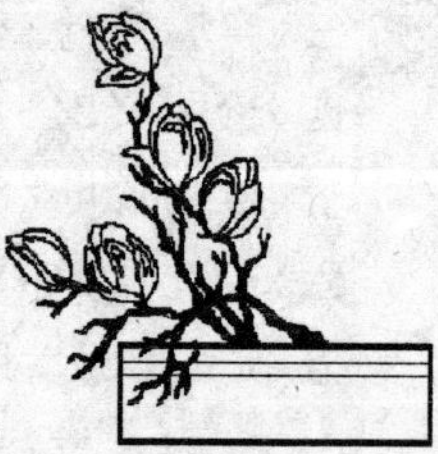

第一章 肝脏的解剖组织生理学

第一节 肝脏的解剖

肝是人体最大的而且是重要的实质性脏器，也是最大的消化腺，是体内物质代谢和解毒的重要器官，故一直被认为是神圣的、生命所不可缺少的器官。它由肝细胞和一系列管道(门静脉、肝动脉、肝管和肝静脉等在肝内的分支)构成。其表面为浆膜，浆膜里面为结缔组织，内含丰富的弹力纤维。正常的肝脏呈红褐色，质地柔脆，血流丰富。其平均重量成人男性为 1 400～1 600 克，女性为 1 200～1 400 克，为体重的 1/40～1/50。

一、肝脏的形态与位置

肝脏呈一不规则楔形，右侧钝厚，左侧偏窄。外观可分左、右、前、后四缘和膈、脏两面。肝上面隆凸，对向膈称膈面，借镰状韧带在表面上分成大的肝右叶与小的肝左叶。膈面有部分无腹膜覆盖，称裸区，直接贴膈下面。肝下面凹凸不平，与腹膜腔器官相邻称脏面。脏面有左、右两条纵沟和一条横沟。横沟为肝门，又名第一肝门，有门静脉、肝动脉、肝管、淋巴管和神经等出入。临床上所述的肝门包括两条纵沟。位于肝门前方的是方叶，后方的是尾状叶，左纵沟左侧为左叶，右纵沟右侧为右叶。右纵沟前方为胆囊窝，容纳胆囊；后方为腔静脉沟，有下腔静脉经过。肝左、中、右三条静脉出肝后汇入下腔静脉，肝静脉出肝处称第二肝门。左纵沟前方有肝圆韧带裂，后方有静脉韧带裂（为静脉导管的遗迹）。肝的前缘薄而锐，有两个切迹，左侧为肝圆韧带切迹，右侧为胆囊切迹。肝右缘圆钝朝向脊柱，左缘薄锐。

肝脏大部分位于右季肋区和腹上区，小部分位于左季肋区。除腹上区外，均为肋骨、肋软骨所覆盖。其右上界在右锁骨中线与第5肋相交处，右下界与右肋弓一致。左侧界在左锁骨中线稍内侧的第5肋间。连接右下界与左侧界即为肝的下缘，它的中份相当于右第9肋与左第8肋前端，在剑突下2～3厘米处，此线为临床触诊肝下缘的部位。小儿肝下缘低于肋弓，但不超过2厘米，7岁以后不能触及。肝为腹膜间位器官，除了肝裸区有纤维结缔组织与膈直接相连外，其余均被腹膜所覆盖。脏、壁腹膜移行处形成韧带，使肝连于膈和腹前壁。其主要韧带有左、右冠状韧带，及其伸延形成左、右三角韧带，镰状韧带，肝圆韧带，肝胃韧带，肝十二指肠韧带等。肝主要靠肝裸区的韧带，穿过肝脏面的下腔静脉等与肝结合紧密的诸多结构协助固定，故使肝的移动性小，但可随膈的运动而移动。肝的位置较固定，腹上部遭受暴力时容易出现肝破裂。

正常情况下，肝脏可随呼吸和体位的改变有一定的位置变化，站立和吸气时下降，仰卧和呼气时上升。

二、肝脏的分区

肝脏的外形可分为右叶、左叶、方叶和尾状叶4个叶。肝的内部分叶则不同，它借肝中裂分为左、右二叶（肝中裂在肝的上面与下面的投影，相当于胆囊窝中线到下腔静脉左壁的连线）。左叶借左叶间裂与肝镰状韧带附着线和左纵沟一致，分为左内叶与左外叶；右叶借右叶间裂（为一近水平的斜裂）分为右前叶与右后叶，加上尾状叶，故肝内分为左外叶、左内叶、右前叶、右后叶和尾状叶；左外叶借左外叶段间裂分为上、下两段，右后叶被右后叶段间裂分为上段与下段，尾状叶左半属于左半肝，构成尾状叶左段，尾状叶右半及尾状突则属于右半肝，构成尾状叶右段，这样肝脏就分成5个叶和6个段。它们之间的界限为肝裂；每一肝段中由无数个肝小叶构成(图1)。

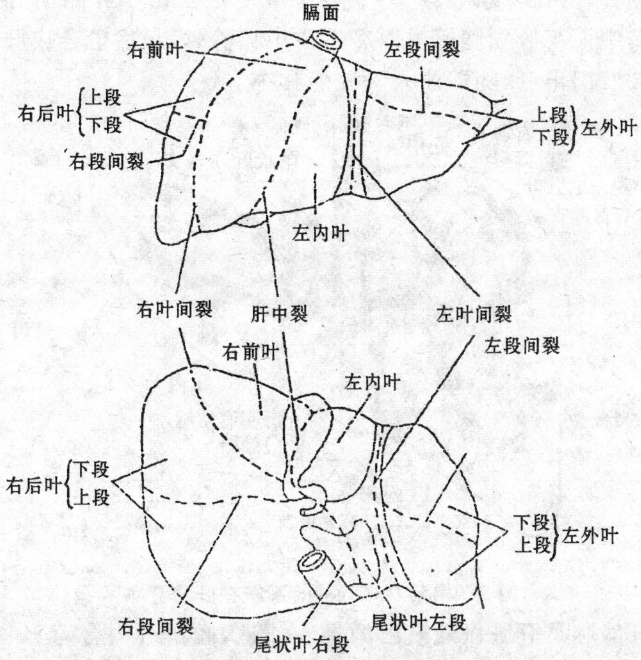

图1　肝的分叶与分段

三、格利森(Glisson)系统

肝脏的血液供应来源于肝门静脉和肝固有动脉。前者称为功能性管道，供给的血量占 70%～80%，主要输送来自消化道所吸收的富含养料的血液，使肝发挥代谢、解毒作用；后者称为营养管道，供给肝需氧量 40%～60%和肝本身需要的营养物质。上述二条管道系统与肝内胆管的各级分支在肝内被结缔组织鞘包裹在一起，组成格利森(Glisson)系统(图 2)。肝固有动脉和肝门静脉在第一肝门处进入肝脏，相伴而行先分左、右二支，分别入肝的左、右叶，尔后入肝血管及其分支，于肝小叶周边发出小叶间动、静脉流入肝窦中而与肝细胞接触以后再往中央静脉，最后汇合成肝静脉，经第二肝门出肝，随即注入下腔静脉中。

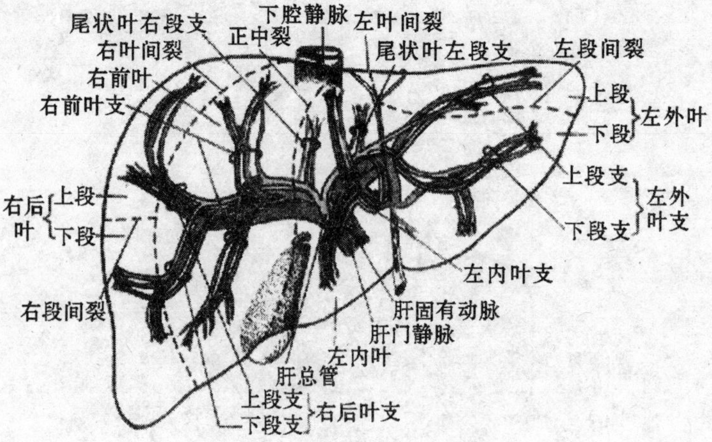

图 2　格利森(Glisson)系统在肝内分布

肝静脉是肝脏血液输出的惟一通道，收集肝内含营养物质的静脉血。

肝管：左肝管由左内叶和左外叶肝管汇合而成；右肝管由右前叶和右后叶肝管汇合而成，分别引流左、右半肝的胆汁，左、右肝管汇合成肝总管，然后进入胆总管。

肝脏的淋巴管很丰富，分浅、深两组，浅淋巴管行于肝脏浆膜下结缔组织内，然后分别输入膈上淋巴结，腹腔淋巴结，胸骨旁淋巴结或肝淋巴结。深淋巴管随门管走行(不深入肝小叶内)，出肝门后，一部分进入胸导管下端或胃左、右淋巴结，另一部分流经腹腔淋巴结，尔后注入胸导管，极小部分流至下腔静脉淋巴结。

肝的神经来自腹腔神经丛与右膈神经，故胆囊病变时可出现右肩部牵涉性疼痛。

第二节　肝脏的组织学

肝脏的微细结构复杂，功能繁多，是体内物质代谢的中心。它并不是单一的细胞群体，而是由多种组织构成的。

一、肝脏的框架结构

肝的表面有一薄层致密的结缔组织构成的被膜，主要由胶原纤维构成，大部分有间皮被覆。通常被膜都较薄，只在下腔静脉经过的部位和肝门处增厚。被膜深部的结缔组织内所含的弹性纤维在肝门处增厚，并伸入肝实质将肝分成许多小叶，包绕进出肝门的血管和肝管，然后随这些管道的分支进入肝内，构成肝脏的主要支架。结缔组织在肝内包裹以门静脉、肝动脉和肝管这三种管道为主的结构，称为门管区。其内还有与动、静脉伴行的淋巴管和神经。

二、肝 小 叶

肝小叶是肝脏的最基本的结构单位，呈多角棱柱形，平均长约2毫米，宽约1毫米。肝脏由50万～100万个肝小叶构成。肝小叶中央有一条中央静脉，是肝静脉的始端。肝细胞是构成肝小叶的主要成分，约占肝小叶体积的75%，它以中央静脉为中心，向四周呈放射状排列成板状，称肝细胞索（肝板），所以肝板实际上是由一层细胞构成的，且相互吻合成网。由于肝脏内的结缔组织不丰富，因而肝小叶的分界不明显。

血液从轴心血管进入腺泡，灌流腺泡范围内的肝窦，向外周流到肝中央静脉。肝中央静脉接收来自2个以上肝腺泡的血液，流向小叶下静脉，再进入肝静脉。

在几个肝小叶相邻的区域内，有小叶间动脉、小叶间静脉、小叶间肝管与结缔组织构成的汇管区。其中小叶间肝管是肝小叶的胆小管向小叶间汇集而成，是肝脏的排泄管，由单层立方或柱状上皮组成。许多小叶间肝管在肝门汇合，形成较大的肝管，然后汇集成左、右肝管离开肝。肝细胞分泌的胆汁进入胆小管后，由小叶中央流向小叶边缘，进入汇管区的小叶间肝管内，按照上述行程到达左、右肝管，出肝后注入胆总管。

三、肝脏的实质结构

肝脏的主要成分是肝实质。而肝实质主要指肝细胞，包括肝窦、第斯（Disse）间隙和毛细胆管。

（一）肝细胞

正常肝细胞的横断面大致呈多角形，直径为20～30微米。在肝内连成肝板，在板层之间有肝窦，因而每一个肝细胞最少有两个面是与肝窦接触的肝窦面，其余的面则向着相邻的肝细胞。

肝细胞的胞质一般为嗜酸性的细颗粒状，也有大量嗜碱性物质，内含肝糖原，脂滴，分泌颗粒，蛋白质及色素，同时还有丰富的线粒体与核糖核酸（RNA）颗粒。胞质的形态因细胞的营养及功能状态而有变化。细胞核为圆形，位于细胞的中央，其内有1个或多个核仁。细胞核主要由脱氧核糖核酸(DNA)和组蛋白等构成。DNA具有复制遗传信息的功能。当肝炎病毒侵入细胞核内,病毒基因可与肝细胞核中的DNA整合,从而使病毒难以清除。

在电镜下肝细胞由胞膜、胞质(含基质与许多细胞器)和胞核构成。细胞器由线粒体、内质网、溶酶体、高尔基体、微粒体、包涵体及饮液泡等组成。胞体呈多面形,面向肝窦的游离面的胞膜突出形成许多细长的微绒毛,伸向肝窦内皮与肝细胞之间的Disse间隙。这样可增加表面接触面积,从而有利于吸收与分泌。相邻肝细胞之间的胞膜有微小的皱褶,互相嵌合。相邻胞膜的中央,在相对应的位置凹陷处形成毛细胆管。细胞质内有各种膜性结构、颗粒、纤丝等,均与肝细胞多方面的功能有密切的联系。

1. 内质网 内质网在肝细胞内发育较佳。有粗面内质网和光面内质网两种。前者常为平行排列的囊泡,泡间有许多核糖体,构成肝细胞内嗜碱性物质,是蛋白质合成的场所;后者是弯曲分支互相吻合的小管,多分布在近细胞的表面,是肝糖原的合成和分解、药物代谢、解毒、激素和脂类运输的场所。内质网不但能合成蛋白质、胆盐、胆固醇及参与脂肪酸的代谢,而且还有解毒功能。

患肝炎时,由于内质网受侵害,出现白蛋白生成减少,蛋白质代谢异常,导致白蛋白与球蛋白比值倒置,絮状试验及浊度试验异常;由于纤维蛋白原及凝血酶原减少,导致出血倾向;由于糖原减少,导致低血糖;由于解毒功能减弱,导致药物不良反应增强;由于胆红素代谢紊乱,出现皮肤、巩膜黄染。

2. 内网器 肝细胞的内网器很丰富,多位于毛细胆管附近,由多层曲面扁平囊泡平行地叠折成扁盘状,其囊泡常与内质网相连。内质网合成的蛋白质(含脂蛋白、糖蛋白),移送至内网器进行加工,最后形成分泌颗粒,从细胞表面排出。

3. 线粒体 在肝细胞内数目很多,每个肝细胞可多达1 000～2 000个,是一种线状或粒状的小体,形状多为圆形、卵圆形和杵棒状的双膜结构。

线粒体内有大量与三羧酸循环和氧化磷酸化有关的酶。从三羧酸循环到产生三磷酸腺苷(ATP)的过程,是在线粒体内进行的,故认为线粒体是细胞内产生能量的中心。人体摄入的糖、脂肪、蛋白质的代谢皆在线粒体内进行。当肝炎或机体缺氧时,最早受害的是线粒体,从而引起转氨酶升高等变化。

4、溶酶体 肝细胞内所含的溶酶体为数不少,主要分布在近毛细胆管的肝细胞胞质内,是单膜包绕的致密小体。它是由多种在酸性条件下具有消化功能的水解酶组成的。能清除进入细胞的异物、衰老的细胞器和代谢产物,从而使细胞始终保持活跃的状态。它可将内质网形成的直接胆红素运输到毛细胆管并排放到胆汁中。正常情况下,由于这些酶有膜与胞质中的底物相隔,故不会发生水解作用。当细胞受损或受某些疾病的侵袭,溶酶体的膜可以破裂,从而使水解酶与胞质内的底物发生反应,产生细胞的功能变化,甚至引起细胞死亡。肝炎病毒可以直接损坏溶酶体而导致正常和邻近肝细胞的溶解坏死。组织的自溶现象也是溶酶体引起的。

5. 高尔基体 与胆汁分泌有关,并参与合成胞浆膜的糖蛋白及形成初级溶酶体。

6、微粒体 可防止过氧化氢在细胞内蓄积,能将还原型辅酶Ⅰ氧化,与胆固醇代谢有关。

7、饮液泡 具有吸收和输送胞内物质的功能。

(二)肝窦

在肝细胞索(肝板)间,为不规则形状的肝窦,肝窦与肝细胞之间有网状纤维作为支架,交织成网,汇向中央静脉。其中血液的大部分来自门静脉支,小部分来自肝动脉支。

因肝窦的数量大而且比毛细血管为宽,总的容积远比血管多,所以血流缓慢，有利于肝窦内、外的物质交换，以及吞噬细胞的吞噬活动。肝窦壁由内皮细胞及星状细胞［又称枯否细胞(Kupffer)］构成。星状细胞体积较大，核常为卵圆形，有许多胞质突起，胞质中常含有吞噬的空泡、细胞碎片、铁蛋白粒及衰老的红细胞。它属于网状内皮系统，其作用：①有吞噬功能。②能形成丙种球蛋白。③参与胆色素的代谢。④有储铁功能。

（三）第斯间隙

第斯间隙(Disse)是肝窦壁内皮细胞和肝细胞之间的间隙，肝细胞有许多微绒毛突入此间隙内。由于肝窦具有无薄膜覆盖的内皮小孔，而基膜不连续及网状纤维又不形成明显的分隔层的特定环境，故使血液中的血浆成分可以自由进入 Disse 间隙，肝细胞的微绒毛被浸浴在血浆中，这样便于进行物质交换。

（四）毛细胆管

毛细胆管是由两个相邻的肝细胞在毗邻的胞膜中央相对凹陷而形成的，直径为 0.5～1.5 微米。构成毛细胆管的细胞膜向管腔突出形成许多微绒毛；同时在胆管腔相邻的胞膜部分形成联结复合体，将细胞间隙封闭，使胆汁不易从毛细胆管溢至细胞间隙。当胆管阻塞时，直接胆红素可自毛细胆管穿过联结复合体到达血液，从而出现阻塞性黄疸。

第三节　肝脏的生理学

肝脏的代偿能力相当强大，只有当肝内病变达到一定程度时才能发现肝功能试验中的某种变化。因此，肝功能试验结果正常者并不能说明肝脏无病变。在正常情况下，肝脏的生理功能比较复杂，主要有分泌胆汁、参与代谢、清除毒物、促使血凝和调节血液与免疫等作用。

一、分泌胆汁

胆汁是由肝细胞生成，肝管流出，经胆总管排入十二指肠，或由肝管流入胆囊管而贮存在胆囊内，在消化时再由胆囊排出，进入十二指肠。它的生成和排出是肝脏的重要功能之一。成年人每日分泌胆汁 800～1 000 毫升。胆汁的生成量与脂质类的摄入量有关，高脂肪饮食可使胆汁生成增加。胆汁中的有机成分胆汁酸与甘氨酸或牛磺酸结合形成的钠盐或钾盐称为胆盐，是参与消化和吸收的主要成分。胆汁中的胆盐、胆固醇和卵磷脂的适当比例是维持胆固醇成溶解状态的必要条件。当胆固醇分泌过多，或胆盐、卵磷脂合成减少时，胆固醇就容易沉积下来，这是形成胆石症的原因之一。

胆汁为一种重要的消化液，其作用为：

(1)胆汁中的胆盐、胆固醇和卵磷脂等都可作为乳化剂，减少脂肪的表面张力，使脂肪裂解为脂肪微滴，分散在肠腔内，有利于胰脂肪酶快速分解脂肪。

(2)胆盐达到一定浓度后所聚合形成的微胶粒可使肠腔中不溶于水的脂肪的分解物，如脂肪酸、甘油一酯掺入其中，形成水溶性复合物。所以，胆盐作为运载工具使其通过肠上皮表面静水层到达肠黏膜表面，对于脂肪消化产物的吸收有重要意义。

(3)通过胆汁促进脂肪分解产物的吸收，对脂溶性维生素的吸收也有促进作用。

(4)胆汁在十二指肠内还可中和部分胃酸。

(5)胆盐在小肠内被吸收后，通过肠肝循环，可刺激肝脏的胆汁分泌。

(6)胆盐能排泄部分激素(性腺激素、甲状腺激素、肾上腺激素等)和有害物质(汞、砷、阿托品、士的宁),同时能抑制肠道腐败菌的生长和繁殖。

二、参与代谢

肝脏为全身器官、组织代谢提供能源底物。食物消化后,吸收的营养物质经门静脉系统进入肝脏。营养物质的代谢作用几乎都需要肝脏参与。

(一)糖代谢

肝脏在机体糖的贮存、分布和血糖的调节上具有重要的作用。多糖进入消化道后,必须经过消化,水解成葡萄糖后才能被吸收到肝脏。葡萄糖被吸收到肝脏后,只有少部分被合成为肝糖原贮存起来,肝脏内能贮存的肝糖原的量是很少的,正常成年人的全部肝糖原量约为 70 克;大部分葡萄糖进入血液循环成为血糖,供给机体需要。肝脏贮存的肝糖原主要是用以维持恒定水平的血糖浓度,同时为身体中的一些必须应用葡萄糖的组织提供需要。当肝糖原迅速消耗而糖的供应又不足时,肝脏可以通过糖原异生作用,使一些非糖物质,如蛋白质、脂肪、乳酸、丙酮酸等转变为糖原。所以,肝脏是糖原异生的重要器官。如肝内糖原贮备丰富,则机体营养状况就显得良好。

肝脏是胰岛素及胰高血糖素的作用部位,确切地说,是胰高血糖素对糖类调节的惟一部位。

(二)脂肪代谢

肝脏对脂肪的吸收和代谢起着重要的作用。胆盐能直接影响脂肪的消化和吸收,而肝脏是制造胆盐的惟一场所。肝脏能氧化脂肪酸，产生酮体。在正常情况下，脂肪氧化可为肝外组织提供部分能量；但在病理情况下，则会产生大量的酮体，引起酸中毒。脂肪在体内氧化，首先在酶的作用下分解成甘油和脂肪酸，甘油在肝内经过磷酸化和脱氢处理，然后进入糖的氧化分解途径来供能，或转变为葡萄糖。脂肪酸的氧化分解是在肝及肝以外的许多组织细胞内，逐步分解为许多乙酰辅酶 A 而进入糖的氧化途径。

肝脏的脂类代谢非常活跃，肝脏能利用葡萄糖和某些氨基酸合成脂肪、胆固醇和磷脂，这是血中胆固醇和磷脂的主要来源。肝脏向血液输送脂蛋白，供各组织利用。如果肝脏脂蛋白形成障碍时，脂肪便堆积于肝中，形成脂肪肝。

（三）蛋白质代谢

组成蛋白质的基本单位是氨基酸。肝脏是氨基酸代谢的重要场所。氨基酸代谢过程中的转氨基、脱氨基作用，蛋氨酸的转甲基作用和半胱氨酸的脱硫作用等，均在肝内进行。氨基酸脱氨基时，以及肠道内细菌分解含氮物质时所产生的体内的氨是有毒的，主要靠肝脏合成尿素而解毒。当肝功能衰竭时，尿素合成较少，血氨含量增加，从而引起肝性脑病。

体内的白蛋白、纤维蛋白原、凝血酶原和部分的球蛋白，是在肝脏合成的。机体在高蛋白质饮食下，所有的肝细胞均能合成白蛋白，而在平时，只有约 15％的肝细胞在积极合成并分泌白蛋白。因此，只有当肝细胞有广泛的损伤时，临床上才会出现明显的低白蛋白血症。

在血红蛋白代谢过程中，肝脏也起着重要的作用，可把血液运来的间接胆红素改造成直接胆红素，排出体外。通过肠道吸收的胆素原，大部分由肝脏重新排入肠内。当肝脏患病时，其上述功能降低，血中胆红素的浓度增加，便形成黄疸。

（四）维生素代谢

肝脏不但能吸收、贮存多种维生素（如维生素C、维生素D、维生素E、维生素K、维生素B_1、维生素B_6、维生素B_{12}、烟酸及叶酸等），而且也直接参与其代谢。如胆盐能促进脂溶性维生素的吸收，能使B族维生素形成各种辅酶，参与各种物质代谢；维生素B_1构成脱羧酶的辅酶，参与糖代谢；维生素C可以促进肝糖原的形成；肝脏不仅能将胡萝卜素转变为维生素A并加以贮存，而且可将维生素K转变为凝血酶原。

（五）激素代谢

肝脏与激素的代谢密切相关，一方面肝脏是许多激素作用的靶器官，另一方面肝脏能使许多激素失去活性，以维持体内平衡。如皮质激素和抗利尿激素等，在肝脏同葡萄糖醛酸或硫酸盐结合而灭活，胰岛素也是在肝脏内降解灭活。如果这种平衡失调，就会出现病变，如雌激素灭活障碍，则引起性征的改变（如男性乳房发育），同时出现肝掌和蜘蛛痣；醛固酮和抗利尿激素灭活障碍时，可导致水、钠在体内潴留，重者引起水肿。

（六）电解质与微量元素代谢

肝脏能调节体内钾、钠、钙等电解质，同时还能调节微量元素铁、铜、硒、锌等，故临床上以测定血清铁来鉴别肝细胞性损害与阻塞性黄疸，测定血清铜作为诊断肝豆状核变性的重要指标。

三、清除毒物

肝脏是人体吐故纳新的大工厂，能将有毒物质变成比较无毒的物质排出体外，多种内源性毒素与经肠道吸收的外源性毒素都是通过肝脏代谢而达到解毒之目的。但也有例外,有些物质经肝处理后毒性却增加。

肝脏清除毒物的作用有氧化、还原、分解及结合,其中结合作用是肝脏解毒的最重要的方式。还有蓄积分泌、排泄作用,能将某些生物碱,如吗啡蓄积起来,然后少量分泌释出;将一些重金属,如汞与来自肠道的细菌经过肝脏处理后,由胆汁排出体外。同时,肝脏还具有人体内最大的网状内皮细胞吞噬系统,有着很强的吞噬能力,能将细菌、染料及其他颗粒性物质,通过网状内皮细胞予以吞噬,从而达到自身防御。

四、促使血凝

凝血是一系列凝血因子相继酶解激活的过程,最后是凝血酶和纤维蛋白凝块的形成。在凝血活酶和钙(Ca^{2+})的作用下,凝血酶原转变成凝血酶,由于凝血酶的作用,使纤维蛋白原转变成纤维蛋白,从而形成血凝块。然而凝血酶原和纤维蛋白原及凝血因子Ⅴ、Ⅶ、Ⅷ、Ⅸ、Ⅹ、Ⅺ、Ⅻ等均由肝脏合成,其中凝血酶原的生成,必须要有维生素 K 参与,假如肠道中无胆盐存在,维生素 K 就不能吸收入肝脏。倘若肝脏受到严重损害时,即使有足量的维生素 K(包括注射维生素 K)也不能合成凝血酶原。

此外,在胚胎时期,肝脏能制造红血细胞,到后期由于肝内有铁、铜与抗恶性贫血因子,也间接参与造血。

五、调节血液

因肝脏本身的特殊结构能调节体内的血液,如急性大失血造成循环障碍时,则能输出大量的血液,而当心功能不全时,又能贮存大量的血液,以维持体内平衡。

六、调节免疫

肝脏是人体内重要的免疫器官，肝窦表面的枯否(Kupffer)细胞对细胞因子的分泌有重要作用，不但参与调节免疫、炎症反应及维持组织和基质修复功能，而且还能清除衰老与变性的血细胞及肿瘤细胞，病变时会发生免疫缺陷或免疫损伤。所以，当机体感染肝炎病毒后，则对肝炎病毒产生免疫应答的同时，还可通过对肝细胞膜上肝炎病毒抗原的识别，进而杀伤这些受感染的肝细胞而引起肝脏炎症性损伤。

第二章　肝炎的病原病因学

引起肝组织发炎、肝细胞损伤以致肝功能障碍的病原与病因复杂多样。据统计，大约85%的肝细胞受损是由环境因素造成，15%是与遗传或遗传倾向有关。环境因素中，病毒、酒精、化学物质是引起肝炎的常见因素。此外，细菌、钩端螺旋体、立克次体、寄生虫、营养障碍、免疫反应及其他全身疾病等均可造成肝损伤，成为肝炎的致病因素。所有这些致病因素作用于肝脏，可引起肝细胞损伤，肝组织发生病理生理上的改变，最终逐渐演变为肝纤维化、肝硬化、肝功能衰竭。

第一节　病毒感染

一、甲型肝炎病毒

甲型肝炎病毒(HAV)发现于1973年，属小核糖核酸(RNA)病毒科，1981年归类为肠道病毒72型。因它的许多方面的特征与肠道病毒有所不同而归类为嗜肝核糖核酸病毒属。甲型肝炎病毒直径为27～32纳米，呈球形，无包膜，由32个壳粒组成20面体立体对称的核衣壳，内含单股线状的正链核糖核酸，由7 478个核苷酸组成，基因结构之编码区从5′端0.73kb起始密码子AUG至7.4kb终止密码子UGA之间分为3个编码区，分别为P_1、P_2、P_3，P_1区编码核衣壳结构蛋白VP_1、VP_2、VP_3、VP_4，P_2、P_3区则编码非结构蛋白。甲型肝炎病毒分为Ⅰ～Ⅶ基因型(9个基因亚型)，感染人类的一般为$Ⅰ_A$、$Ⅰ_B$、$Ⅲ_A$型，该病毒抵抗力强，能耐受56℃ 30分钟，室温1周，60℃10～12小时部分灭活；100℃5分钟全部灭活；紫外线(1.1瓦，0.9厘米深)1分钟，余氯10～15ppm 30分钟，3%福尔马林25℃5分钟均可灭活，70%酒精25℃3分钟可部分灭活。动物实验显示：黑猩猩和狨猴对甲型肝炎病毒易感，经口或静脉注射可使动物发生肝炎，且可传代。在细胞培养中甲型肝炎病毒生长缓慢，接种后约需4周才可检出抗原。在人体内，甲型肝炎病毒主要在肝细胞的胞质内复制，通过胆汁从粪便中排出。甲型肝炎病毒只有1个血清型和1个抗原抗体系统，免疫球蛋白M型(IgM型)抗体仅存在于起病后3～6月之内，免疫球蛋白G型(IgG型)抗体则持续多年。

二、乙型肝炎病毒

乙型肝炎病毒(HBV)在世界范围内传播，估计全球有3.5亿人为慢性乙型肝炎病毒感染者。乙型肝炎病毒是嗜肝脱氧核糖核酸(DNA)病毒科牛哺乳动物病毒属的一种。在人体中，主要为Dane颗粒，但也有少数小球形和管型乙肝表面抗原(HBsAg)。完整的乙型肝炎病毒颗粒(即Dane颗粒)具有感染性，呈球形，直径42纳米，1970年由Dane发现，故称之为Dane颗粒。乙型肝炎病毒随血液进入肝细胞内，在其内复制繁殖，然后从肝细胞逸出，复入血循环，存在于各体液和有关组织中。Dane颗粒包括包膜与核心两部分。包膜内含乙肝表面抗原、糖蛋白与细胞脂肪。乙肝表面抗原在肝细胞内合成，大量释入血液中，故乙肝表面抗原数量远多于Dane颗粒，且不具有传染性。包膜之内为核心，其内含环状双股脱氧核糖核酸(DNA)、乙肝核心抗原(HBcAg)、脱氧核糖核酸聚合酶(DNAP)，是病毒复制的真正主体。乙型肝炎病毒基因组(HBV-DNA)较小,由3 200个核苷酸组成,是环状部分双股DNA,包括正负链两股,负链(L)为长股,正链(S)为短股,L链DNA含有4个开放读框(ORF),分别为S、C、P、X区。S区又分为S基因前S_1(Pre-S_1)和前S_2(Pre-S_2)基因,分别编码乙型肝炎病毒包膜上的乙肝表面抗原、Pre-S_1、Pre-S_2抗原,统称为大分子蛋白;Pre-S_2区还编码多聚人血清白蛋白受体(PHSA-R);C区有C基因及前C基因,C基因编码乙肝核心抗原,前C基因编码乙肝表面抗原,前C区突变的乙型肝炎病毒毒株可引起重型肝炎;P区编码脱氧核糖核酸聚合酶,四区中最长;X区编码乙肝X抗原(HBxAg),可反式激活细胞内的某些癌基因及病毒基因,与肝癌(HCC)的发生、发展有关。

前C区和基本核心启动子(BCP)的变异可产生乙肝e抗原(HBeAg)阴性变异株。前C区最常见的变异为G1896A点突变,形成终止密码子(TAG),不表达乙肝e抗原。BCP区最常见的变异是A1762T/G1764A联合点突变,选择性地抑制前C信使核糖核酸(mRNA)的转录,降低乙肝e抗原(HBeAg)合成。

P基因变异主要见于POL/RT基因片段(349～692aa,即rt1～rt344)。在拉米夫定治疗中,最常见的是酪氨酸-蛋氨酸-天门冬氨酸-天门冬氨酸(YMDD)变异,即由YMDD变异为YIDD(rtM204I)或YVDD(rtM204V),并常伴有rtL180M变异,且受药物选择而逐渐成为对拉米夫定耐药的优势株。

S基因变异可导致隐匿性乙型肝炎病毒感染(occult HBV infection),表现为血清乙肝表面抗原阴性,但仍有乙型肝炎病毒低水平复制(血清HBV DNA常$<10^4$拷贝/毫升)。

根据乙型肝炎病毒全基因序列差异≥8%或S区基因序列差异≥4%,目前乙型肝炎病毒分为A～H 8个基因型。各基因型又可分为不同基因亚型。A基因型慢性乙型肝炎患者对干扰素治疗的应答率高于D基因型,B基因型高于C基因型;A和D基因型又高于 B 和 C 基因型。基因型是否影响核苷(酸)类似物的疗效尚未确定。

乙型肝炎病毒易发生变异。在乙型肝炎病毒感染者体内,常形成以一个优势株为主的相关突变株病毒群,称为准种(quasispecies),其确切的临床意义有待进一步证实。

乙型肝炎病毒的抵抗力很强,对低温、干燥、紫外线均有耐受性,－20℃中可保存 15 年,在血液中 30℃～32℃可存活 6 个月,能耐受 60℃4 小时及一般消毒剂,不被 70%乙醇灭活。高压灭菌法 100℃加热 10 分钟 ,65℃10 小时和环氧乙烷均可灭活乙型肝炎病毒,0.5%过氧乙酸、5%次氯酸钠、戊二醛、碘伏也可用于消毒。

乙型肝炎病毒的抗原组成及抗体系统:

1. 乙肝表面抗原(HBsAg)和乙肝表面抗体(HBsAb) 乙肝表面抗原在肝细胞内合成并大量释放血中,是乙型肝炎病毒感染的主要标志,其结构单位是糖基化的 gP27 和非糖基化的 gP24 亚单位通过二硫键连接而成的二聚体蛋白。乙肝表面抗原出现于接触感染乙型肝炎病毒后 1～2 周内。能自限的急性乙型肝炎病毒感染者血中乙肝表面抗原一般持续 1～6 周,最长达 4～5 个月余;慢性感染者和病毒携带者,乙肝表面抗原可持续多年。乙肝表面抗原存在于人体各种体液和分泌物中,诸如血液、胸液、脑脊液、精液、唾液、尿液等。乙肝表面抗原共有 10 个亚型,主要有 adr、adw、ayr、ayw 等 4 个亚型。在我国以 adr、adw 为主,汉族以 adr 为主,少数民族以 adw 为主。乙肝表面抗原具有抗原性,可刺激机体产生保护性抗体即乙肝表面抗体(HBsAb)。乙肝表面抗体一般出现于乙肝表面抗原转阴后一段时间,约半数病例的乙肝表面抗体在乙肝表面抗原转阴后数月才能检出,并维持 10 余年消退。Pre-S_1 抗原、Pre-S_2 抗原紧接着乙肝表面抗原的出现而出现;Pre-S_1 抗体出现于潜伏期,Pre-S_2 抗体在急性期出现。Pre-S_2 抗体具有清除乙型肝炎病毒的作用。

2. 乙肝核心抗原(HBcAg)和乙肝核心抗体(HBcAb) 乙肝核心抗原存在于 Dane 颗粒核心结构的表面，在血循环中不易检出，经处理后方可检出乙肝核心抗原和脱氧核糖核酸聚合酶(DNAP)。临床上因其不易检出而缺如，故血清学检测乙型肝炎病毒的抗原抗体系统，只有五项指标而称为乙肝五项(俗称二对半)。乙肝核心抗原的抗原性强，刺激机体可产生乙肝核心抗体。乙肝核心抗体免疫球蛋白 M 型(抗-HBcIgM 型)的存在，常提示乙型肝炎病毒处于复制，乙肝核心抗体免疫球蛋白 G 型(抗-HBc IgG 型)为非保护性抗体，出现较迟，但可保持多年。血清中的乙肝核心抗体出现于乙肝核心抗原出现后 3～5 周。

3. 乙肝 e 抗原(HBeAg)和乙肝 e 抗体(HBeAb) 乙肝 e 抗原(HBeAg)由前 C 区和 C 区编码，是可溶性抗原，仅见于乙肝表面抗原阳性血清者，是乙型肝炎病毒复制及具有强感染性的一个指标。乙肝 e 抗原可刺激机体产生乙肝 e 抗体(HBeAb)，乙肝 e 抗体能与受染肝细胞的乙肝 e 抗原结合，通过补体介导破坏受染肝细胞，以减少乙型肝炎病毒的感染。乙肝 e 抗原一般与乙肝 e 抗体同时出现，表示乙型肝炎病毒复制减少，维持 1～2 年，是预后良好的征象。若乙肝 e 抗体长期存在，则提示乙型肝炎病毒脱氧核糖核酸(HBV DNA)和宿主脱氧核糖核酸整合，预后不佳。

乙型肝炎病毒脱氧核糖核酸在血清和肝内检出，是乙型肝炎病毒感染最直接的灵敏而特异有力的指标。

三、丙型肝炎病毒

丙型肝炎病毒(HCV)命名于 1989 年，1991 年被归属为黄病毒科丙型肝炎病毒属。理由是丙型肝炎病毒与黄病毒、瘤病毒基本结构极为相似。丙型肝炎病毒是具有包膜结构的单正链核糖核酸病毒，直径40～60纳米（一般为55纳米）的球形颗粒，包膜之内为直径约33纳米的核壳蛋白包被的核心部分，核心是由9 400个核苷酸组成的单股正链RNA基因组，共有9个基因区，分非编码区和编码区。丙型肝炎病毒基因组两侧分别为5′端和3′端非编码区；编码区从5′端起分别为核蛋白区（C区）、包膜蛋白区（E区）和非结构区（NS区）。NS区又分为5个区，分别为NS_1区（又称E_2/NS_1区即包膜蛋白-2/非结构蛋白-1区），NS_2区（非结构蛋白-2区），NS_3区（非结构蛋白-3区），NS_4区（非结构蛋白-4区），NS_5区（非结构蛋白-5区），最后接3′端非编码区。C区结构基因编码核壳蛋白，E_1、E_2/NS_2区编码包膜糖蛋白。NS_3、NS_4、NS_5区各自编码不同功能的非结构蛋白质。5′端非编码区的核苷酸序列保守性最强，可用RT-PCR检测丙型肝炎病毒核糖核酸。丙型肝炎病毒基因变异性很强，E_1、E_2/NS_1区最易发生变异，是丙型肝炎病毒易引起慢性丙型肝炎的主要原因之一。

根据丙型肝炎病毒毒株基因序列同源程度不同，可将丙型肝炎病毒分为若干个基因型和亚型。广泛分布的有6种基因型，其中Ⅱ/1b型易慢性化，会进展为肝硬化与肝癌。我国丙型肝炎病毒基因型以Ⅱ/1b与Ⅲ/2a型为主，占70%～80%。

丙型肝炎病毒对氯仿、甲醛、乙醚等有机溶剂敏感，10%～20%氯仿、1∶1 000甲醛6小时、60℃10小时可使丙型肝炎病毒灭活。

丙型肝炎病毒的抗原与抗体：由于丙型肝炎病毒在血中浓度低，一般不易检出丙型肝炎抗原（HCVAg），机体感染丙型肝炎病毒后可依次出现丙型肝炎病毒抗体免疫球蛋白M（HCVAb IgM）型和免疫球蛋白G（IgG）型，它们并非保护性抗体，免疫球白蛋M型丙型肝炎病毒抗体（IgM型HCVAb）是诊断丙型肝炎病毒感染的可靠指标，也可反映病情的活动性。采用套式RT-PCR可直接查出血清和肝组织中的丙型肝炎病毒核糖核酸，丙型肝炎病毒核糖核酸阳性是有传染性的直接证据。

四、丁型肝炎病毒

丁型肝炎病毒(HDV)发现于1977年,呈世界性分布,是一种缺陷核糖核酸病毒,它必须有乙型肝炎病毒(HBV)或其他嗜肝脱氧核糖核酸病毒的辅助才能复制,但在细胞核内丁型肝炎病毒核糖核酸(HDV RNA)则无需乙型肝炎病毒辅助而能自行复制。丁型肝炎病毒形状为球形,直径为35～37纳米,基因组为一条单股环状闭合负链核糖核酸,由1 780个核苷酸组成,是已知动物病毒中最小的基因组。

丁型肝炎病毒分为3个基因型,其中Ⅰ型感染在急性暴发型肝炎发生率较高,感染后易慢性化。

丁型肝炎病毒颗粒由乙肝表面抗原构成外壳,内含丁型肝炎病毒核糖核酸(HDV RNA)与丁型肝炎病毒抗原(HDVAg)。

丁型肝炎病毒抗原与抗体系统:丁型肝炎病毒核糖核酸可编码丁型肝炎病毒抗原,丁型肝炎病毒抗原有两种蛋白成分,主要存在于肝细胞内,该抗原刺激机体产生抗体免疫球蛋白M型和免疫球蛋白G型。急性丁型肝炎病毒感染后,丁型肝炎病毒抗体免疫球蛋白M型(约2周后出现)和免疫球蛋白G型(4～6周出现)先后出现。在慢性丁型肝炎病毒感染时,可在血清中检出高滴度丁型肝炎病毒抗体(HDVAb)。在丁型肝炎病毒活动时,在肝细胞、血液及体液中,可检出丁型肝炎病毒核糖核酸。血清或(和)肝内丁型肝炎病毒抗原(HDVAg)及丁型肝炎病毒核糖核酸(HDV RNA)阳性,是诊断急性丁型肝炎的最有力指标。

五、戊型肝炎病毒

戊型肝炎病毒(HEV)正式定名于1989年,既往曾命名为经肠道传播型非甲非乙型肝炎病毒。戊型肝炎病毒病毒体呈球状，直径为32～34纳米，无包膜，但表面有锯齿状刻缺和突起。戊型肝炎病毒基因组为单股正链核糖核酸。全长约7.5kb，分为结构区和非结构区，具有3个开放读码框（ORF）：ORF-1编码病毒复制所需的依赖核糖核酸的核糖核酸多聚酶等非结构蛋白；ORF-2编码病毒核衣壳的基因；ORF-3与ORF-2部分重叠，可能是编码部分的核壳蛋白。

戊型肝炎病毒有8个基因型，在我国主要为基因1型与4型。戊型肝炎病毒对高盐、氯化铯、氯仿等敏感。在－70℃～8℃中易裂解。

戊型肝炎病毒（HEV）主要在肝细胞内复制，通过胆汁排出。用PCR法在患者胆汁中或粪便中可检出戊型肝炎病毒核糖核酸（HEV RNA），用电镜或免疫电镜技术检测出患者粪便中戊型肝炎病毒（HEV）病毒颗粒；戊型肝炎患者血清戊型肝炎病毒抗体（HEVAb）被检出率为86.5%。免疫球蛋白M抗戊型肝炎病毒（IgM抗-HEV）和免疫球蛋白G抗戊型肝炎病毒（IgG抗-HEV）几乎在血清同步出现。前者消失较早。

临床诊断常用的方法是检查血清中的抗戊型肝炎病毒免疫球蛋白M(抗-HEVIgM)和抗戊型肝炎病毒免疫球蛋白G(抗-HEV IgG)或用PCK检测血清和(或)粪便戊型肝炎病毒核糖核酸(HEV RNA)阳性。

附 其他病毒感染

1. 庚型肝炎病毒 庚型肝炎病毒（HGV）是单股正链RNA病毒。基因全长约9.5kb，有一个大的连续、可译制的单开放读码框。编码长度为2 900个氨基酸多蛋白前体，该前体蛋白可形成不同的结构蛋白和非结构（功能）蛋白。在开放读码框（ORF）的两侧分别为5′-非编码区（5′-NCR）和3′-非编码区（3′-NCR）。5′端的结构基因依次编码核心蛋白（C）和包膜蛋白（E_1、E_2），3′端编码非结构蛋白，整个基因组中5′非编码区最保守。

循环中的庚型肝炎病毒可能由宿主的脂蛋白覆盖，表面有糖分子，所以观察到的病毒密度较低。体内外实验表明，庚型肝炎病毒为嗜肝性病毒，在肝细胞内复制，所以肝组织和细胞中能检测到病毒的基因组 RNA 和负链 RNA 是病毒复制位点，在血清和淋巴细胞中只检测到基因组 RNA，未检测到负链 RNA，因此认为无复制中间体。而丙型肝炎病毒（HCV）是能在淋巴细胞中复制的，庚型肝炎病毒感染方式与丙型肝炎病毒一致，但其感染力较丙型肝炎病毒为低。

庚型肝炎病毒感染的诊断以 RT-PCR 为主，采用 5′-NCR，NS_3 区和 E_2 区的套引物扩增待测标本中的庚型肝炎病毒基因片段。

庚型肝炎病毒主要传染源是病毒携带者，通过体液途径传播。

2. 输血传播病毒 输血传播病毒（TTV）为单负链环状无包膜脱氧核糖核酸病毒，呈球形，直径为 30～50 纳米，基因组长约 3.7kb，含有 ORF_1 和 ORF_2 两个开放读码区，分别编码 770 与 202 个氨基酸。ORF_1 的 N 端为富含精氨酸的高亲水区；ORF_2 编码非结构蛋白。

患者肝组织中和血清中检出输血传播病毒脱氧核糖核酸（TTV DNA）与诊断有关。

输血传播病毒主要是经输血传播的。

3. 非嗜肝病毒 其他会引起肝炎的病毒，诸如 EB 病毒（EBV）、巨细胞病毒（CMV）、单纯疱疹病毒（HSV）、水痘带状疱疹病毒（VIV）、出血热病毒（HFV）及埃可病毒（ECHOV）等。它们都是非嗜肝病毒，在某些条件下也会造成肝损害，出现临床症状。这些病毒的结构、特性与相关诊断检查，请参阅有关专著，恕略。

第二节 细菌、寄生虫等感染

1. 细菌感染 有些细菌会引起肝炎样症状，如伤寒杆菌感染后，产生毒素损害肝脏，产生免疫复合物及补体作用加重损害，因此出现肝肿大、肝功能异常；布氏杆菌感染后，随血流在肝组织进一步繁殖，引起肝脏非特异性炎症、肉芽肿、肝脓肿等，临床表现为肝肿大，肝区疼痛，纳差，厌油，恶心、呕吐，肝功能异常。

2. 钩端螺旋体感染 由于病原体本身及代谢产物作用，使肝细胞水肿、脂肪变和坏死，特别是黄疸出血型钩体病肝损害显著，临床出现黄疸，出血，肝功能异常；其他螺旋体，如回归热包柔体，莱姆病之博民包柔螺旋体，也会引起肝损害。

3. 寄生虫感染 许多寄生虫也会引起肝损害，甚至出现以肝炎症状为突出的临床表现。如阿米巴原虫感染，通常经门静脉到达肝脏，在肝内繁殖，产生弥漫性肝炎，临床表现为右上腹痛，发热，肝肿大，白细胞增高等，甚至形成肝脓肿；血吸虫感染，在人体内不断产卵，虫卵顺门静脉血流抵达肝内门静脉细支，产生白色血栓，成熟的虫卵不断堆积，病变随时间的增长日见严重，临床表现为肝肿大，肝功能异常，晚期表现为肝缩小、硬化；弓形虫感染人体后也会引起肝损害，出现肝炎样症状；疟疾之疟原虫侵损肝脏，出现肝炎样症状明显。

4. 立克次体感染 引起流行性斑疹伤寒、地方性斑疹伤寒的立克次体感染后，也引起肝肿大，肝功能异常，但肝炎样表现较轻。

第三节　非感染性病因

1. **酒精中毒**　长期饮用酒精(乙醇)或酒类饮料,可引起肝细胞内的线粒体肿胀、变形、线粒嵴排列不整齐,细胞质中出现乙醇透明小体,最后引起肝损害、肝功能异常、肝硬化。

2. **化学物质毒性损害**　如四氯化碳、氟烷、氯仿、锑剂、砷剂、有机磷、扑热息痛等可直接损害肝脏,使肝细胞变性、坏死,肝功能衰竭;四环素、抗癫痫药,可引起脂类代谢障碍,肝细胞发生脂肪变性,细胞内脂肪沉积;异烟肼、利福平、吡嗪酰胺、甲基多巴、双醋酚汀、磺胺类药物等,可引起急性肝炎;氯丙嗪、苯二氮䓬类药、抗甲状腺药、口服降糖药、避孕药等,可引起肝细胞器损害,使肝内胆汁淤积,导致胆汁性肝硬化。某些植物毒物,如毒蕈碱也引起肝细胞损坏,发生中毒性肝炎;某些生物感染产生毒素(向肝性)引起肝炎。

3. **自身免疫性疾病因素**　一些自身免疫性疾病产生的自身免疫反应常波及肝脏,引起肝细胞损伤,出现肝功能障碍,临床出现肝炎样表现。

4. **代谢性因素**　代谢障碍疾病会引起肝脏损害,出现肝功能异常,如糖尿病出现肝脂肪变,引起肝损害;先天性代谢障碍,如铜、卟啉、半乳糖等代谢障碍出现肝脏损害,引起肝炎;妊娠期急性脂肪肝所引起的肝细胞有微小泡状的脂肪急性浸润,以致肝细胞受损,肝功能障碍。

5. **肝脏淤血和胆汁郁积**　慢性充血性心功能不全,缩窄性心包炎和肝静脉阻塞综合征等,使肝内长期淤血、缺氧而导致肝小叶中心区肝细胞坏死、萎缩和消失,网状支架塌陷和星芒状纤维化,最后引起肝功能障碍、肝硬化。

6、精神神经性因素　自主神经功能障碍致肝脏血流量短暂性改变，发生肝区疼痛，出现肝炎样症状；精神负担过重也会出现肝炎样症状，这些因素会加重肝脏损害，使原有的肝炎症状愈发突出。

第三章　肝炎的发病机制

肝炎是各种致肝损伤因素作用于肝组织，引起程度不等的肝细胞损伤与肝功能障碍。狭义的肝炎通常指病毒性肝炎，广而言之，还包括酒精性肝炎，药物性肝炎，自身免疫性肝炎，中毒性肝炎，代谢性肝炎，全身性疾病引起的反应性肝炎及脂肪肝等。各种肝炎基本病理变化大致相同，都是以不同程度肝细胞变性、坏死为主，同时伴有不同程度的炎性细胞浸润，肝细胞再生和纤维组织增生。肝炎发病机制复杂多异，现逐一介绍如下：

第一节　病毒性肝炎的发病机制

病毒性肝炎通常指嗜肝病毒引起的肝炎，其发病率最高。嗜肝病毒目前被国际确认的有 5 种，按顺序依次编为甲型肝炎病毒(HAV)，乙型肝炎病毒(HBV)，丙型肝炎病毒(HCV)、丁型肝炎病毒(HDV)、戊型肝炎病毒(HEV)；它们引起的肝炎都是法定乙类传染病，传染性强、流行面广、发病率高。已型肝炎病毒已得到国际上认可，但至今未分离成功。晚近科学家还发现了新型的肝炎病毒，因致病性尚未明确，故暂定名为庚型肝炎病毒(HGV)和输血传播病毒(TTV)。输血传播病毒主要系经输血传播的肝炎病毒，是否可以单独引起肝炎，以及是否主要引起肝脏病变，目前尚无定论，故也没有正式为其命名。此外，还有一些其他病毒在某些特殊情况下可以引起肝炎，诸如 EB 病毒(EBV)，巨细胞病毒(CMV)，单纯疱疹病毒(HSV)，水痘带状疱疹病毒(VIV)，出血热病毒(HFV),埃柯病毒(ECHOV)等,它们的共同特点是非嗜肝性病毒。

一、甲型病毒性肝炎

甲型病毒性肝炎的发病机制尚未充分明了。甲型肝炎病毒经口进入消化道黏膜后在肠道中增殖,进入血流,然后在肝细胞及枯否细胞内增殖,经胆管由肠道排出。既往认为甲型肝炎病毒在肝细胞内复制过程中会导致肝细胞损伤,而且是甲型肝炎病毒对肝细胞的主要直接杀伤因素,免疫损伤是发病的次要因素。晚近研究则认为,甲型肝炎病毒与其他肠道病毒不同,并非引起细胞病变。因为发现甲型肝炎病毒大量复制并从粪便中排出后,肝细胞损伤才开始出现,从而提示免疫介导损伤可能是主要发病原因。甲型肝炎患者肝外组织,尤其在淋巴结、脾脏、肾脏中可检出甲型肝炎病毒,肾小球血管基膜上有免疫复合物沉积,患者血清中可检出甲型肝炎病毒抗原(HAVAg)和抗甲型肝炎病毒免疫球蛋白 M 型(抗-HAV IgM)的循环免疫复合物,进而说明免疫病理参与甲型肝炎发病。有文献报道,甲型肝炎的肝细胞损伤和肝细胞内病毒的清除与患者的细胞免疫有关:CD_4^+细胞有特异性杀伤感染甲型肝炎病毒的肝细胞之功能。早期甲型肝炎病毒在肝细胞内大量增殖,CD_4^+细胞的特异性杀伤作用是早期肝细胞受损的原因之一。病程后期的免疫病理损害与肝组织中浸润的白细胞抗原(MHC 抗原)、CD_8^+细胞的特异性杀伤作用有关。白细胞抗原表达增强可促进 CD_8^+细胞杀伤作用。此外,有人还认为,干扰素可能在甲型肝炎的发病中也起着重要的作用。他们发现,肝炎病人的外周血淋巴细胞和皮肤成纤维细胞在病人出现黄疸后均可产生干扰素;而未感染甲肝病毒者,则无干扰素产生,尤其是 γ-干扰素,具有使肝细胞表面的有核细胞表面的组织相容性抗原(HLA)

表达增强，从而增强细胞毒性T细胞对甲肝病毒感染肝细胞的识别和破坏，也是甲肝肝细胞损伤的重要病理机制。近年有报道指出，活性氧是引起多脏器组织损伤的原因之一。急性甲型肝炎患者的血浆脂质过氧化物(LPO)显著升高，红细胞超氧化物歧化酶(SOD)显著降低，血浆脂质过氧化物产生增多，可使肝细胞生物膜损伤。另一方面，由于甲型肝炎病毒感染，肝细胞炎症及网状内皮系统功能下降等因素，形成内毒素血症，导致肝微循环障碍，使肝有效循环量减少，组织缺血缺氧，也使血浆脂质过氧化物产生增多，进而加重了肝损伤。

二、乙型病毒性肝炎

乙型肝炎病毒通过体液途径感染人体后，所引起的肝脏和其他脏器病变(包括胰腺、胆管、肾小球基膜、血管、皮肤、白细胞和骨髓细胞等的病变)，一直认为并不是病毒本身所致，因为乙型肝炎病毒不是致细胞病变性病毒，主要是经机体的免疫应答引起病变，并使疾病发展。晚近研究表明，并不能排除病毒本身引起肝组织损伤的可能。人体免疫功能正常的感染者引起急性病变，预后良好；免疫反应强烈者则可能发生急性重型肝炎；免疫功能虽然正常，但若侵入肝细胞的病毒数量较多，则易发展为一般的急性黄疸型肝炎；若细胞免疫功能低下，或产生自身免疫及其他免疫病变，则易演变为慢性或携带者。

乙型病毒性肝炎的组织损伤主要是由于机体免疫应答所致。乙型肝炎病毒随血液进入肝细胞，在其内复制繁殖后，从肝细胞逸出的过程中，在肝细胞膜表面形成特异性的病毒抗原(主要指乙肝e抗原、乙肝核心抗原、乙肝表面抗原)和组织相容性抗原(HLA)的双重表达。逸出的病毒进入血液循环，刺激免疫系统，产生致敏淋巴细胞(细胞免疫)和特异性抗体(体液免疫)，致敏淋巴细胞主要指乙型肝炎病毒致敏，HLA-I类抗原限制的CTL（细胞毒性CD_8^+细胞）和辅助性CD_4^+细胞；当乙型肝炎病毒再感染，进入血液循环，被具有免疫活性的T淋巴细胞识别，致使T淋巴细胞（CD_8^+、CD_4^+）致敏增生，CD_8^+双重识别具有双重抗原表达的肝细胞膜，通过致敏淋巴细胞释放出各种体液因子，诸如淋巴毒素、细胞毒因子、趋化因子、移动抑制因子及转移因子等，清除病毒同时也导致肝细胞溶解，是肝细胞损伤的决定因素；辅助性CD_4^+细胞通过其表面的HLA-Ⅱ受体与B细胞上表达的乙肝表面抗原、乙肝核心抗原及HLA-Ⅱ类抗原相结合而被激活，促进B细胞释放乙肝表面抗体（抗-HBs）以达清除乙型肝炎病毒之目的；此外，乙肝e抗原在肝细胞膜上表达的同时，有直接引起细胞病变的可能性；混合感染其他嗜肝病毒也会加重肝损害。近年还注意到多种细胞因子，如肿瘤坏死因子（TNF）、干扰素及白细胞介素1、6（IL-1、IL-6）等与肝炎发病也有关。

乙型肝炎病毒感染慢性化的原因包括宿主和病毒两方面：可能是机体对病毒抗原的免疫应答低下；病毒方面主要是乙型肝炎病毒的抗原性差，病毒变异后的免疫逃逸，免疫耐受，以及病毒感染在免疫特赦部位保留。免疫应答低下指细胞毒性T细胞（TC）功能低下，自然杀伤细胞（NK）活力低下及干扰素严重减低，其中TC功能低下是乙型病毒性肝炎慢性化的重要原因之一。最新证据表明，免疫耐受也是关键因素之一；当然，慢性乙型肝炎病毒感染与体内乙肝表面抗体（抗-HBs）产生减少也有关。

慢性乙型肝炎病毒表面抗原（HBsAg）携带者的发生还与年龄、遗传等因素密切相关。

自身免疫对慢性活动性肝炎也比较重要。其靶抗原可能是肝细胞膜脂蛋白（LSP），效应细胞可能是K细胞，通过抗体依赖性细胞毒（ADCC）作用而引起肝细胞损害。在靶细胞与效应细胞相互作用的过程中，还受许多调节因素的影响。乙型肝炎病毒与肝细胞癌(HCC)的发生有密切关系。慢性乙型肝炎病毒感染的肝细胞基因与乙型肝炎病毒脱氧核糖核酸(HBV-DNA)整合可能是癌变的启动因素。在某些被激活的癌变基因和某些抑癌基因致突变的影响下,逐步促使肝癌的发生、发展。

三、丙型病毒性肝炎

丙型病毒性肝炎系丙型肝炎病毒(HCV)感染所引起的疾病,常与其他病毒合并感染。其发病机制尚未具体阐明,主要有以下可能:

1. 丙型肝炎病毒感染的直接致病作用 丙型肝炎病毒在肝细胞内复制的同时,引起肝细胞结构和功能改变,或干扰肝细胞内蛋白合成致肝细胞变性和坏死。

2. 与免疫反应有关 ①细胞介导的免疫性损伤可能是丙型肝炎病毒致肝脏病变的主要原因,具体可能是通过激活病毒特异性细胞毒性 T 细胞而引起肝损伤。丙肝组织病理学的主要特征之一是汇管区淋巴细胞集聚,甚至形成淋巴滤泡,淋巴细胞的浸润说明与免疫反应有关,具体尚有待进一步研究和阐明。②与自身免疫有关,丙型肝炎病毒感染常伴有自身免疫性疾病的一些特征表现。

3. 其他因素 还可能通过非特异性炎症细胞释放细胞因子,特别是 γ-干扰素而引起肝损伤。

四、丁型病毒性肝炎

丁型肝炎病毒(HDV)引起丁型病毒性肝炎,它是一种缺陷病毒,即必须在乙型肝炎病毒(HBV)或其他嗜肝脱氧核糖核酸病毒辅助下才能复制的病毒。丁型肝炎的临床表现在一定程度上取决于同时伴随的乙型肝炎病毒(HBV)的感染状态,很少单独出现丁型肝炎病毒(HDV)感染。其发病机制可能是丁型肝炎病毒(HDV)复制时有直接致肝细胞损伤作用。主要理由是肝细胞损害程度越明显的区域,丁型肝炎病毒核糖核酸(HDV-RNA)检测阳性率越高。但新近研究认为,尚与宿主的免疫应答有关,甚至可能是肝损害的主要原因。

五、戊型病毒性肝炎

戊型病毒性肝炎由戊型肝炎病毒(HEV)引起,是一种自限性传染病,其传播方式、临床表现和预后均与甲型肝炎类似。孕妇患者病死率高,小儿发病率低是本型肝炎的特点。其发病机制具体不详尽,可能与细胞免疫反应等有关。

附　其他病毒性肝炎的发病机制

1. 庚型病毒性肝炎　庚型病毒性肝炎主要经输血等非肠道途径传播,常与乙型肝炎病毒或丙型肝炎病毒合并感染,单独感染时临床症状和病理损害不明显。研究发现,合并庚型肝炎病毒感染的丙型肝炎病毒感染者中,部分患者的丙型肝炎病毒感染消失,临床症状好转,丙氨酸氨基转移酶(ALT)恢复正常,进而提示庚型肝炎病毒可干扰丙型肝炎病毒复制或协同机体清除丙型肝炎病毒。庚型病毒性肝炎具体发病机制尚未阐明,有待进一步研究。

2. 输血传播病毒(TTV)引起的输血传播肝炎　TT型肝炎的发病机制尚在研究中。

3. 非嗜肝病毒感染性肝炎　引起这类肝炎的病毒通常是非嗜肝性病毒。它们在某些特殊条件下可引起肝炎,临床上出现以肝炎样症状为主的一系列表现。具体有EB病毒(EBV)、人巨细胞病毒(CMV)、流行性腮腺炎病毒(MV)、出血热病毒(HFV)、单纯疱疹病毒(HSV)、人类免疫缺陷病毒(HIV)、腺病毒(AV)等。

这些病毒引起的肝炎大多是因为病毒传染播散或泛嗜性损害肝脏，直接毒性或继发性微血管损伤，毛细血管中毒性损害致肝微循环障碍，肝细胞水肿、变性、坏死，从而引起肝炎；部分发病尚与免疫状态有关。非嗜肝性病毒引起的肝炎，症状较轻，大多呈自限性，肝功能恢复却相对缓慢，与原病情严重程度有一定相关性，保肝治疗有利于病情的恢复。

病毒性肝炎中，除甲型肝炎病毒（HAV）和戊型肝炎病毒（HEV）引起的甲、戊两型肝炎一般不转为慢性，其余各型肝炎都有慢性病理改变。病毒携带的存在只有乙、丙、丁、庚和 TT 型肝炎。

第二节　非病毒性肝炎的发病机制

一、酒精性肝炎

肝脏是酒精（乙醇）代谢的主要场所，酒精对肝脏有直接损伤作用，是引起酒精肝的基本原因。其他因素包括营养、其他损肝因子（食物和环境中的）、种族、遗传和免疫等也可能参与。乙醇引起肝脏损害机制有以下几点：

1. 乙醇的毒性作用　酒精代谢过程中产生的乙醛具有强烈的毒性和生化反应，可影响肝细胞膜的性状及抑制肝细胞合成蛋白之分泌排出。

2. NADH 对 NAD 比值增高的效应影响　酒精代谢过程中，能使辅酶 I（NAD）转变为还原型辅酶 I（NADH），致还原型辅酶 I 与辅酶 I 比值增高。其发病机制是：①还原型辅酶 I 增多有抑制三羧酸循环的作用，引起脂肪肝。②还原型辅酶 I 增多可使细胞代谢中的乳酸增多,引起脂肪肝和肝胶原样改变。③还原型辅酶Ⅰ增多,使还原型辅酶Ⅰ氧化增多,氧耗过多,肝因缺氧而易发生坏死和纤维化。

3. 营养缺乏作用 嗜酒者常引起胃炎,营养不足,尤其是蛋白质缺乏,使肝内氨基酸及酶类减少,可以促进酒精的毒性作用,形成恶性循环,致肝损害,产生肝炎。

4. 免疫紊乱也参与了酒精性肝炎的形成 可能是细胞毒T细胞与肝细胞的相互作用,导致酒精性透明小体和肝细胞坏死形成。

二、药物性肝炎

肝脏是物质代谢之中心。临床用药大多数要经过肝脏代谢,在代谢过程中,部分药物会对肝脏造成毒害,引起肝细胞的损伤,称为药物性肝炎。可引起药物性肝炎的药物较常见的有扑热息痛、吲哚美辛、磺胺类药、异烟肼、利福平、雷公藤、氯丙嗪、甲睾酮、四环素、非那西汀,以及一些抗肿瘤药等。

药物性肝炎的发生机制通常是:

1. 药物本身的毒性作用 直接损害肝脏或药物在肝内的毒性代谢产物损害肝脏。这种损害又分两个方面:

(1)影响胆红素代谢的药物反应:药物可在任何阶段影响胆红素代谢。从胆红素的产生、在血液中运输、肝细胞摄取结合和向胆小管排泄等均可受药物的干扰而诱发肝内淤胆综合征,产生肝炎。常见于:①血浆蛋白与胆红素结合障碍,主要有水杨酸盐类或磺胺类等。②溶血反应,如磺胺类、对氨水杨酸盐、非那西汀、奎宁等。③胆红素摄取障碍,如利福平、绵马酸等。④胆红素结合障碍,如新生霉素等。⑤胆红素向胆小管排泄障碍,如甲睾酮或乙基置换的睾酮诸如乙诺酮、甲诺酮、炔诺酮等。

(2)直接肝毒性反应:药物直接引起肝脏结构和功能的改变,产生肝炎。这类药物有四环素、鞣酸、细胞毒性药物、扑热息痛、非那西汀、水杨酸等。由药物直接引起肝毒性反应的药物性肝炎也是中毒性肝炎中的一种。

2. 通过免疫反应造成肝损害 一般发生于少数敏感的个体中,与用药剂量和用药时间无关,但更常发生在多次用药之后。有2种类型:

(1)过敏性肝炎反应:如氟烷肝炎反应,抗痨药的肝炎反应,甲基多巴、抗抑郁药、双醋酚汀的肝炎反应。

(2)过敏性胆汁淤滞反应(胆汁淤滞性肝炎):这类典型反应可由氯丙嗪等引起。

三、自身免疫性肝炎

自身免疫性肝炎(AIH)是自身免疫病的一种,抑或是自身免疫病的一个累及器官(肝脏)的表现。自身免疫病是指机体免疫系统对自身抗原发生免疫应答,产生自身抗体或(和)自身致敏淋巴细胞,产生了自身免疫反应,由此导致的组织损伤并引起相应的功能障碍的疾病。自身免疫应答的发生有以下两方面诱因:

1. 自身抗原与佐剂的作用 隐蔽抗原的释放,经改变的自身抗原和交叉抗原的出现,非特异免疫细胞刺激剂的促进。

2. 机体因素作用 遗传因素,机体免疫系统功能失常,性别、年龄及内分泌的影响。

自身免疫的发生是上述诱因通过多机制导致而成的。具体通过以下几个方面:①禁忌株突变而发生。②T、B细胞活化信号的出现。③B细胞被多克隆激活。④TH细胞旁路激活。⑤自身免疫反应克隆脱抑制。⑥独特型网络激活。

自身免疫性肝炎的发病机制尚不尽详细,可能与肝细胞膜成分的自身免疫反应有关。晚近认为,遗传是自身免疫性肝炎(AIH)的主要因素,病毒感染、药物和环境等是促使自身免疫性肝炎发病佐因,在综合因素作用下致抗肝细胞膜成分的抗体出现(经体液免疫),这些抗体可能对肝细胞有直接损伤作用,也可介导抗体依赖性淋巴细胞毒(ADCC)导致肝细胞损伤而发病(细胞免疫)。有关新近资料提示,细胞毒T细胞是主要的致病因素。此外,病毒的分子模拟可增加遗传易感者的自身抗原负荷,进而激发自身免疫,可能是自身免疫的发病机制之一。自身免疫性肝炎常常因其他自身免疫性疾病合并发生,如系统性红斑狼疮(SLE)、类风湿、皮肌炎;也可单独发生,如原发性胆汁性肝硬化,原发性硬化性胆管炎所致的肝损害。

四、中毒性肝炎

中毒性肝炎主要由一些向肝性化学毒物,如四氯化碳、氯仿、四氯乙烯、三氯乙烯、磷、锑、硝基苯、三硝基甲苯(TNT炸药)等引起。某些植物毒素,如毒蕈碱也引起肝细胞破坏,发生中毒性肝炎。此外,某些生物感染产生毒素(向肝性)引起的肝损害,均属中毒性肝炎的范畴。

中毒性肝炎发生机制主要是毒物对肝脏的直接损害,引起肝脏结构和功能的改变,出现肝炎的一系列临床表现。

五、代谢性肝炎

代谢性肝炎指代谢障碍性疾病引起的肝炎。代谢障碍性疾病种类甚多,病因复杂各异。代谢性肝炎的发生大多是因代谢障碍性疾病累及肝脏,以致肝损害的临床表现突出而成。如糖尿病,常引起肝损害和脂肪变;先天性代谢障碍,如铜代谢障碍,卟啉代谢障碍等引起的肝豆状核变性;血色病、半乳糖血症、甲状腺功能亢进等也可造成肝损害,引起肝炎。

六、反应性肝炎

全身性其他疾病常引起肝脏炎症性病变。由于全身性其他疾病引起肝脏缺血、缺氧,加之毒性,免疫损伤,造成肝损害,病理表现为肝细胞弥漫性轻度变性,细胞质疏松,气球样变,嗜酸性变及脂褐素沉着等,从而出现肝炎样的临床症状,称为反应性肝炎。

七、脂肪肝

脂肪肝的发病机制是由于多种致病因素(过重及肥胖、高脂血症、糖尿病、酒精中毒、营养失调、药物或毒物等)作用下,脂肪的过度浸润,浸润的脂肪又不被消耗或送运至其他部位,以致脂肪微滴散布于肝脏之中,造成肝损伤和肝功能障碍。浸润的脂肪主要指脂肪酸和三酰甘油量增加,而胆固醇、胆固醇酯及磷脂等增加量相应减少。

第四章 肝炎的病理生理

各种肝炎因肝细胞损伤程度不等,造成肝功能障碍轻重不一。肝炎的病理生理过程一般遵循这种规律:最早发生的病理生理过程是分泌功能障碍,形成胆汁淤积和高胆红素血症;其后进一步发展为合成功能障碍,导致低蛋白血症和凝血因子缺乏;发展到最后也是最严重的病理生理过程是解毒功能障碍,导致血氨升高,胺类与芳香族氨基酸升高,支链氨基酸与芳香族氨基酸比值明显下降,同时伴有激素灭活功能明显减退。不同阶段的病理生理变化并非泾渭分明、截然分开的,而是始终交织在一起,演绎出临床表现的复杂性和特异性。严重的肝损害,致实质细胞功能障碍,且枯否细胞功能障碍,肠源性内毒素血症形成,以及肝损害过程中单核吞噬细胞系统的激活而释放出的各种细胞因子、炎症递质的损害,最终进一步发展为肝功能不全综合征——肝功能衰竭。各种肝炎造成的肝功能障碍轻重不一,因而临床表现不尽相同,但大体可归纳为以下几个方面:

第一节 胆汁代谢障碍

肝细胞不断生成和分泌胆汁(主要成分为胆盐和胆红素)。肝炎肝损害后,肝细胞坏死,胆汁反流入肝窦,胆小管胆栓形成,肝细胞的肿胀和炎症细胞压迫胆小管,造成胆汁分泌和排泄障碍。同时肝细胞膜通透性增加,以及胆红素的摄取、结合功能也受损,形成胆汁淤积,胆红素增高,临床表现为黄疸(主要是肝细胞性黄疸,也有程度不等的梗阻性黄疸)。继则出现瘙痒,腹胀,厌油,纳差,出血(胆汁不能排进肠腔,致使维生素 K 吸收发生障碍,肝内凝血因子合成减少,出现出血倾向),血压降低,血脂升高,心动过缓,疲乏无力等。

第二节　凝血功能障碍

正常情况下,肝脏能平衡凝血与抗凝血系统之间的动态矛盾。肝脏既能合成凝血因子,又能清除活化的凝血因子,制造纤溶酶原和抗纤溶酶,清除循环中的纤溶酶原激活物。肝炎时肝细胞坏死,凝血因子缺乏,血小板减少,凝血和(或)纤维蛋白溶解异常,易发生出血倾向或出血。少数还并发再生障碍性贫血和血小板减少性紫癜。重型肝炎并发弥漫性血管内凝血(DIC)更是出血不止,病情笃重。

第三节　代谢障碍和生物转化功能障碍

机体的糖、脂类、蛋白质、维生素、激素等物质代谢主要在肝脏。肝炎肝损害严重时,往往出现低血糖症、低蛋白血症、低钾血症、低钠血症等。肝脏是物质代谢中心,也是生物转化功能运转的基地,体内产生的多种生物活性物质、终末代谢产物与体内的各种异物,诸如激素、药物、氨、胺类、酚类、毒物等是通过肝脏将它们从胆管排出体外,或先在肝内通过氧化、还原、分解、结合等生物转化作用,将其转变为水溶性物质,再从肾脏排出体外。肝炎损害严重时,易发生药物代谢障碍、毒物解毒功能障碍、激素的灭活减弱等。代谢和生物转化功能障碍,必然会引起一系列相应的临床症状。

1. 腹水　腹水早期的形成与激素的灭活障碍有关，主要是肾素分泌过多，醛固酮增加，利钠素减少以致钠潴留。低蛋白血症是后期腹水形成的主要原因之一；钠潴留、激素灭活障碍形成的肝门脉高压、肝硬化假小叶增生的结节压迫肝窦，也是腹水形成的重要原因。

2. 肝性脑病　肝炎时解毒功能障碍，以致血氨及其他毒性物质的蓄积，导致肝性脑病发生。同时，生物转化功能下降，致使芳香氨基酸的转化障碍，氨基酸比例失调，支链氨基酸与芳香氨基酸比例明显下降，易发生肝性脑病；某些胺类物质，由于肝损不能清除，通过血脑屏障，取代正常神经递质，导致肝性脑病的发生；肝炎时低钾、低钠、腹水的形成又可诱发肝性脑病。

3. 急性肾功能不全　肝炎时解毒功能下降，激素灭活功能障碍，内毒素血症形成，肾血管收缩和肾缺血，前列腺素 E_2 减少，有效血容量下降等因素致使肾血流量减少和肾小球滤过率降低，从而引起急性肾功能不全。大部分经治疗，肾功能可完全恢复，故又称功能性肾功能不全。

4. 肝肺综合征　主要由于激素的灭活功能障碍，致使肺内毛细血管扩张，出现动-静脉分流，严重影响气体交换。解毒功能障碍，内毒素血症的形成，门-腔静脉分流也是发病原因之一。

5. 药物中毒　药物代谢障碍，易积蓄而中毒。常规剂量的药物也会引起中毒，药物中毒又加剧肝损害。

6、低血糖　暴发性肝炎时常发生低血糖。其发生可能与肝损害、肝糖原储备锐减和葡萄糖-6-磷酸(G-6-P)酶受损、胰岛素灭活减低等有关。

第四节 免疫功能障碍

肝脏的枯否细胞有很强的吞噬能力，是肝脏抵御细菌、病毒感染的主要屏障。同时，肝脏又是免疫球蛋白和补体的主要产生地，也是处理抗原、抗体的主要场所。肝炎时，免疫功能因此而受损，易并发细菌感染，出现菌血症、自发性腹膜炎、细菌性心内膜炎、肠源性内毒素血症、尿路感染等。这些感染特别是肠源性内毒素血症，常诱发并促使脑病发生，加剧肝功能不全，发展为肝功能衰竭。

第五章　病毒性肝炎

第一节　病毒性肝炎的流行情况

病毒性肝炎的流行病学同其他传染病一样，包括传染源、传播途径、易感性和免疫力，以及流行特征。

一、传染源

患者和亚临床感染者都是病毒性肝炎的传染源。但各型病毒性肝炎又有各自的特点，具体为：

1. 甲型病毒性肝炎　患者是甲型病毒性肝炎的主要传染源。起病前 2 周和起病后 1 周传染性最强，但传染性贯穿整个病期。

2. 乙型病毒性肝炎　慢性患者和病毒携带者是乙型病毒性肝炎的主要传染源。急性患者传染期从起病前数周开始。无论急性或慢性患者，传染性始终贯穿于整个病期。无症状乙肝表面抗原携带者传染的危害性最大。

3. 丙型病毒性肝炎　丙型病毒性肝炎主要传染源是慢性患者，急性患者起病前 12 天即有传染性，无黄疸型急性患者传染的危害性更大。

4. 丁型病毒性肝炎　慢性患者与病毒携带者为主要传染源。

5. 戊型病毒性肝炎　急性患者为主要传染源，起病前 9 天即有传染性。

此外，庚型病毒性肝炎和输血传播(TT)型病毒性肝炎的主要传染源是病毒携带者。

二、传播途径

病毒性肝炎的传播途径有粪-口途径、体液途径和社区获得性传播、性接触传播、母婴传播、医院内传播等途径。

1. 甲型病毒性肝炎 粪-口传播是甲型病毒性肝炎的主要途径。散发性传播的主要方式是日常生活接触；暴发流行传播的主要方式是水和食物的传播，曾有报道输血传播。

2. 乙型病毒性肝炎 乙型病毒性肝炎的主要传播途径是体液传播。带病毒的体液可通过输血及血制品、集体预防接种、药物注射、针灸、外科或牙科手术、共用剃刀或牙刷、创伤及性行为等方式传播；乙型病毒性肝炎另一传播途径是母-婴传播：①经分娩、哺乳、胎盘、喂养等垂直方式引起婴儿感染，占婴幼儿乙型病毒性肝炎感染率的33%。②母婴传播另一方式是密切生活接触和注射等水平方式传播，约占婴幼儿乙型肝炎病毒感染率的67%。

3. 丙型病毒性肝炎 体液传播是丙型病毒性肝炎的主要传播途径。丙型病毒性肝炎感染主要通过输血、生活密切接触、注射及性行为方式传播；母婴传播也是丙型病毒性肝炎传播途径之一。

4. 丁型病毒性肝炎 主要是经体液途径传播，通过输血、注射、手术、创伤、针灸等方式传播。

5. 戊型病毒性肝炎 同甲型病毒性肝炎一样主要是经粪-口传播。饮用水污染是戊型病毒性肝炎暴发流行的主要传播方式。

此外，庚型病毒性肝炎主要是输血等非肠道途径传播，也存在于母婴及医源性传播等。TT型病毒性肝炎主要通过输血而传播。

三、易感性和免疫力

1. 甲型病毒性肝炎 6个月以下婴儿由于受先天性被动免疫(主要是IgG型HAVAb)而不易致病,原因为免疫球蛋白G(IgG)是惟一能通过胎盘的抗体。在流行区,大多数成人血清中存在抗甲型肝炎病毒免疫球蛋白G(抗-HAV IgG)抗体,故甲型病毒性肝炎人群易感区在幼儿及青少年。

甲型病毒性肝炎病后可获终身免疫。

2. 乙型病毒性肝炎 因乙型肝炎表面抗体免疫球蛋白M(HBsAb IgM)不能通过胎盘,而成人常隐性感染,血中可检出乙型肝炎表面抗体(HBsAb),故易感人群主要为婴幼儿及青少年。

3. 丙型病毒性肝炎 人群普遍易感,不受年龄、性别影响。

4. 丁型病毒性肝炎 人群可能普遍易感。

5. 戊型病毒性肝炎 人群普遍易感。儿童多为隐性感染,成人则多为临床显性感染,感染后免疫可能为非终身性。

四、流行特征

传染病流行特征性包括下列三个方面:①传染病的地区分布具有普遍性、地区性、自然源性,分外来性与带入性、输入性。②传染病时间分布具有季节性、周期性。③传染病的人群分布有年龄分布,性别分布,职业分布。

各型病毒性肝炎的流行情况如下:

1. 甲型病毒性肝炎 甲型病毒性肝炎的流行与经济状况、居住条件、卫生水平、饮食习惯有关。

(1)地区分布:地理分布不明显,遭受自然灾害的地区及喜欢生食或半熟食的地区易发生甲型病毒性肝炎流行。散发性发病常见于发展中国家的甲型病毒性肝炎高度流行区。

(2)时间分布:一般散发性发病。在北半球各国,包括我国在内,甲型病毒性肝炎的发病有明显的秋、冬季高峰。非流行年季节高峰明显,流行年则季节高峰不明显,无一定周期性。

(3)人群分布:多发于儿童与青壮年,特别是儿童发病率高。在我国,抗甲型肝炎病毒(抗-HAV)的流行率达90%之多,6个月以内的儿童因母体内抗甲型肝炎病毒(抗-HAV)作用,故很少发病。

2. 乙型病毒性肝炎

(1)地区分布:呈世界性分布。中国、东南亚、热带非洲为高度流行区,乙肝表面抗原(HBsAg)携带率8%～20%;我国乙肝表面抗原阳性率为9.09%;东欧、日本、前苏联、南美和地中海国家为中度流行区,乙肝表面抗原携带率为2%～7%;北美和澳大利亚为低度流行区,乙肝表面抗原携带率在0.2%～0.5%。我国呈现南高北低,东高西低状态。

(2)时间分布:主要为慢性经过,季节分布不明显,无一定的流行周期。

(3)人群分布:①乙型病毒性肝炎的感染率、发病率和乙肝表面抗原阳性率,男性高于女性;而乙肝表面抗体阳性率呈现女性高于男性。我国乙型肝炎感染率、发病率和乙肝表面抗原阳性率分布表现两个高峰,各为10岁以前和30～40岁两个年龄峰段。②有家庭聚集性。③民族分布。我国藏、瑶族最高,依次为汉族、黎族,维吾尔族最低。

3. 丙型病毒性肝炎

(1)地区分布:丙型肝炎病毒(HCV)呈世界性分布,但不平衡,南欧、中东、南美和部分亚洲国家人群抗丙型肝炎病毒(抗-HCV)阳性率高,西欧、北美诸国和澳大利亚人群抗丙型肝炎病毒(抗-HCV)阳性率低,我国辽宁最高,上海最低。

(2)时间分布:呈慢性经过,无一定周期性和季节性。

(3)人群分布:高峰区集中在15岁以上年龄段,经常暴露血液者、静脉毒瘾者、性乱者较多。

4. 丁型病毒性肝炎

(1)地区分布:丁型肝炎病毒(HDV)遍及全球,地中海沿岸,特别是意大利南部是丁型肝炎病毒地方性高度流行区,中东、南美一些地区丁型肝炎病毒感染率也相当高。我国西南较高,特别是四川地区有地方性流行趋势,北方较低。

(2)时间分布:丁型肝炎病毒(HDV)引起丁型肝炎也为慢性经过,无一定周期性和季节分布性。

(3)人群分布:无明显年龄峰段,经常暴露血液者、静脉毒瘾者、性乱者、围生期、孕妇有丁型肝炎病毒(HDV)活动性感染而出生的婴儿较多。

5. 戊型病毒性肝炎

(1)地区分布:呈世界性,主要见于亚洲、非洲一些发展中国家,我国也有本病存在。

(2)时间分布:有明显季节性,流行多发生于雨季或洪水后。

(3)人群分布:男性发病率高于女性,但女性病死率高,孕妇、产妇高于一般妇女。可发生于任何年龄,主要为15～49岁之青壮年。

附 其他病毒性肝炎的流行情况

1. 庚型病毒性肝炎

(1)地区分布:呈全球性分布,但各地不同人群分布不尽相同,美国有偿供血者最高。

(2)时间分布:无一定周期性和季节性。

(3)人群分布:无明显年龄峰段。静脉毒瘾者、性乱者、文身者、母婴传播者多发。

2. 输血传播肝炎(TT型肝炎) 输血传播病毒(TTV)是一种

新的脱氧核糖核酸(DNA)病毒,可能是诱发 A-G 型肝炎的病毒,其流行情况不尽详,有待进一步观察和研究。

3. 非嗜肝性病毒引起的肝炎与流行情况 所谓病毒性肝炎指嗜肝病毒感染引起的肝脏炎症性病变。非嗜肝病毒引起的肝炎的流行情况,通常随非嗜肝病毒流行情况而定,具体尚需参阅其病原体引起的原发病流行情况,在此恕略。

第二节 病毒性肝炎的临床表现

一、临床分型及其临床表现

根据患者有无黄疸、病情轻重和病程的长短,临床上可分为急性肝炎、慢性肝炎、重型肝炎、淤胆型肝炎和肝炎肝硬化。

(一)急性肝炎的临床表现

1. 急性黄疸型肝炎 病程一般为 2～3 个月,以甲型肝炎为多见。可分为黄疸前期、黄疸期和恢复期三个阶段。

(1)黄疸前期:主要症状为乏力,食欲不振,厌油,恶心、呕吐,肝区疼痛,腹胀、腹泻或便秘等;尿色逐渐加深,至本期末呈浓茶样。甲型肝炎起病较急,有畏寒、发热等临床表现。乙型肝炎大部分起病缓慢,常无发热,而有急性免疫复合物病(血清病)样的临床表现,如皮疹、关节痛等。少数患者以发热,头痛,上呼吸道症状等为主要表现;部分患者有浅表淋巴结肿大。本期体征不显著。持续时间为 1～21 日,平均 5～7 日。

(2)黄疸期:自觉症状可有所好转,发热减退,尿色继续加深,巩膜、皮肤出现黄染,于 1 周左右达到高峰。也可有大便颜色变浅，皮肤瘙痒，心动过缓等梗阻性黄疸的表现。肝脏多为肿大，质地充实有压痛和叩击痛。少数患者脾脏肿大。肝功能检查有明显的异常。本期持续 2～6 周。

(3)恢复期：黄疸渐消退，其他症状渐减轻或消失。精神状态逐渐好转，食欲增加。肿大的肝、脾逐渐回缩，肝功能恢复正常。有些患者口苦，肝区痛，腹胀等现象迁延时间较长。

有部分甲型肝炎患者在病情恢复后，可再次出现黄疸和转氨酶升高，少数患者呈慢性经过。

2. 急性无黄疸型肝炎　较急性黄疸型常见，约占急性肝炎的 90%以上。起病缓慢，症状较轻。主要症状为乏力，食欲不振，肝区疼痛和腹胀等。部分患者有恶心、呕吐，头昏，头痛，可有发热和上呼吸道症状。本型临床表现与急性黄疸型的黄疸前期相似。体征大多有肝肿大，脾肿大较少见。相当多的一部分患者症状不明显而仅有体征和肝功能改变，在普查时才被发现。本型肝炎病程长短不一，大多数患者于 3～6 个月内恢复健康，但乙型肝炎与丙型肝炎则易转为慢性。

(二)慢性肝炎的临床表现

慢性肝炎分为轻度、中度、重度三类。

1. 轻度慢性肝炎　病情超过半年，症状较轻，黄疸轻微或无黄疸。肝脏轻度肿大，质地中等，脾脏肿大，肝功能改变以单项的丙氨酸氨基转移酶异常为特点，无肝外器官损害。

2. 重度慢性肝炎　病程超过半年以上，乏力、纳差、尿黄等症状明显，伴有慢性肝病面容、蜘蛛痣及肝掌等。并有脾肿大，黄疸，肝肿大、质地较硬，肝功能损害明显。血清丙氨酸氨基转移酶(ALT)反复或持续升高，血浆蛋白比例异常，白、球蛋白比例倒置。有的患者有关节炎、肾炎等肝外器官损害的表现。

3. 中度慢性肝炎　症状、体征和肝功能检查介于轻度与重度之间。

（三）重型肝炎的临床表现

1. 急性重型肝炎 亦称暴发型肝炎。发病前多有诱因，如患病后未适当休息，营养不良，饮酒或服用损害肝脏的药物，妊娠和合并感染等。一般以急性肝炎（黄疸型）起病，病情在 2 周内迅速加重、恶化，并出现下列症状：①黄疸迅速加深或黄疸很浅，甚至无黄疸。②明显出血倾向。③消化道症状加剧并出现极度疲乏。④肝萎缩，有肝臭。⑤急性肾功能衰竭（肝肾综合征），出现尿少、尿闭及氮质血症等。⑥肝性脑病，早期表现为嗜睡，性格改变，烦躁和谵妄，后期出现不同程度的昏迷，抽搐，锥体系损害体征，脑水肿，脑疝等。肝功能损害严重，血清胆红素在 10 毫克％以上，凝血酶原时间显著延长，活动度低于 40％，血清胆碱酯酶、胆固醇及胆固醇酯降低。患者常因合并消化道出血，脑水肿，感染及肾功能衰竭而死亡。病程一般不超过 10～14 日。

2. 亚急性重型肝炎 症状与急性重型肝炎相似，以急性黄疸型肝炎起病，在 15 天～24 周出现。黄疸持续加深，肝萎缩，腹胀，腹水，有出血倾向，嗜睡或烦躁，明显的食欲减退和顽固性恶心、呕吐，高度乏力等。凝血酶原时间明显延长，活动度低于 40％。本型亦可因发生肝昏迷或肝肾综合征而死亡，或发展成肝坏死后肝硬化。

3. 慢性重型肝炎 发生在慢性肝炎或肝硬化，或慢性乙型肝炎病毒携带者，或虽无肝病史但有慢性肝病体征及肝功能发生改变者的基础上，其临床表现与亚急性重型肝炎相似，并随着病情发展而加剧。

（四）淤胆型肝炎的临床表现

起病类似急性黄疸型肝炎，但以梗阻型黄疸为主要表现。黄疸持续 3 周以上。病程长(2～4 个月或更长),有乏力,皮肤瘙痒,肝肿大,大便颜色变浅等,消化道症状较轻。肝功能示直接胆红素、γ-谷氨酰转肽酶(γ-GT)、胆固醇增高,血清转氨酶轻度增高或近于正常。凝血酶原活动度>60%。大部分患者可痊愈,少数可发展为胆汁性肝硬化。

(五)肝炎肝硬化的临床表现

临床上常分为肝炎肝纤维化与肝炎肝硬化。

1. 肝炎肝纤维化 由慢性肝炎发展而来,主要是指肝组织病理学检查的结果。肝脏轻度肿大,表面不光滑,边缘变钝、质地中等,偏硬,有时伴有脾肿大。

2. 肝炎肝硬化 是慢性肝炎的发展结果。起病隐匿,发展缓慢,因程度不同其临床表现差异很大,轻者无明显临床症状,重者可出现肝衰竭。临床上将肝硬化分为肝功能代偿期和肝功能失代偿期。

(1)肝功能代偿期:临床表现不明显,常见的症状为乏力,纳差,厌油,腹胀等肝炎的一般表现。当劳累或有其他因素影响时,病情加重,出现恶心、呕吐,腹胀,腹泻,经休息或解除诱因后可缓解。患者营养状态一般,肝脏轻度肿大,质地结实或偏硬,无或有轻度压痛,脾脏轻、中度肿大。肝功能检查结果正常或轻度异常,B 超检查和 CT 扫描结果有助于诊断。

(2)肝功能失代偿期:临床表现显著,主要有肝功能减退和门脉高压症两大类,同时可有全身多系统受损的症状。

肝功能减退:

①全身症状。一般情况与营养状况较差。消瘦、乏力,精神不振,严重者衰弱而卧床不起。皮肤干枯,面色黝暗无光泽(肝病面容),可有不规则低热,舌质绛红、光剥,夜盲及水肿等。

②消化道症状。食欲不振,甚至厌食,进食后常感上腹饱胀不

适，恶心或呕吐，对脂肪和蛋白质耐受性差，稍进油腻肉食，易引起腹泻，患者因腹水和胃肠积气终日腹胀难受，半数以上患者有轻度黄疸，少数有中、重度黄疸，提示肝细胞有进行性或广泛性坏死。

③出血倾向和贫血。常有鼻出血，牙龈出血，皮肤紫癜和胃肠出血等倾向，此与肝合成凝血因子减少、脾功能亢进和毛细血管脆性增加有关。严重者可出现胃肠道黏膜弥漫性出血、尿血、皮肤广泛出血等。患者一般以中度贫血为主。

④内分泌紊乱。主要有雌激素增多，雄激素减少。在男性患者常有性欲减退，睾丸萎缩和毛发脱落及乳房发育等；女性有月经失调，闭经，不孕等。患者常出现蜘蛛痣和肝掌。

门脉高压症：

①脾肿大。脾因长期淤血而肿大，多为轻、中度肿大，部分可达脐下。上消化道大出血时，脾可暂时缩小，甚至不能触及。晚期脾脏肿大伴有白细胞、血小板和红细胞计数减少，称为脾功能亢进。

②侧支循环的建立和开放。临床上有 3 支重要的侧支开放：一是食管和胃底静脉曲张，常因食管及胃底黏膜炎症、腹内压增高或进食粗糙食物机械损伤等，致曲张静脉破裂，出现上消化道出血。二是腹壁静脉曲张和脐周静脉曲张，曲张静脉以脐为中心向上及下腹延伸。三是痔静脉扩张，有时形成痔核，出现痔核破裂出血。

③腹水。是肝硬化最突出的临床表现，腹水使腹部膨隆、腹壁绷紧发亮，状如蛙腹，有时出现端坐呼吸和脐疝。部分患者伴有胸水，多见于右侧。

④肝触诊。肝脏的大小和病情的早晚有关。早期患者肝脏偏大、质地坚硬，晚期患者肝脏缩小。

二、病原学分型及其临床表现

病毒性肝炎按其病原学分为5型，即甲型、乙型、丙型、丁型、戊型。1993年在东京召开的第八届国际病毒性肝炎及肝病学术会上正式提出了己型肝炎病毒(HFV)的存在，但至今未分离成功该病毒。庚型肝炎病毒(HGV)尚未被国际组织最后正式定名。1996年我国已将庚型肝炎病毒制成基因诊断试剂，在临床中已应用验证。TT病毒的致病性问题医学界有较大的争议，故不阐述。

(一)甲型肝炎的临床表现

甲型肝炎(HA)的潜伏期为15～50天，平均28～30天。临床表现多呈急性经过，90%以上1～4个月痊愈，2～3个月形态学上完全恢复，无肝硬化和肝癌危险。

急性甲型肝炎(AHA)可分为急性无黄疸型甲型肝炎、急性黄疸型甲型肝炎、急性淤胆型甲型肝炎、急性或亚急性重型甲型肝炎。慢性迁延性甲型肝炎较少见。

1. 急性无黄疸型甲型肝炎 占急性甲型肝炎的50%～90%，儿童多见。起病缓慢，症状一般较轻。大多有发热，体温在38℃左右，2～3天热退。主要的症状是全身乏力，恶心、呕吐，厌食，肝脏肿大，肝区压痛，关节酸痛，皮疹等。一般在3个月左右恢复正常。

2. 急性黄疸型甲型肝炎 急性黄疸型甲型肝炎临床经过大致分为3个阶段，即黄疸前期、黄疸期及恢复期。

(1)黄疸前期：持续时间为2～8天。一般起病缓慢，少数起病急骤。此期主要的临床表现是食欲不振，厌油，恶心、呕吐，上腹部闷胀，全身酸软无力，精神萎靡，少气懒言。大部分患者伴发热，体温在38℃左右，2～3天后自行消退。少部分患者有寒战、高热。

有的患者以发热，干咳等上呼吸道感染的症状为主，伴有尿的颜色加深。部分患者腹痛明显。此期可见明显阳性体征，或有肝区压痛和叩击痛。有些患者无黄疸前期。

(2)黄疸期：持续时间为2～6周。临床表现为患者仍感全身酸软无力，精神萎靡，少气懒言，纳差，肝区隐痛不适，但恶心、呕吐较前期好转，体温降至正常。皮肤、巩膜出现不同程度的黄染，并逐渐加深。患者全身可出现皮肤瘙痒现象。轻症患者在体格检查时可发现肝、脾肿大，质中，有触压痛和叩击痛。

(3)恢复期：持续时间为2～4周。患者一般情况逐渐好转，纳增，精神状态转佳，恶心、呕吐消失，黄疸逐渐减轻，肝、脾逐渐恢复正常，触压痛及叩击痛逐渐消失，肝功能检查恢复正常。

食物引起的甲型肝炎病毒(HAV)感染，病情往往较重，黄疸的发生率高。

3. 急性淤胆型甲型肝炎　又称毛细胆管型肝炎，是急性黄疸型肝炎的一种特殊形式。它的特点是肝内胆汁淤积性黄疸持续时间长，消化道的症状较轻，肝实质损害不明显，黄疸很深，持续时间在6～8周左右，最长可达4个月。多有皮肤瘙痒及大便颜色变浅。此型肝炎预后较好。

4. 重型甲型肝炎　起病急骤，呕吐频繁，腹胀明显，出现极度乏力。黄疸迅速加深，黄疸出现后临床症状不减轻，反呈日益加重，可有出血倾向，肝脏缩小及行为异常，意识障碍等昏迷前期的表现。病情凶险。

小儿病毒性肝炎以甲型肝炎为主。因小儿免疫系统、中枢神经系统、呼吸和消化器官尚未发育成熟，一般症状较轻，以无黄疸型为主，无症状而病毒携带者多。小儿肝炎起病急骤，黄疸前期短，消化道和呼吸道症状明显，肝、脾肿大显著。婴儿期肝炎病情较重，暴发性肝炎比例高。一般小儿肝炎病程较短，恢复彻底。

(二)乙型肝炎的临床表现

乙型肝炎(HB)是一种世界性的疾病,全球慢性乙型肝炎病毒感染者多达3.5亿,每年死于乙型肝炎的患者大于100万。我国总感染率为40%~60%,乙型肝炎病毒携带者约10%。慢性感染者中50%~75%有活跃的病毒复制和肝脏炎症改变,部分慢性肝炎亦进展为肝硬化。肝衰竭或原发性肝癌是主要的疾病死亡因素之一。慢性乙型肝炎病毒感染的自然病情漫长,可持续30~50年,并且多在青壮年时期发病。中国人的肝癌几乎100%有乙型肝炎病毒(HBV)或丙型肝炎病毒(HCV)感染的背景。

乙肝病毒感染的潜伏期为30~160天,平均60~90天。通过输血途径感染的潜伏期较短。感染病毒的剂量小,潜伏期长,反之则短。农村的发病率高于城市,南方高于北方,男性高于女性。

根据防治需要,临床常将乙型肝炎分为急性乙型肝炎、慢性乙型肝炎、重型乙型肝炎、妊娠期乙型肝炎、老年人乙型肝炎、小儿慢性乙型肝炎、无症状慢性乙肝病毒表面抗原携带者。

1. 急性乙型肝炎 临床上病例较少,起病较急性甲型肝炎更隐匿。前驱期患者可有发热,全身不适,嗜睡,食欲减退,恶心、呕吐,对烟、酒的欲望消失,头痛,腹泻,腹痛,肌痛,关节痛等,常被误诊为上呼吸道感染。体温一般不高,少数患者有高热现象,大部分患者无发热。有的患者前驱期症状不明显。

在急性期,患者自我感觉好转,但乏力,厌食,嗜睡,腹痛、腹胀,肝区痛,巩膜黄、尿黄、皮肤黄等表现仍持续存在。肝脏稍肿大。病期较急性甲型肝炎长,一般需要3个月以上时间才能恢复。

根据其临床表现可分为以下三型:

(1)急性无黄疸型乙型肝炎:占急性乙型肝炎的大部分,临床症状常不明显,有低热,全身乏力,食欲不振,厌油,肝区隐痛等。此型患者病程易慢性化,历时超过半年以上者,可诊断为慢性乙型肝炎。

(2)急性黄疸型乙型肝炎：有典型的黄疸前期、黄疸期、恢复期三期。消化道症状明显，伴有发热，皮疹，皮肤瘙痒，关节痛，大便颜色改变等。

(3)急性胆汁淤积型乙型肝炎：占急性乙型肝炎的2%～3%。常有明显的乙型肝炎患者的接触史。有发热，厌食，恶心，呕吐，关节酸痛等。有阻塞性黄疸症状，伴有皮肤瘙痒。黄疸持续时间长，预后良好，一般可完全恢复。

2. 慢性乙型肝炎

(1)慢性迁延性肝炎：急性肝炎患者病情迁延难愈，病程超过半年。其中约有一半的患者无症状。主要表现有乏力，食欲不振和肝区隐痛，腹胀等症状，也有出现黄疸和肝肿大。慢性迁延性肝炎预后较好。

(2)慢性活动性肝炎：病程在半年以上，除有乏力，食欲不振，肝区疼痛，腹胀等较常见的症状外，还有肝外多脏器损害的症状，如关节炎，肾炎，结肠炎，甲状腺炎，心肌炎，胸膜炎及眼口干燥综合征等，其中以关节炎和慢性肾炎多见。肝肿大、质地中等以上。肝功能持续异常或有明显波动，伴有脾肿大，蜘蛛痣，肝掌等表现。严重者可出现腹水，门静脉高压，肝性脑病等。发展为肝细胞癌的可能性大。

(3)慢性 obular 肝炎：急性肝炎反复发作，发作间隙期无症状。

2000年美国国立卫生研究院慢性乙型肝炎防治研讨会将慢性乙型肝炎病毒感染分为3期，即免疫耐受期、慢性乙型肝炎期和非活动性或无症状乙型肝炎病毒携带者。

①免疫耐受期。慢性乙型肝炎病毒感染最常见是由母亲于围产期将乙型肝炎病毒传染给新生儿，如新生儿不接种乙肝疫苗，则90%以上可发展为免疫耐受期感染。其特点是：乙型肝炎e抗原

(HBeAg)阳性,血清乙型肝炎病毒脱氧核糖核酸(HBV DNA)高水平(>10^5 拷贝/毫升,相当于 20 000 单位/毫升),丙氨酸氨基转移酶(ALT)正常。肝活检提示轻度或无炎症改变。

②慢性乙型肝炎期。一般见于幼儿或成年时期感染乙型肝炎病毒(HBV)者。此外,由母婴传播而感染乙型肝炎病毒(HBV)者,在早期为免疫耐受期,尔后常发展为慢性乙型肝炎。特点是:丙氨酸氨基转移酶(ALT)升高,乙型肝炎病毒脱氧核糖核酸(HBV DNA)高水平(>10^5 拷贝/毫升,相当于 20 000 单位/毫升)。肝活检可见活动性肝病的病理学改变。

③非活动性或无症状乙型肝炎病毒(HBV)携带者。特点是乙肝 e 抗体(抗-HBe)阳性,血清乙型肝炎病毒脱氧核糖核酸(HBV DNA)低水平或检测不到(<10^5 拷贝/毫升),丙氨酸氨基转移酶(ALT)正常。肝活检提示轻度或无炎症改变。

3. 重型乙型肝炎

(1)急性重型乙型肝炎:亦称暴发型肝炎,发病率低于急性乙型肝炎的 1%。可由急性乙型肝炎发展而来,也有一开始发病即为此型者。其发病诱因、临床表现、辅助检查及合并症详见本节急性重型肝炎所述。病期一般不超过 2 周。

(2)亚急性重型乙型肝炎:症状与急性重型肝炎相似,但病期超过 10 天。主要表现为黄疸持续加深,肝萎缩,腹胀,腹水,有出血倾向,嗜睡或烦躁,明显的食欲减退和顽固性恶心、呕吐,高度乏力等。临床上分重度黄疸腹水型和亚暴发肝衰竭型。

①重度黄疸腹水型。大多数为此型。以重度黄疸,腹水和明显出血倾向为特点,可无肝性脑病或晚期才出现。主要死于肝肾综合征,上消化道出血,严重继发感染和颅内出血等。

②亚暴发肝衰竭型。以肝性脑病为肝衰竭的首发症状为特点,除病期超过 10 天外,其他表现酷似急性重型肝炎。主要死于脑水肿和脑疝形成。

(3)慢性重型乙型肝炎：在慢性活动性肝炎或肝硬化的基础上发生，其临床表现与亚急性重型乙型肝炎相似，同时有慢性肝炎的临床特点。有些慢性肝炎患者起病隐匿，无明显的慢性肝炎经过，症状发作时极似亚急性重型乙型肝炎，须仔细鉴别，不要忽视其慢性肝病的体征。

4. 妊娠期乙型肝炎 由于妊娠期妇女肝脏负担重，而营养相对不足，内分泌有一定的改变，如再加上妊娠毒血症和分娩时使用麻醉药与出血过多，都可以加重病毒性肝炎的病情。常在妊娠的中、晚期发生，消化道症状明显，大多数为急性黄疸型肝炎。容易出现流产、早产，畸胎及死胎，产后大出血较常见。重型肝炎比例高，病死率高。妊娠末期乙型肝炎患者，尤其是e抗原(HBeAg)阳性患者，婴儿受传染的机会特别高。

5. 老年人乙型肝炎 60岁以上老年人的发病率较低，大多为慢性肝炎，黄疸的发生率高，持续时间长，病情较重，淤胆型多见，合并症多，重型肝炎较常见，病死率高。

6. 小儿慢性乙型肝炎 临床特点：①主要经母婴垂直传播途径感染。②起病较隐匿，部分患者常无症状，多在入托、入学前常规体检时发现。③食欲不振，恶心等消化道症状较多见。④体征以肝肿大为最多见，肝脏以轻、中度肿大为主，质地较软，其次为黄疸和脾肿大。⑤病情常表现为慢性轻度和中度。

7. 无症状慢性乙肝表面抗原(HBsAg)携带者 乙肝表面抗原(HBsAg)持续阳性，无明显肝炎相关症状，肝功能正常。如做肝脏活检，则有10%～20%患者的肝脏有非特异性炎症、慢性肝炎或肝硬化等病变。

(三)丙型肝炎的临床表现

丙型肝炎(HC)是世界范围内的常见病。因为丙型肝炎病毒(HCV)基因型的不同及患者的个体差异问题，会出现不同的临床表现及预后。丙型肝炎病毒(HCV)的基因型在世界不同地域,不同种族间的分布有所不同,而决定个体易感性差异的人类遗传基因——人的细胞抗原的多态性更是有明显的种类差异。

相当一部分(34.72%)丙型肝炎病毒(HCV)感染者并不表现出肝炎的症状易被忽视,成为重要的传染源。

丙型肝炎有输血后丙型肝炎(PTHC)和散发性丙型肝炎(SHC),大多为输血后丙型肝炎,在输血后1~3个月内发生。

丙型肝炎的潜伏期为2~26周,平均7.5周。一般来说,潜伏期短的患者病情较重,常常伴有黄疸的发生;而潜伏期长的,多无黄疸,病情也较轻。丙型肝炎的慢性化率高,约80%发展为慢性丙型肝炎;转化为肝硬化和肝癌的例数是乙型肝炎的2~3倍。

1. 急性丙型肝炎 常见的临床表现有全身乏力,食欲不振,恶心,呕吐,腹胀,腹痛,腹泻,肝肿大和肝区压痛及叩击痛。肝肿大是急性丙型肝炎的重要临床体征,尤其是近期内肝脏肿大明显的意义更大。多数患者无黄疸,偶有发热,消化道症状出现较轻或不出现。大多数患者症状、体征均较轻。部分患者在初发病时无任何自觉症状,只有很少一部分患者有较典型的肝炎发病临床经过。

老年人丙型肝炎重度黄疸者较多,病情较重,慢性率较高。小儿急性丙型肝炎的起病急骤,多见有乏力,食欲不振,恶心、呕吐,腹痛,腹泻等现象;肝、脾肿大现象明显,黄疸的发生率高,病情较重,常伴有呼吸道感染现象;一般病情较轻,病期较短,预后良好;合并有乙型肝炎病毒(HBV)感染的患儿病情较重,可向重型肝炎转化。妊娠期感染丙型肝炎病毒(HCV),并发急性黄疸型丙型肝炎的患者,可导致早产,而无黄疸型肝炎对胎儿的影响不大。妊娠期合并有急性丙型肝炎的患者可出现妊娠高血压综合征、产后出血等现象,目前一般不中止妊娠,积极治疗肝炎,以期达到尽快恢复。

2. 慢性丙型肝炎 急性丙型肝炎病期超过半年以上者可诊断为慢性丙型肝炎。或无急性肝炎过程，隐匿起病者，但消化道症状明显，如厌食、腹痛、腹胀、腹泻，全身无力，少气懒言，关节炎，肾炎，皮疹，眼口干燥综合征等。临床检验可见白蛋白/球蛋白(A/G)比例异常，血清胆红素反复升高或持续不下降，自身抗体阳性，丙氨酸氨基转移酶(ALT)持续性升高，抗丙型肝炎病毒(抗-HCV)或丙型肝炎病毒脱氧核糖核酸(HCV DNA)阳性。患者脸色灰暗，皮肤无光泽，蜘蛛痣多见于面部、颈部、前胸和手背等，为肝病的特征性改变。有一部分患者还出现肝掌，男性乳房增大，睾丸萎缩，腋毛稀少；女性出现乳腺囊肿等内分泌紊乱的现象。肝、脾肿大较常见。肝脏质地较硬，边缘不平，也有的为结节型。脾肿大是慢性丙型肝炎的重要体征之一，脾脏肿大的发生率与慢性丙型肝炎的病期长短有关，病期越长，脾肿大的发生率就越高，质地也越硬。

慢性丙型肝炎在临床上又分为以下三型：

(1)轻度慢性丙型肝炎：临床症状轻，有的患者无明显症状，肝脏轻度肿大，质地中等，脾脏不肿大。

(2)重度慢性丙型肝炎：临床症状及体征均较明显，还有肝外疾病的表现，如自身免疫疾病和内分泌紊乱等表现。

(3)中度慢性丙型肝炎：临床表现介于轻度与重度之间。

3. 重型丙型肝炎 丙型肝炎病毒或乙型肝炎病毒均可通过血液传播，发生同时感染或在某一种感染的基础上重叠另一种感染，混合感染常使病毒性肝炎导致更严重的慢性肝病，并加速进展为肝硬化。

在临床上，重型丙型肝炎分为以下四型：

(1)急性重型丙型肝炎：起病急，病期短。在起病后 10 天内迅速出现精神神经症状、脑水肿、明显的出血倾向等。起病初期可以是一般的黄疸型肝炎的表现，全身乏力现象和消化道症状均很明显。有的患者在未出现黄疸时就出现精神神经症状，常会误诊为精神病。肝脏不肿大反呈进行性缩小，无腹水。一般在病期的 3 周内死于消化道出血或脑疝。

(2)亚急性重型丙型肝炎：病期较长，超过 10 天以上。起病为急性黄疸型丙型肝炎，病情逐渐加重，一般在起病 8 周内出现深度黄疸，明显的出血倾向、腹水、尿少等现象。临床检验出现胆酶分离现象，即血清胆红素持续高值（＞170 微摩/升），而丙氨酸氨基转移酶(ALT)由高值下降到正常值左右。凝血酶原时间延长，血清白蛋白减少，出现 A/G 倒置，血氨升高。易死于肝肾综合征、消化道出血、颅内出血和继发感染等。

(3)慢性重型丙型肝炎：发生于慢性活动性肝炎的基础上。患者也有消化道出血、黄疸、肝肾综合征等。还有面色灰暗，皮肤无光泽，肝掌，蜘蛛痣等慢性肝病的表现。有些患者出现内分泌紊乱的表现，如男性乳房增大，女性乳房囊肿等。

(4)无症状的病毒携带者：感染了丙型肝炎病毒(HCV)而无明显的临床症状和体征，但它是丙型肝炎的主要传染源。我国丙型肝炎病毒(HCV)携带者人群为 2%～3.4%。

（四）丁型肝炎的临床表现

丁型肝炎病毒(HDV)是目前在动物体内发现的惟一的一种单链环状核糖核酸(RNA)病毒，只感染携带乙型肝炎病毒(HBV)患者。丁型肝炎病毒(HDV)基因组可不依赖于乙型肝炎病毒(HBV)而能在宿主细胞中复制并存在，但乙型肝炎病毒是丁型肝炎病毒致病和由感染细胞释放所必需。两者共同或重叠感染后在临床上能导致多种类型的肝炎。

1. 丁型肝炎病毒与乙型肝炎病毒同时感染（急性丁型肝炎）

潜伏期为 4～20 周。临床上有全身乏力，厌食，腹痛，肝区疼痛，黄疸，肝肿大等表现，类似于单纯乙型肝炎病毒(HBV)感染者。

部分患者有双峰型丙氨酸氨基转移酶(ALT)升高,是乙型肝炎病毒(HBV)及丁型肝炎病毒(HDV)感染所致,两峰间隔时间为2～4周,前一高峰时为乙型肝炎病毒(HBV)感染所致,后一高峰为丁型肝炎病毒(HDV)感染所致。疾病多呈自限性,发展成慢性肝炎的可能性与单纯的乙型肝炎病毒(HBV)感染者相似。病期一般较短,预后良好。丁型肝炎病毒(HDV)的感染常随着乙型肝炎病毒(HBV)感染的终止而停止。

2. 在乙型肝炎病毒感染的基础上感染丁型肝炎病毒 潜伏期为3～4周。此型患者的发病率高,临床表现严重,病死率和慢性化率均较高,预后不良。

临床上有以下几种类型:

(1)急性丁型肝炎:一般是在无症状乙肝表面抗原(HBsAg)携带者的基础上感染丁型肝炎病毒(HDV)。临床表现为严重的急性肝炎。血清转氨酶持续升高达数月,部分患者血清胆红素和转氨酶呈双峰曲线。

(2)慢性丁型肝炎:无症状乙肝表面抗原(HBsAg)携带者,如重叠感染了丁型肝炎病毒(HDV),就很容易转化成慢性肝炎,以慢性活动性肝炎为主,慢性化率高达70%以上。转化成肝硬化的时间一般是2～15年。部分患者可转化为重型肝炎或者肝衰竭。

(3)重型丁型肝炎:暴发型肝炎中的丁型肝炎病毒(HDV)感染者有21%～60%,推测丁型肝炎病毒(HDV)可能是促成大面积肝坏死的重要因素。在原本稳定的慢性乙型肝炎患者感染了丁型肝炎病毒(HDV)后,临床症状会迅速恶化,发生肝功能衰竭,导致死亡。

(五)戊型肝炎的临床表现

大部分学者认为戊型肝炎(HE)是一种自限性疾病,潜伏期为2～8周,平均6周。一般于发病6周内自然恢复。其临床表现、传播方式、转归和预后均与急性甲型肝炎相似。发病以青年人和成年人为主，病死率高于急性甲型肝炎，为1%～2%。妊娠期戊型肝炎的感染率和病死率最高是该病的特点。

戊型肝炎病毒(HEV)感染机体后主要表现为临床型及亚临床型两大类。成年人以临床型感染为主，男女的感染比例为1.3～3.0∶1，儿童以亚临床型为主。

1. 急性戊型肝炎 在戊型肝炎中占绝大多数，为90%左右。

(1)急性黄疸型戊型肝炎：占急性戊型肝炎的25%左右。该病的临床表现酷似急性甲型肝炎。起病急，发病率高。临床表现为全身乏力，上腹部不适，纳差，厌油，腹痛，腹胀，腹泻，恶心、呕吐，黄疸，全身瘙痒，皮疹，关节酸痛，肝、脾肿大，肝区压痛和叩击痛等。一般无发热现象。发病年龄在20～40岁。病期为4～8周。少数患者病期可达12周左右。

(2)急性无黄疸型戊型肝炎：儿童多见，临床症状一般较轻，部分患者无明显症状，呈亚临床型。

2. 慢性戊型肝炎 由急性戊型肝炎发展而来。在戊型肝炎中占的比例为45%～58%。有慢性肝病的临床表现，如面色灰暗、皮肤无光泽，有的可见蜘蛛痣或肝掌等。肝脏的活检也证实是慢性活动性肝炎和慢性迁延性肝炎的改变。大部分学者认为，戊型肝炎无慢性化过程，也无慢性病毒携带者，少部分学者报道戊型肝炎有慢性化过程。

3. 重型戊型肝炎

(1)急性重型戊型肝炎：多见于妊娠期妇女，特别是妊娠晚期(6～9个月)多见。病情进展快，可发生流产及死胎等。患病孕妇在产后病情急剧恶化，出现黄疸、出血倾向、肝昏迷和脑水肿。病期一般为1周左右。病死率超过一般戊型肝炎患者的10倍以上。

(2)亚急性重型戊型肝炎：常见于妊娠期妇女和老年人，还有其他肝炎病毒重叠感染者，多见于乙型肝炎病毒(HBV)的重叠感染者。亚急性重型戊型肝炎的发病较急性重型戊型肝炎为慢，病情的发展也较慢。主要表现是黄疸深，持续时间长，部分患者肝、脾肿大。临床上常出现肝性脑病、低蛋白血症、出血倾向、肾功能衰竭等。病期为数周，病死率高。

4. 淤胆型戊型肝炎 很少见，约占戊型肝炎的0.1%，多见于老年患者。临床表现不明显，或轻度全身乏力。黄疸较深，常有皮肤瘙痒和大便颜色的改变。此型肝炎预后良好。

附 庚型肝炎的临床特点

庚型肝炎(HG)多发于儿童，少数为成年人。临床症状一般较轻，出现显性黄疸者较少，部分患者仅是无黄疸型及转氨酶轻度升高，甚至毫无自觉症状。大部分感染者是在体检时才被发现。

庚型肝炎病毒(HGV)感染的临床模式有6种，以重叠的乙型肝炎病毒(HBV)、丙型肝炎病毒(HCV)、甲型肝炎病毒(HAV)或戊型肝炎病毒(HEV)感染为主，占63.6%，又以庚型肝炎病毒(HGV)＋乙型肝炎病毒(HBV)和庚型肝炎病毒(HGV)＋丙型肝炎病毒(HCV)感染居多。在重叠乙型肝炎病毒(HBV)感染时有发生重型肝炎的可能。单独庚型肝炎病毒(HGV)感染者较为少见，且临床症状轻，病情恢复快，多数患者在对症处理后1个月内丙氨酸氨基转移酶(ALT)恢复正常。

庚型肝炎的临床表现一般较轻，丙氨酸氨基转移酶(ALT)平均值低于丙型肝炎，且呈反复波动的现象。患者极少有肝病的体征，黄疸的发生率低。庚型肝炎病毒(HGV)与乙型肝炎病毒(HBV)或丙型肝炎病毒(HCV)混合感染的患者，与单一感染乙型肝炎病毒(HBV)或丙型肝炎病毒(HCV)的患者比较，无论是临床表现还是肝功能检查，均无明显的加重现象。各种类型的病毒性肝炎患者中庚型肝炎抗原(HGAg)的检出率也无明显的差异。故认为庚型肝炎病毒(HGV)感染无加重病情的趋势。

庚型肝炎的慢性转化率低。慢性庚型肝炎较慢性丙型肝炎少见，也有极少数可发展为肝炎后肝硬化，一旦发展为肝硬化，病情迅速恶化，进展极快。

庚型肝炎是肝细胞癌的相关因素。肝癌的发生大部分可能是乙肝病毒或丙肝病毒与庚肝病毒的协同作用。

第三节　病毒性肝炎的实验室检查

一、血液的一般检查

（一）红细胞数和血红蛋白

一般变化不大，在慢性或严重的肝炎患者可有贫血现象出现，可能与出血，脾功能亢进，溶血等疾病有关。

（二）白细胞计数和分类

白细胞总数正常或偏低，白细胞分类中淋巴细胞相对增多，偶见异型淋巴细胞，一般不超过10%。重型肝炎的白细胞数和中性粒细胞均可增高；黄疸期白细胞数减少，淋巴细胞及单核细胞增多；慢性肝炎的白细胞总数常减少。

（三）血小板计数

部分慢性肝炎患者可出现血小板减少或功能缺陷，这与肝炎病情以及合并弥漫性血管内凝血（DIC）或脾功能亢进有关。

（四）红细胞沉降率

在黄疸前期血沉增快，黄疸期则恢复正常，黄疸减退时再增快,完全康复时恢复正常。血沉持续升高为肝脏炎症持续的指征。

二、血液化学检查

(一)电解质测定

1. 血清钾测定

参考值:3.5~5.3毫摩/升(14~21毫克/分升)。

临床意义:严重肝病可出现低血钾,病情越重,血钾降低越显著,并可因低钾诱发肝昏迷或肾功能衰竭而死亡。

2. 血清钠测定

参考值:135~145毫摩/升(310~340毫克/分升)。

临床意义:严重肝病时可出现低钠,这时虽有腹水、水肿及继发性醛固酮增多而有钠及水的潴留,但血清钠往往降低,且与腹水和肝功能损害有关。同时低血钠程度与预后有关。血钠低于125毫摩/升者,预后不佳。

3. 血清氯化物测定

参考值:96~108毫摩/升(340~380毫克/分升)。

临床意义:严重肝病时可出现低血氯,低血氯可引起碱中毒而诱发肝昏迷。

4. 血清钙测定

参考值:成人为2.03~2.54毫摩/升(8.11~10.15毫克/分升)。儿童为2.25~2.67毫摩/升(8.98~10.78毫克/分升)。

临床意义:慢性严重肝病患者可出现低血钙。

5. 血清镁测定

参考值:0.67~1.04毫摩/升(1.60~2.53毫克/分升)。

临床意义:肝炎肝硬化患者约2/3出现低血镁,肝昏迷前期血镁降低更明显。

(二)酸碱平衡及肾功能检查

临床意义:严重肝病(如重型肝炎及活动性肝硬化)当肝功能衰竭或并发肾功能衰竭、肝性脑病时,常可出现酸碱平衡紊乱。可表现为:①代谢性酸中毒。②呼吸性酸中毒及由于低钾、低氯而引起代谢性碱中毒。③由于肾功能衰竭或消化道出血而出现氮质血症,血中尿素氮、肌酐等增加。

(三)血清葡萄糖测定

参考值:空腹血清葡萄糖为 3.89～6.11 毫摩/升(70～110 毫克/分升)。

临床意义:部分病毒性肝炎患者出现以血糖增高为表现的糖代谢障碍。严重肝实质病变可影响糖代谢,如重型肝炎或原发性肝癌时均可出现自发性低血糖。

(四)血清总胆固醇测定

参考值:正常者为＜5.17 毫摩/升(＜200 毫克/分升)。轻度增高(或边缘水平)5.17～6.47 毫摩/升(200～250 毫克/分升),高胆固醇血症≥6.47 毫摩/升(≥250 毫克/分升),严重高胆固醇血症≥7.76 毫摩/升(≥300 毫克/分升)。

临床意义:肝脏是胆固醇及胆固醇卵磷脂酰基转移酶(LCAT)合成的场地,严重肝病患者血清总胆固醇不一定很低,但由于血清 LCAT 活力低下,血清胆固醇酯占总胆固醇的比例可低达 50%以下。重型肝炎患者总胆固醇、胆固醇酯明显下降时,提示预后不良。梗阻性黄疸时,胆固醇增加。

(五)血清三酰甘油测定

参考值:正常者为＜2.3 毫摩/升(＜200 毫克/分升),三酰甘油增高的边缘2.3～4.5毫摩/升(200～400毫克/分升)，高三酰甘油血症＞4.5毫摩/升(＞400毫克/分升)，胰腺炎高危＞11.3毫摩/升(＞1 000毫克/分升)。

临床意义：肝病患者血清三酰甘油往往升高，但病毒性肝炎或肝硬化引起的肝昏迷时，三酰甘油多正常或降低。

三、尿液和粪便检查

(一)尿胆红素、尿胆原检查

胆红素是血红蛋白分解代谢的中间产物，是胆汁中的主要成分，其代谢产物有尿(粪)胆原等。当各种原因造成胆红素产生过多，或肝细胞摄取、结合及排泄等过程发生障碍时，均可导致血、尿、粪便中胆红素及其代谢产物(尿胆原等)的改变。对这些物质的检验，可协助临床诊断。

正常人尿中胆红素检测为阴性，尿胆原检测为弱阳性。

肝前性黄疸或称溶血性黄疸，是由于败血症、蚕豆病、疟疾、异型输血等使红细胞大量破坏，血红蛋白释放过多所致。尿中胆红素阴性，尿胆原显著增加。

肝原性黄疸或称肝细胞性黄疸，是指在感染(如病毒性肝炎)、中毒及肝硬化等肝病时，由于肝细胞内或肝内毛细胆管广泛性病变，使肝细胞对胆红素摄取、结合、转运及排泄障碍所致。尿中胆红素阳性，尿胆原轻度增加。

肝后性黄疸或称梗阻性黄疸，是由于结石、肿瘤或先天性胆管闭锁等原因造成总胆管梗阻所致。尿中胆红素阳性，尿胆原减少或无。

(二)粪便检查

病毒性肝炎患者在黄疸上升期,大便颜色变浅,由于肝内阻塞的程度不同,粪便可呈现淡黄色至灰白色。如粪便颜色由浅渐深,表示黄疸消退、肝脏修复。如并发消化道出血,因出血量及出血部位的不同,粪便可出现隐血试验阳性,颜色可为黑色至红色。

四、肝功能检查

肝脏功能非常复杂,代谢能力及再生能力很强,反映肝脏功能的试验又比较多,患者在疾病的不同阶段,选择哪些检查项目,无论对临床医生还是对检验技师来说都是十分重要的,因此在临床实践中,对某些检查项目的实用价值要有所了解。

病毒性肝炎肝功能检查项目很多,随着全自动生化分析仪的不断引进,各医院对肝功能检查都有系列的组合项目。其主要有:总蛋白(TP)、白蛋白(ALB)、白蛋白与球蛋白比值(A/G)、α_1、α_2、β、γ球蛋白、总胆红素(TBIL)、直接胆红素(DBIL)、丙氨酸氨基转移酶(ALT)、天门冬氨酸氨基转移酶(AST)、碱性磷酸酶(ALP)、γ-谷氨酰转肽酶(γ-GT)、氨(NH_3)、胆碱酯酶(CHE)、单胺氧化酶(MAO)、总胆汁酸(TBA)、透明质酸酶、Ⅲ型前胶原(PCⅢ)、层粘蛋白(LN)、Ⅳ型胶原(C-Ⅳ)、凝血酶原时间(PT)、血清前白蛋白(PA)、N-乙酰-β-D-氨基葡萄糖苷酶(NAG)等。

(一)血清蛋白测定

参考值:总蛋白(TP)60～80克/升,白蛋白(ALB)35～55克/升,球蛋白(GLB)20～30克/升,A/G比值测定1.5～2.5。

临床意义:血清中的主要蛋白质几乎全部由肝脏制造,另外也有一部分来源于网状内皮系统和免疫细胞,血清中的蛋白质组成成分与肝脏的蛋白成分相似。血浆蛋白与肝脏本身的蛋白质处于动态平衡之中，它们之间的动态变化反映了肝脏蛋白质的状态，所以测定血浆蛋白的水平和分析其成分，可作为反映肝功能的一组试验。一般来说，慢性肝病(尤其是肝硬化)白蛋白(ALB)降低的程度比急性肝炎明显，当减少至 30 克/升以下，大多数患者将出现腹水，如能及时合理治疗，白蛋白(ALB)回升，提示患者短期预后尚好；如不能回升或进一步减至 20 克/升以下，则预后极凶险。肝脏病变时，虽然白蛋白(ALB)减少，但由于免疫刺激作用，γ-球蛋白增加，故血清总蛋白(TB)量变化不明显。A/G 比值小于 1 者称白、球倒置，一般常见于慢性肝炎、肝硬化、肾病综合征、慢性糖尿病和肿瘤等。

(二)、血清蛋白电泳

参考值：用醋酸纤维薄膜作为支持物电泳，白蛋白(ALB)占 67%～73%，α_1-球蛋白 3%～4%，α_2-球蛋白 5%～9%，β-球蛋白 6%～9%，γ-球蛋白 11%～14%。

临床意义：肝炎时，α_1、α_2 及 β 球蛋白常无肯定的一致变化，在轻型肝炎时变化多不明显，有时可见 β 球蛋白略有升高，但在重型肝炎或急性、亚急性肝萎缩时，可见这三种球蛋白降低。肝癌时 α 球蛋白可见升高，α 和 β 球蛋白在胆汁性肝硬变或梗阻性黄疸时也可显著增高。但这些变化对肝病的诊断与预后，其意义不够明确。

γ-球蛋白在急性肝炎时一般正常或稍增高，其特点是随肝炎慢性化而增加。肝硬化病人血清 β-球蛋白和 γ-球蛋白互相融合，形成所谓 β-γ 桥是肝硬化的特征，多见于晚期。

(三)甲胎蛋白(AFP)测定

参考值：＜20 微克/升(＜20 纳克/毫升)。

临床意义：①当甲胎蛋白(AFP)＞200 微克/升，持续 8 周；丙氨酸氨基转移酶(ALT)正常，排除妊娠和生殖细胞恶性肿瘤，则倾向于原发性肝癌的诊断，阳性率达 80％以上。②当大量肝细胞坏死后的肝细胞再生，可出现甲胎蛋白升高。如甲胎蛋白明显升高，则提示肝细胞癌。③癌症手术切除后或介入治疗后，有效者则甲胎蛋白应降至 25 微克/升以下；若降低不多或降而复升，提示手术切除不干净或局部有复发的可能性。④妇产科的卵巢内胚窦癌甲胎蛋白明显升高，不仅用于诊断，而且用于疗效观察和预后判断。

(四)血清总胆红素(TBIL)、直接胆红素(DBIL)测定

参考值：血清总胆红素 2～20 微摩/升，直接胆红素 0～5 微摩/升。

临床意义：血清胆红素＞171 微摩/升称为高胆红素血症，临床上常见于各种原因的肝内、外胆汁淤积。高胆红素血症持续存在，可发生广泛肝内泥沙样结石，胆汁性肝硬化，乃至肝细胞液化或凝固性坏死。肝脏病变，如急性黄疸型肝炎，慢性阻塞性黄疸，肝硬化；肝外疾病，如溶血性黄疸，新生儿黄疸，闭塞性黄疸，胆石症，胰头癌，输血错误等，血清胆红素可增加。

血清胆红素减少主要见于再生障碍性贫血及多种继发性贫血(常见于因癌或慢性肾炎所致的贫血)。

直接胆红素(DBIL)增高常见于阻塞性黄疸，肝癌，胰头癌，胆石症。

(五)凝血酶原时间(PT)测定和凝血酶原活动度测定

参考值：凝血酶原时间(PT)正常为 12～15 秒，超过 3 秒以上为异常，以凝血酶原时间比值(PTR)表示为 0.95～1.24，监测口服抗凝药，以国际正常化比值(INR)表示。

凝血酶原活动度为90.6(±13.4)%。

临床意义:肝脏疾患凝血酶原时间(PT)延长。因凝血酶原半衰期为20小时,特别是对重型肝炎的早期诊断有重要意义。血清蛋白需10天后才显示变化,而凝血酶原的变化早已出现。

凝血酶原的合成需要维生素K,因阻塞性黄疸时脂溶性维生素K吸收障碍,从而出现凝血酶原时间延长。经注射维生素K后,凝血酶原时间显著缩短。肝细胞性黄疸的凝血酶原时间显著缩短。因此,注射维生素K后测定凝血酶原时间,可用于这两种黄疸的鉴别。

凝血酶原活动度能较准确地反映血浆因子Ⅱ、Ⅶ和Ⅹ的变化,特别是当肝细胞损害和肝功能异常时,因子Ⅶ最先减少,其次是因子Ⅱ和Ⅹ的减少,所以凝血酶原活动度测定对判断肝脏疾病的严重程度和预后较凝血酶原时间测定为优。

慢性重型肝炎早期凝血酶原活动度在30%~40%,中期凝血酶原活动度在20%~30%,晚期凝血酶原活动度≤20%。淤胆型肝炎凝血酶原活动度>60%,代偿性肝硬化凝血酶原活动度>60%,失代偿性肝硬化凝血酶原活动度<60%。

(六)血清前白蛋白(PA)测定

参考值:210~280毫克/升。

临床意义:血清前白蛋白(PA)是一种主要由肝脏合成的血浆蛋白,具有生物半衰期短(1.9天),体内转化率高(每日达36.3%)的特点,其血清含量的变化能够敏感、特异地反映肝脏功能,肝功能受损越严重,血清前白蛋白降低越明显。

(七)血氨(NH_3)测定

参考值:10~47微摩/升。

临床意义:肝脏是清除体内血氨(NH_3)的主要器官,血氨的升高程度与肝脏病情严重程度有密切关系，血氨的动态监测可以作为判断和估测重型肝炎、肝硬化、肝癌及肝性脑病严重程度和预后的一个重要生物学指标。

（八）血清透明质酸酶（HA）测定

参考值：30～85 微克/升。

临床意义：血清透明质酸酶（HA）是一种大分子量的蛋白聚酶，是结缔组织基质中的主要成分，由间质细胞合成。血清透明质酸酶（HA）在中、重度慢性肝炎明显增高，不仅与肝脏炎症活动程度呈正相关，而且与肝纤维化程度呈正相关；在轻度慢性肝炎患者则无明显变化。血清透明质酸酶（HA）显著升高提示肝硬化或肝硬化趋势。

（九）血清Ⅲ前胶原（PCⅢ）测定

参考值：65～98 微克/升。

临床意义：血清Ⅲ前胶原又称Ⅲ型原胶原氨基端肽、Ⅲ型原胶原、Ⅲ型前胶原肽等。慢性肝炎时，PCⅢ、C-Ⅳ升高与肝组织炎症活动度相关。并与肝纤维化程度呈显著正相关。

（十）血清Ⅳ型胶原（C-Ⅳ）测定

参考值：<140 微克/升。

临床意义：血清Ⅳ型胶原主要是反映胶原降解的指标，在肝纤维化过度增生时，Ⅳ型胶原的合成和降解都处于较高水平，随着肝炎病情变化加重而增加，即慢性肝炎时已增加，而肝硬化时增加更明显，也是诊断早期肝硬化的重要指标。

（十一）血清层黏蛋白（LN）测定

参考值：85～125 微克/升。

临床意义:血清层黏蛋白(LN)又称层板素、层黏蛋白,是一种分子量为 850 000D 的糖蛋白,主要由肝脏内皮细胞合成,在肝脏纤维化时肝细胞也可产生,是反映肝纤维化增生的指标。肝硬化时明显增高,敏感性 98%,特异性 91%,且与门脉高压及食管下段静脉曲张程度有关。

(十二)血清 N-乙酰-β-D 氨基葡萄糖苷酶(NAG)测定

参考值:15~28 单位/升。

临床意义:NAG 存在于体内各种组织细胞的溶酶体中,主要参与糖蛋白氨基多糖分子内葡萄糖苷键的水解。病毒性肝炎患者血清中 NAG 水平显著升高,其升高程度与病情严重程度呈正相关。因此,检测慢性肝炎和重型肝炎,以及肝炎肝硬化患者血清中 NAG 水平,对指导临床治疗和预后判断有一定的参考价值。

(十三)血清总胆汁酸(TBA)测定

参考值:0.7~9.62 微摩/升。

临床意义:血清总胆汁酸(TBA)是胆甾醇在肝内分解,以及在肝肠循环中代谢产物的总称。分为初级胆汁酸(胆酸、鹅脱氧胆酸)和二级胆汁酸(脱氧胆酸、石胆酸和熊脱氧胆酸)。是肝脏分泌到胆汁中最大的有机酸。血清中血清总胆汁酸(TBA)是惟一可同时反映肝脏分泌状态、合成摄取、肝细胞损伤三个方面的血清学指标,一旦肝细胞有病变,尤其在急性肝炎、慢性肝炎、酒精性肝损伤和肝硬化时有较灵敏的改变。肝炎时血清总胆汁酸(TBA)阳性率和丙氨酸氨基转移酶(ALT)一致,血清总胆汁酸(TBA)恢复到正常需要逐渐和相对缓慢过程,肝硬化时阳性率可达 100%,任何阶段都会增高,是最敏感的指标。

(十四)血清丙氨酸氨基转移酶(ALT)测定

参考值:赖氏法 5～25 卡门单位,连续监测法 5～40 单位/升。

赖氏法(Reitman-Frankel,1957 年)标准曲线所定的单位是用比色法和卡门(Karmen,1955)分光光度法做对比测定后求得的,以卡门单位报告结果。卡门法是早期的酶偶联速率法测定。卡门单位是分光光度单位,定义为:血清 1 毫升,反应液总体积 3 毫升,反应温度 25℃,波长 340 纳米,比色杯光径 1.0 厘米,每分钟吸光度下降 0.001A 为一个单位(相当于 0.1608 微摩还原型辅酶被氧化)。赖氏原法的测定温度为 40℃,标准曲线只到 97 卡门单位,后来改用 37℃测定(NorbertWTiet2,1976),将标准曲线延长至 150 卡门单位。

连续测定法是连续测定酶反应过程中某一反应产物或底物的浓度,随时间的变化来求出酶反应的初速度的方法。

临床意义:①正常新生儿丙氨酸氨基转移酶(ALT)水平比成年人约高 2 倍,出生后约 3 个月降至成年人水平。新生儿,尤其是未成熟儿,肝细胞膜通透性较大,丙氨酸氨基转移酶(ALT)从肝细胞渗入血浆,使血清丙氨酸氨基转移酶(ALT)水平升高。②丙氨酸氨基转移酶(ALT)在人体肝脏含量最为丰富,其他组织如心肌等组织此酶含量亦不少。所以,在肝炎急性期与药物中毒性肝细胞坏死时,丙氨酸氨基转移酶(ALT)明显增高;在肝癌、肝硬化、慢性肝炎、心肌梗死时丙氨酸氨基转移酶(ALT)中度增高;阻塞性黄疸、胆管炎时丙氨酸氨基转移酶(ALT)轻度增高。③有些药物和毒物可引起丙氨酸氨基转移酶(ALT)升高,如氯丙嗪、异烟肼、奎宁、水杨酸制剂及酒精、铅、汞、四氯化碳或有机磷等。

(十五)血清天门冬氨酸氨基转移酶(AST)测定

参考值:赖氏法 8～28 卡门单位,连续监测法 8～40 单位/升。

临床意义:天门冬氨酸氨基转移酶(AST)在心肌细胞中含量较多,当心肌梗死时血清中天门冬氨酸氨基转移酶(AST)活力往往升高,在发病后 6～12 小时之内显著增高,在 48 小时达高峰,3～5 天后恢复正常。血清中天门冬氨酸氨基转移酶(AST)也可来源于肝细胞,各种肝病可引起血清天门冬氨酸氨基转移酶(AST)升高,有时可达 1 200 单位,中毒性肝炎还可更高。肌炎、胸膜炎、肾炎及肺炎等也可引起血清天门冬氨酸氨基转移酶(AST)的轻度增高。

(十六)血清碱性磷酸酶(ALP)测定

参考值:连续监测法,37℃,女性,1～12 岁<500 单位/升,>15 岁 40～150 单位/升。37℃,男性,1～12 岁<500 单位/升,12～15 岁<750 单位/升,>25 岁 40～150 单位/升。

临床意义:碱性磷酸酶(ALP)几乎存在于机体各个组织,但以骨骼与牙齿、肾脏和肝脏中含量较多,儿童时期含量尤多。此酶主要由成骨细胞产生,在骨骼疾病,特别是有新骨生成时,血液内碱性磷酸酶(ALP)活性增高,以促进磷酸钙沉积于骨内。又因由肝脏排泄,故在肝脏疾病时血中碱性磷酸酶(ALP)含量增高。

(1)血清碱性磷酸酶(ALP)增高:①常见于骨内磷酸钙沉积增加的疾患,如骨折愈合期,妊娠期,转移性骨瘤等。②肝脏疾病,由于碱性磷酸酶(ALP)随胆汁排泄,如阻塞性黄疸,伴有黄疸的急、慢性肝炎或肝癌等。③其他疾病,如甲状腺功能亢进,佝偻病等。

(2)血清碱性磷酸酶(ALP)降低:碱性磷酸酶(ALP)降低常见于重症慢性肾炎,儿童甲状腺功能不全,贫血等。

（十七）血清胆碱酯酶（ChE）测定

参考值：连续监测法为5 300～13 200单位/升（37℃）。

临床意义：人体胆碱酯酶（ChE）分两种，一种称乙酰胆碱酯酶（ACChe），由神经细胞及骨髓新生细胞所制造，主要存在于中枢神经系统灰质及红细胞中，其主要作用是使乙酰胆碱水解为胆碱和醋酸；另一种称丁酰胆碱酯酶（BuChe），由肝细胞制造，主要存在于血浆、中枢神经系统白质及肝脏中，其生理作用除可作用于乙酰胆碱外还可作用于其他胆碱酯类。血清胆碱酯酶（ChE）系指测定丁酰胆碱酯酶。

（1）肝细胞损害时，此酶合成减少致血清胆碱酯酶（ChE）活力减低，临床上主要用于估计肝脏的储备功能和肝病的预后。急性肝炎时酶活力下降，至极期达到最低值，然后渐升，若活力一直降低，提示预后不良。肝硬化时酶活力随病变严重程度而相应降低，肝硬化代偿期酶活力正常，失代偿期酶活力显著下降，在肝昏迷时最为显著。

（2）血清胆碱酯酶（ChE）活力降低的肝外疾病，如有机磷农药中毒酶活力显著降低。血清胆碱酯酶（ChE）活力增高可见于甲状腺功能亢进，糖尿病，高血压，支气管哮喘及高脂血症等。

（十八）γ-谷氨酰转肽酶（GGT）测定

参考值：以L-γ-谷氨酰-3-羧基对硝基苯胺为底物的正常参考值为男性11～50单位/升（37℃），女性7～32单位/升（37℃）。以L-γ-谷氨酰对硝基苯胺为底物的正常参考值为男性≤40单位/升，女性≤30单位/升。

临床意义：人体各器官中γ-谷氨酰转肽酶（GGT）含量按下列顺序排列：肾，前列腺，胰，肝，盲肠和脑。在肾脏、胰脏和肝脏中γ-谷氨酰转肽酶（GGT）含量之比约为100∶8∶4。肾脏中γ-谷氨酰转肽酶(GGT)含量最高,但肾脏病变时,血液中该酶活性增高却不明显。有人认为,肾单位病变时,γ-谷氨酰转肽酶(GGT)经尿排出,测定尿中酶活力可能有助于诊断肾脏疾病。

γ-谷氨酰转肽酶(GGT)是一种生物膜包绕的酶,仅影响细胞外谷胱苷肽的活性,从而有利于细胞对氨基酸的作用。正常血清中γ-谷氨酰转肽酶(GGT)含量较少,肝细胞浆中含量较高,故血清γ-谷氨酰转肽酶(GGT)活性测定对肝细胞损害有较高的诊断价值,并能反映出肝脏炎症和(或)纤维化的程度。γ-谷氨酰转肽酶(GGT)活动性变化与肝脏病变程度有良好的一致性。γ-谷氨酰转肽酶(GGT)测定是提高慢性乙型肝炎(CHB)临床与病理诊断符合率的一种十分有价值的参考指标。

(十九)血清单胺氧化酶(MAO)测定

参考值:12~40单位/毫升(12 000~40 000单位/升)。

临床意义:单胺氧化酶(MAO)测定主要用于诊断肝硬化,此时单胺氧化酶(MAO)明显增高,阳性率可达80%以上。在慢性肝炎时大多数正常,重型肝炎时由于本酶从坏死的肝细胞内逸出可以增高,慢性肝炎活动时,单胺氧化酶(MAO)有增高倾向。

单胺氧化酶(MAO)增高还见于糖尿病,甲状腺功能亢进,肢端肥大症,心力衰竭引起的肝淤血等疾病。

(二十)血清酶谱分析

对肝胆疾病进行鉴别诊断时,往往需要同时测定血清多种酶,组成酶谱进行综合分析,以提高诊断价值(表1)。

表 1　各种肝胆疾病时血清酶谱的变化

	ALT	AST	CHE	ALP	GGT
急性病毒性肝炎	↑↑～↑↑↑	↑↑～↑↑↑	正常～↓	正常～↑	正常～↑↑
慢性活动性肝炎	↑↑～↑↑↑	↑↑～↑↑↑	正常～↓	正常～↑	正常～↑↑
慢性迁延性肝炎	↑↑～↑↑	↑～↑↑	正常	正常	正常～↑
肝硬化	正常～↑↑	↑～↑↑	↓↓～↓↓↓	正常～↑	正常～↑↑
原发性肝癌	正常～↑↑	正常～↑↑	↓～↓↓↓	↑↑～↑↑↑	↑↑↑
良性胆道疾病	↑～↑↑↑	↑～↑↑	正常	↑↑	↑↑～↑↑↑
恶性胆道疾病	↑～↑↑↑	↑～↑↑	正常～↓	↑↑↑	↑↑↑
酒精性肝病	↑～↑↑	正常～↑	正常～↓	正常～↑	↑↑～↑↑↑

注：↑为超正常参考值 1～2 倍，↑↑为超正常参考值 2～4 倍，↑↑↑为超正常参考值 4 倍以上。

第四节　病毒性肝炎的血清学检查

一、血清标志物测定方法

病毒性肝炎血清标志物检测的方法很多，如反向间接血凝(RPHA)，酶联免疫吸附试验(ELISA)，放射免疫(RIA)，免疫斑点金试验等，但最常用的方法是 ELISA。

(一)酶联免疫吸附试验(ELISA)

酶联免疫吸附试验(ELISA)是本世纪 70 年代初发展起来的一种新型血清学诊断方法。本法灵敏度高、特异性强、操作简便。根据测定对象的不同，酶联免疫吸附试验(ELISA)可采用不同的模式，主要有以下几种：

1. 双抗体夹心法 是检测抗原最常用的方法，但仅适用于两价或两价以上抗原的检测，而不适用于小分子抗原或半抗原物质的测定。其测定原理是将特异性抗体包被于固相载体上，形成固相抗体；加入含有待测抗原的样品，使之与固相抗体结合，再加入标记的另一特异性抗体，使酶标抗体与固相免疫复合物中的抗原结合，然后加入底物显色。反应颜色的深浅与标本中待测抗原的量成正比。乙肝表面抗原（HBsAg）和乙肝 e 抗原（HBeAg）的酶联免疫吸附试验（ELISA）诊断试剂盒属此种类型。

2. 间接法 主要用于检测抗体，其原理是将特异性抗原包被固相载体，加入含待测抗体（人免疫球蛋白 G）的样品，使之与固相抗原结合，加入酶标抗人免疫球蛋白 G（抗人 IgG）作为第二抗体，反应后再加入底物显色。

3. 双抗原夹心法 间接法的缺点是可受到样品中多种物质的干扰而产生假阳性反应。双抗原夹心法与间接法的不同是用酶标记特异抗原代替酶标抗人免疫球蛋白 G（抗人 IgG），可以排除这种干扰因素。例如，乙型肝炎表面抗体（抗-HBs）的检测就是采用这种方法。

4. 竞争抑制法 该法可用于检测大分子抗原和小分子抗原，也可用于检测抗体，显色的深浅与标本中待测抗原或抗体量成反比。以测定抗原为例，待测样品中的抗原与酶标抗原竞争与固相抗体结合。待测抗原含量越多，能与固相抗体结合的酶标抗原就越少，则显色越浅。

5. 免疫球蛋白 M 抗体捕捉法 血清中针对某些抗原的特异性免疫球蛋白 M（IgM）常和特异性免疫球蛋白 G（IgG）同时存在，后者会干扰免疫球蛋白 M（IgM）抗体的测定，捕捉法主要用于检测各类免疫球蛋白 M（IgM）早期抗体。先用抗人免疫球蛋白 M（μ 链）包被于载体，使血清中所有免疫球蛋白 M（包括特异性与非特异性免疫球蛋白 M）均固定在固相上，经洗涤去除免疫球蛋白

G(IgG)后，再测定特异性免疫球蛋白 M(IgM)，如测定甲型肝炎病毒-免疫球蛋白 M(HAV-IgM)通常用此法。

常用下列几种方法表示结果：

(1)定性测定

①阳性判定值法(cut-off value)。一般为阴性对照的平均 A 值加一个常数，试剂制备严格标准化，要先计算出阳性对照 A 值平均数和阴性对照 A 值平均数。标本 A 值≥阳性判定值为阳性。

②S/N 值法(待测标本 A 值/阴性对照 A 值)。通常S/N≥2.1 为阳性。但是对于一些敏感度较高的试剂，有时为了提高其特异性，根据大量正常样品的结果把判为阳性的 S/N 值适当提高。

③S/CO 值法。目前国内外为了便于统一计算，常将S/N值改为 S/CO 值表示，S 为标本 A 值，CO 即 cut-off 值，S/CO≥1 为阳性。

④抑制率法。在竞争抑制法中结果可用抑制率表示

$$\text{抑制率}(\%)=\frac{\text{阴性对照 A 值}-\text{标本 A 值}}{\text{阴性对照 A 值}}\times 100\%$$

一般以抑制率≥50%为阳性。

(2)半定量测定：结果一般以滴度表示。将样品连续稀释后，进行酶联免疫吸附试验(ELISA)检测，在阳性临界值以上的最高稀释度即为该标本的“滴度”。

(3)定量测定：即用已知量的标准品做一系列稀释后进行酶联免疫吸附试验(ELISA)测定，绘制标准曲线，结果以绝对量或单位表示。酶联免疫吸附试验(ELISA)的标准曲线每次都要与待测样品在同一块反应板上进行。定量测定结果可用重量单位(如 mg、ng 等)或单位(U)表示，由于实验条件的差异，各实验室之间的结果常不一致，因此在国际上建立国际参比血清实验室，确立国际单位，每个国家或地区根据这一标准建立自己的标准。

(二)基因检测

基因检测是检测感染者体内有无病毒核酸或含量多少来进行病原学诊断的一种方法,尤其在病毒性肝炎的诊断方面得到广泛的应用。病毒性肝炎基因诊断包括病毒基因种类、含量、基因分型、亚型和变异及准种等的诊断。基因技术是最近10年逐渐兴起的新技术。基因诊断方法还分为杂交技术、序列分析技术、聚合酶链式反应(英文全称为 polymerase chain reactlon,PCR)技术等。

PCR技术名词为聚合酶链式反应,即通常所说的体外基因扩增技术。PCR技术具有高度的特异性、选择性和灵敏度,而且快速简便,解决了许多常规方法难以解决的问题。

PCR扩增的原理类似于DNA的体内半保留复制过程。即在待扩增DNA片段的两侧设计两个人工合成的寡核苷酸引物,经高温变性(将待测样品中含有的双股DNA解离成单股DNA),低温退火(目的基因DNA片段与相应短链的引物结合)和适温延伸(在DNA聚合酶作用下,引物延伸,合成新的DNA链)3个温度阶梯,形成一个扩增循环。每循环1次,两引物间DNA的量就增加1倍,从而使待扩增片段呈指数增加。经过上述25～40个循环后,靶序列可以扩增成10^6～10^8。因此,PCR反应仪器化的要点是使体积不大的PCR反应液,在尽可能短的时间内迅速实现变温,既要保证反应液达到要求的温度,又要使它迅速转换到下一温度阶梯,时间越短则扩增的特异性越高。PCR反应的5个要素为模板(或样品DNA)、引物(Primer)、耐热DNA聚合酶、三磷酸脱氧核苷酸(dNTP)和镁离子(Mg^{2+}),其中最佳引物的设计是PCR反应成功的最关键步骤。

二、病毒性肝炎血清标志物检测的临床意义

（一）甲型肝炎

甲型肝炎病毒(HAV)属正股RNA病毒，系肠道病毒72型，鸟嘌呤和胞嘧啶的含量38%，病毒壳体由3～4种蛋白组成。甲型肝炎发病早期在粪便中通过免疫电镜及聚合酶联反应可检出甲型肝炎病毒颗粒及甲型肝炎病毒核糖核酸(HAV RNA)，而血液中很难检出。患者血清中抗甲型肝炎病毒免疫球蛋白M(抗-HAV IgM)于发病的黄疸前即可检出，急性期达高峰，保持12周后消失。但须注意，有的感染者抗甲型肝炎病毒免疫球蛋白M呈短暂、一过性应答，维持约1周，且为临界值水平；另有感染者则为抗甲型肝炎病毒免疫球蛋白M应答缺失，未能检出抗甲型肝炎病毒免疫球蛋白M，此类患者可借助抗甲型肝炎病毒(抗-HAV)总抗体呈上升型表现确诊甲型肝炎。抗甲型肝炎病毒总抗体阳性，若抗甲型肝炎病毒免疫球蛋白M阳性说明甲型肝炎新近感染。抗甲型肝炎病毒免疫球蛋白M阴性则表示既往感染过甲型肝炎病毒。

定量聚合酶链式反应(PCR)检测可以在患者急性期、潜伏期的血液、尿液、粪便中检出甲型肝炎病毒核糖核酸(HAV RNA)，适合于甲肝的早期诊断。由于甲型肝炎病毒是核糖核酸病毒，用聚合酶链式反应检测时，先要将核糖核酸反转录成脱氧核糖核酸(cDNA)后才进行聚合酶链式反应检测。其技术要求高，程序较复杂。目前临床上对甲肝患者的诊断主要测定患者血清中抗甲型肝炎病毒免疫球蛋白M(抗-HAV IgM)。

(二)乙型肝炎

1. 乙肝"两对半"检测的临床意义 乙肝"两对半"即乙肝表面抗原(HBsAg)、乙肝表面抗体(抗-HBs)、乙肝 e 抗原(HBeAg)、乙肝 e 抗体(抗-HBe)和乙肝核心抗体(抗-HBc)。"两对半"的检测对乙型肝炎的诊断有重大意义。

(1)乙肝表面抗原:乙肝表面抗原(HBsAg)于 1963 年由 Blumberg 在澳大利亚土著人血中发现,称为澳大利亚抗原(即以前所谓的"澳抗"),后又称为肝炎相关抗原(HAA),1974 年正式定名为乙型肝炎表面抗原(HBsAg),存在于乙型肝炎病毒(HBV)的外壳部分。乙肝表面抗原有一个特异的共同抗原决定簇"α"和至少两个亚型决定簇"d/y"和"w/r",最常见的血清型为 αdw、αdr 和 αyw。血清中检出乙肝表面抗原是乙型肝炎的早期诊断指标之一,出现于患者血清丙氨酸氨基转移酶(ALT)升高前 2～8 周,至恢复期乙肝表面抗原(HBsAg)滴度逐渐下降甚至消失,继而出现乙肝表面抗体(抗-HBs)。有部分患者乙肝表面抗原(HBsAg)在血清中持续存在。

乙型肝炎病毒感染后,大部分人没有临床症状,但在血液中可检出乙肝表面抗原(HBsAg),这类人称为乙肝表面抗原(HBsAg)携带者。在我国这类人群超过 1 亿,其中大部分将持续携带乙肝表面抗原(HBsAg)数年、数十年乃至终身而无临床症状,小部分人在平衡被打破后,可发展为急性或慢性乙型肝炎,甚至肝硬化、肝癌。

乙型肝炎病毒感染后绝大多数人血液中可出现乙肝表面抗原(HBsAg),含量在 5 纳克～600 微克/毫升。据文献报道,在献血员中所发现的乙肝表面抗原(HBsAg)携带者最低含量为 0.2 纳克/毫升,含量最高者可达 2 000 微克/毫升以上。但有少部分乙型肝炎病毒感染者血清乙肝表面抗原(HBsAg)测定为阴性,如暴发型乙型肝炎、乙型肝炎病毒的 S 基因发生变异等;急性重型乙型肝炎。肝细胞中以合成乙肝核心抗原(HBcAg)为主,很少或不合成乙肝表面抗原(HBsAg),从而使血中无乙肝表面抗原(HBsAg)。乙型肝炎病毒的前 s/s 基因编码乙肝表面抗原(HBsAg),构成病毒外膜,根据所带亚型决定簇的不同分为 αdw、αdr、αyw 和 αyr。α 决定簇具有很高的免疫原性,在乙型肝炎病毒的自然感染或注射乙肝表面抗原(HBsAg)疫苗可引起乙肝表面抗体(抗-HBs)应答。如 s 基因 145 密码及变异使其原来的甘氨酸被精氨酸替代时,可致 α 决定簇的抗原性发生改变,使机体产生的抗体对变异性无作用,从而引起乙型肝炎病毒感染患者血清中同时出现乙肝表面抗原(HBsAg)和乙肝表面抗体(抗-HBs)。同时乙肝疫苗接种也不能有效预防此类变异病毒的感染。乙型肝炎病毒 s 基因的变异有自然变异和逃避免疫变异,变异可发生在多个部位,而且几处突发可同时存在,这些变异有助于病毒携带状态的持续存在。

乙肝表面抗原(HBsAg)不仅存在于血液中,而且还存在于许多体液和分泌物中,如唾液、尿液、乳汁、精液等。

目前国内最常用的乙肝表面抗原(HBsAg)免疫测定法为酶联免疫吸附试验(ELISA),其次是放射免疫试验(RIA)。酶联免疫吸附试验简单、方便、快速。血清乙肝表面抗原(HBsAg)仅为乙型肝炎病毒感染的标志。由于其在血液中多为不含病毒颗粒的空泡,故不能反映病毒有无复制、复制程度、传染性强弱及预后。

(2)乙肝表面抗体(抗-HBs):急性乙型肝炎患者处于恢复期后,随着乙肝表面抗原(HBsAg)的逐步消失,血清中出现乙肝表面抗体(抗-HBs)。乙肝表面抗体(抗-HBs)是一种中和抗体,能在体内存在相当长的时间,以乙肝表面抗原(HBsAg)作为疫苗免疫机体产生的乙肝表面抗体,对乙型肝炎病毒的感染具有保护性免疫作用。10 单位/升乙肝表面抗体为对乙型肝炎病毒具有免疫力的临界水平。低于此值,说明免疫失败,乙肝疫苗接种者,体内血循环中除了乙肝表面抗体(抗-HBs)外,不应出现其他乙肝病毒感染血清免疫学标志物，如乙肝e抗体（抗-HBe）、乙肝核心抗体（抗-HBc）等，一旦出现除乙肝表面抗体（抗-HBs）以外的标志物，则应视为既往乙型肝炎病毒感染。一般情况下，血清中乙肝表面抗体（抗-HBs）和乙肝表面抗原（HBsAg）不会同时存在，若同时检出，可能为乙肝表面抗体（抗-HBs）产生的早期；或属于不同亚型的乙型肝炎病毒感染；或由乙型肝炎病毒的S基因变异所致。

(3)乙肝e抗原（HBeAg）：乙肝e抗原（HBeAg）为乙肝核心抗原（HBcAg）的可溶性成分，两者约有75%共同的氨基酸序列，但二级结构不同，各有特异的抗原决定簇，因而在细胞水平其体液免疫应答是不同的，其在血清中的出现时间稍后于乙肝表面抗原（HBsAg），一般血清乙肝e抗原（HBeAg）阳性者，乙肝表面抗原（HBsAg）也为阳性。有研究表明，当乙肝病毒的前核心区发生点突变时，可使乙肝e抗原（HBeAg）无法表达，表现为血清乙肝e抗原（HBeAg）或乙肝e抗体（抗-HBe）测定持续阴性，但血清乙肝表面抗原（HBsAg）或乙肝病毒脱氧核糖核酸（HBV DNA）可表现为阳性。乙肝e抗原（HBeAg）与病毒Dane颗粒、乙肝病毒脱氧核糖核酸（HBV DNA）有伴随关系，是乙型肝炎病毒复制活跃的血清学指标。血清乙肝e抗原（HBeAg）阳性说明传染性强，急性乙肝病人血清乙肝e抗原（HBeAg）持续阳性3个月以上，则有疾病慢性化倾向。

(4)乙肝e抗体（抗-HBe）：当血清乙肝e抗原（HBeAg）转阴后，可出现乙肝e抗体（抗-HBe），两者同时阳性较少见。乙肝e抗体（抗-HBe）阳性说明病毒复制减少，传染性弱，但并非没有传染性；乙肝e抗体（抗-HBe）不是保护性抗体，这一点与乙肝表面抗体（抗-HBe）不同。

(5)总乙肝核心抗体（总抗-HBc）和乙肝表面抗体免疫球蛋白M（抗-HBs IgM）：从机体对乙型肝炎病毒抗原的免疫应答来看，最早出现的是对乙肝核心抗原（HBcAg）的细胞免疫应答（乙肝核心抗原的免疫原性最强)，随后才发生对乙肝核心抗原(HBcAg)的体液免疫应答产生乙肝核心抗体(抗-HBc)。总乙肝核心抗体(总抗-HBc)包括乙肝核心抗体免疫球蛋白 M(抗-HBc IgM)、免疫球蛋白 A(IgA)、免疫球蛋白 G(IgG)和免疫球蛋白 E(IgE)等。乙肝核心抗体免疫球蛋白 M(抗-HBc IgM)可以说是机体感染乙型肝炎病毒后在血液中最早出现的特异性抗体，在乙型肝炎的急性期呈高滴度，是判断急性乙型肝炎的重要指标。随着急性乙型肝炎的恢复，乙肝核心抗体免疫球蛋白 M(抗-HBc IgM)滴度(以及乙肝核心抗体免疫球蛋白 A)降低乃至消失。如持续高滴度，则常表明患者乙肝有慢性化倾向。研究表明，在慢性活动性乙型肝炎患者血液中，乙肝核心抗体免疫球蛋白 M(抗-HBc IgM)检出率及滴度亦较高，说明乙型肝炎病毒在体内复制活跃，是传染性强的指标之一。乙肝核心抗体(抗-HBc)不是保护性抗体。乙肝核心抗体(抗-HBc)在血液中呈低滴度且与乙肝表面抗体(抗-HBc)同时存在，是既往感染的标志。乙型肝炎血清病毒标志物及临床意义见表 2。

表 2　乙型肝炎血清病毒标志物及临床意义

HBsAg	抗-HBs	HBeAg	抗-HBe	抗-HBc	抗-HBc IgM	临床意义
+	−	+	−	−	−	急性 HBV 感染早期，HBV 复制活跃
+	−	+	−	+	+	急慢性 HBV 感染，HBV 复制活跃
+	−	−	−	+	+	急慢性 HBV 感染，HBV 复制中度

续表

HBsAg	抗-HBs	HBeAg	抗-HBe	抗-HBc	抗-HBc IgM	临床意义
+	−	−	+	+	+	急慢性 HBV 感染，HBV 复制低度，异型慢性乙型肝炎
+	−	−	+	+	−	HBV 复制停止或极低
−	−	−	−	+	+	静止的 HBV 携带状态，HBsAg 极低测不出，HBsAg、抗-HBs 空白期
−	−	−	−	+	−	HBV 既往感染，未产生抗-HBs
−	−	−	+	+	+	抗-HBs 出现前阶段，HBV 复制低
−	+	−	+	+	−	HBV 感染恢复阶段
−	+	−	−	+	−	HBV 感染恢复阶段
+	+	+	−	+	+	不同亚型 HBV 再感染
+	−	−	−	−	−	HBV 急性感染早期，慢性 HBsAg 携带者
−	+	−	−	−	−	病后或接种疫苗后获得免疫

2. 乙型肝炎病毒 $Pre\text{-}s_1$、$Pre\text{-}s_2$ 抗原和抗体检测的临床意义

乙型肝炎是感染乙型肝炎病毒(hepatitis B virus,HBV)所致。乙型肝炎病毒是噬肝脱氧核糖核酸(DNA)病毒族,其基因组由一个不完全的双链脱氧核糖核酸(DNA)组成,共有 4 个开放读码框,即 P 区、C 区、S 区及 X 区。其中第三个读码框架为乙肝表面抗原(HBsAg),有前 S_1($Pre\text{-}S_1$)、前 S_2($Pre\text{-}S_2$)和 S 基因组成,分别编码 3 种蛋白,其中小分子蛋白(S 蛋白)是引发保护性抗体的主要蛋白;中分子蛋白(M 蛋白)为 $Pre\text{-}S_2$ 加上 S 蛋白;大分子蛋白(L 蛋白)包括 $Pre\text{-}S_1$、$Pre\text{-}S_2$ 和 S 蛋白。乙肝病毒 $Pre\text{-}S_1\text{-}Ag$ 与乙肝病毒 $Pre\text{-}S_2\text{-}Ag$ 均具有较强的抗原性。

近年来,国内外学者进行了大量的有关 $Pre\text{-}S_1$ 抗原和 $Pre\text{-}S_2$ 抗原及其抗体的研究,均和病毒的复制及感染有关,它们之间彼此又有很明显的相关性,从而认为它们可能在病毒入侵复制过程中有同步性和对宿主的入侵上有共同协调作用。实验表明,$Pre\text{-}S_1$ 和 $Pre\text{-}S_2$ 蛋白均有可能作为乙型肝炎病毒感染、复制,乙肝病人诊断和预后的一种新标志物和新的检测系统。

(1)$Pre\text{-}S_1$ 抗原检测的临床意义

①反映乙型肝炎病毒的感染与复制状态的指标。$Pre\text{-}S_1$ 抗原主要存在于血清中乙型肝炎病毒表面,提示机体内含有乙型肝炎病毒就有 $Pre\text{-}S_1$ 抗原。$Pre\text{-}S_1$ 抗原与乙型肝炎病毒脱氧核糖核酸(HBV DNA)、乙肝 e 抗原(HBeAg)检测率高度符合是一项十分重要的病毒复制指标,提示 $Pre\text{-}S_1$ 抗原可作为乙肝 e 抗原(HBeAg)和乙型肝炎病毒脱氧核糖核酸(HBV DNA)检测的补充和对照。乙肝 e 抗体(抗-HBe)阳性的慢性乙型肝炎(约占患者的 30%左右)和乙型肝炎病毒慢性无症状携带者中,$Pre\text{-}S_1$ 抗原阳性可表示病毒的复制,临床上只检测"乙肝五项"是不够的,补充 $Pre\text{-}S_1$ 抗原的测定,可弥补因病毒变异和其他原因造成的乙肝 e 抗原(抗-HBe)阴性的"误导"。病毒附着于肝细胞上,最重要的介导部

位是 $Pre\text{-}S_1$ 蛋白的氨基酸(AA)21-47 片段,变异的病毒只要这一区段完好就有传染性。

②预后及药物疗效的判断。急性乙型肝炎患者 $Pre\text{-}S_1$ 抗原阴转越早,预后越好,是病毒清除的最早迹象;反之,$Pre\text{-}S_1$ 抗原持续阳性,将发展至慢性肝炎。因病毒基因变异的乙肝 e 抗体(抗-HBe)阳性的慢性乙型肝炎患者,较易进展为肝硬化,甚至肝癌,加强检测 $Pre\text{-}S_1$ 抗原,是一种检测疾病预后的良好手段。$Pre\text{-}S_1$ 抗原可作为药物抗病毒疗效的指标,是乙型肝炎病毒脱氧核糖核酸(HBV DNA)和乙肝 e 抗原(HBeAg)指标的补充和加强。在对乙肝预后的判断方面,$Pre\text{-}S_1$ 抗原的转阴(提示病毒的清除)可早于乙肝五项的改变,比乙肝五项更早预测疗效及预后;同时若有 $Pre\text{-}S_1$ 抗原持续阳性,则表明预后不佳。

③早期诊断乙型肝炎病毒的感染。$Pre\text{-}S_1$ 抗原出现在急性乙型肝炎感染的最早期,在丙氨酸氨基转移酶(ALT)升高前即可查出,提示可作为早期诊断乙肝病毒感染的指标。

④$Pre\text{-}S_1$ 抗原可判断母婴传播。研究表明,乙型肝炎病毒 $Pre\text{-}S_1$ 抗原可作为乙型肝炎病毒复制和传播的一项敏感指标,并提出孕妇 $Pre\text{-}S_1$ 抗原阳性,特别在孕晚期阳性,则容易通过围产期传播给婴儿。

⑤检测二对半还要加查前 S_1 抗原。目前,乙型肝炎病毒血清学检测项目主要是乙肝病毒-M(即乙肝五项,包括乙肝表面抗原(HBsAg)、乙肝表面抗体(抗-HBs)、乙肝 e 抗原(HBeAg)、乙肝 e 抗体(抗-HBe)和乙肝核心抗体(抗-HBc))。目的是诊断患者的感染状况,病毒复制情况,病程预后和药物疗效观察等。$Pre\text{-}S_1$ 抗原的检测能够从以下几个方面弥补乙肝五项检测的不足。一是 $Pre\text{-}S_1$ 抗原出现在急性乙型肝炎感染的最早期,在丙氨酸氨基转移酶升高前即可查出,提示可作为早期诊断乙肝病毒感染的指标。二是急性乙型肝炎患者 $Pre\text{-}S_1$ 抗原转阴越早,预后越好,是病毒清

除的早期迹象；反之，$Pre-S_1$ 抗原持续阳性，将发展至慢性肝炎。$Pre-S_1$ 抗原转阴比乙肝 e 抗原（HBeAg）转阴、乙肝表面抗体（抗-HBs）转阳指标提示要早。三是乙肝 e 抗体（抗-HBe）阳性的慢性乙型肝炎占慢肝的 30%～50%，检测 $Pre-S_1$ 抗原阳性，提示病毒在机体内继续复制，此类患者更容易演变为肝硬化或肝癌。加查 $Pre-S_1$ 抗原，弥补了因乙肝 e 抗原（HBeAg）的缺失引起乙肝 e 抗原（HBeAg）阴性反应而造成的诊断和治疗的困难。四是在乙肝病毒无症状携带者中，有一定比例的乙肝 e 抗体（抗-HBe）阳性者，加查 $Pre-S_1$ 抗原可反映病毒在体内还较活跃，提示病毒并没有清除，肝脏还可能有潜在的病理损伤。五是抗病毒治疗乙型肝炎，加查 $Pre-S_1$ 抗原可作为治疗前的患者筛查（适应证）和治疗后的疗效判断，尤其对乙肝 e 抗体（抗-HBe）阳性的慢性肝炎患者抗病毒治疗的排查也起到重要作用。

所以检测两对半，加查 $Pre-S_1$ 抗原可在急性肝炎、慢性肝炎、乙型肝炎病毒无症状携带者和乙肝抗病毒治疗过程中起到十分重要的作用。

⑥乙肝 e 抗体（抗-HBe）阳性的乙型肝炎病毒感染者，加查前 S_1 抗原是非常必要的。在我国近 3 000 万的慢性乙型肝炎患者中，约有 30%左右的患者乙肝 e 抗体（抗-HBe）阳转后，病毒在体内陆续复制，病情较重。其中部分可演变为肝硬化或肝癌，自然好转率非常低。乙肝 e 抗体（抗-HBe）阳性的慢性肝炎和乙型肝炎病毒无症状携带者，往往是因为病毒基因组前 C 区末端 1896 位发生 G-A 点突变，产生一个新的终止码子（TAG），阻断了乙肝 e 抗原（HBeAg）的形成，导致在临床上出现乙肝 e 抗原（HBeAg）的缺陷的乙型肝炎病毒血清型。乙肝 e 抗原（HBeAg）的缺失，可造成诊断和治疗的困难。此时，检测 $Pre-S_1$ 抗原能较准确地检测病毒在机体内的复制状况，又能诊断疾病的转归和了解是否携带乙型肝炎病毒变异病毒株，充分显示了 $Pre-S_1$ 抗原检测的价值。

⑦检查乙型肝炎病毒脱氧核糖核酸(HBV DNA)必须加查 Pre-S_1 抗原。一是 Pre-S_1 蛋白是乙型肝炎病毒外膜蛋白主要专长部分,它含有肝细胞膜受体,在乙型肝炎病毒感染肝细胞和机体免疫应答方面起着重要作用。在病毒感染机体的整个周期中,Pre-S_1 蛋白的独特功能,使其能够较充分地反映机体的体液免疫状况,直至病情的转归过程。如早期诊断,急性肝炎 Pre-S_1 抗原阴转是病毒清除的早期迹象,反之疾病将发展至慢性肝炎等临床诊断,以及 Pre-S_1 抗原阴转,Pre-S_1 抗体的出现等免疫反应。这是单一测定乙型肝炎病毒脱氧核糖核酸(HBV DNA)所不能做到的。二是免疫测定技术因其有效、直接、简便的特点,已经在临床诊断应用上占主导地位。Pre-S_1 抗原的检测与基因测定[乙型肝炎病毒脱氧核糖核酸(HBV DNA)检测]在治疗方面能够相应补充和加强,就像乙型肝炎病毒脱氧核糖核酸(HBV DNA)不能替代乙肝五项的检测一样,同样乙型肝炎病毒脱氧核糖核酸(HBV DNA)不能替代 Pre-S_1 抗原的检测。三是乙型肝炎病毒脱氧核糖核酸聚合酸链式反应(HBV-DNA-PCR)技术要求条件高,易发生假阳性,不适于做常规检测,Pre-S_1 抗原测定与之相互补充和加强,使结果特异准确无误,进而提高临床的诊断和治疗水平。

(2) Pre-S_1 抗体检测的临床意义:①在暴发型肝炎中,具有高水平的 Pre-S_1 抗体,说明 Pre-S_1 抗体不但与肝细胞损伤有关,也随病毒的消除有关,因此 Pre-S_1 抗体也可作为乙型肝炎病毒被清除和感染趋于恢复、病情趋于好转的新标志。②Pre-S_1 抗体阳性伴随着乙肝表面抗原(HBsAg)与乙肝 e 抗体(抗-HBe)阳性,一般是急性乙肝进入恢复期的标志。而 Pre-S_1 抗体阳性伴随着乙肝表面抗原(HBsAg)与乙肝 e 抗体(抗-HBe)阳性,一般是急性乙肝发展为慢性肝炎的重要标志。③Pre-S_1 抗体比乙肝表面抗体(抗-HBs)和乙肝 e 抗体(抗-HBe)早出现 1～2 周,与慢性活动性肝炎患者症状改善有关。

(3)$Pre\text{-}S_2$ 抗原检测的临床意义：①乙肝病毒 $Pre\text{-}S_2$ 蛋白位于S区的中分子蛋白(M蛋白)上，它是反映乙型肝炎病毒感染与病毒复制的重要标志。②$Pre\text{-}S_2$ 抗原可在乙肝e抗原(HBeAg)阳性，乙型肝炎病毒脱氧核糖核酸(HBV DNA)阳性的急性乙型肝炎患者早期血清中检出。③在对慢性乙型肝炎患者动态观察中发现，病情急性发作期丙氨酸氨基转移酶(ALT)升高前就有不同程度的 $Pre\text{-}S_2$ 抗原升高，其峰值与乙型肝炎病毒脱氧核糖核酸(HBV DNA)平行而早于丙氨酸氨基转移酶峰值11周。以上提示 $Pre\text{-}S_2$ 抗原作为早期感染乙肝的指标，又早于"二对半"及丙氨酸氨基转移酶(ALT)检测。④$Pre\text{-}S_2$ 抗原与乙型肝炎病毒复制密切相关。$Pre\text{-}S_2$ 抗原与病毒对肝细胞附着及入侵有关，$Pre\text{-}S_2$ 抗原可诱发产生 $Pre\text{-}S_2$ 抗体，从而起到清除乙肝病毒HBV的作用。

(4)$Pre\text{-}S_2$ 抗体检测的临床意义：①$Pre\text{-}S_2$ 抗体是急性乙型肝炎患者首先出现的抗体，并发挥着保护性抗体的作用，急性乙型肝炎检出 $Pre\text{-}S_2$ 抗体预示病情恢复。②乙肝e抗体持续2年以上阳性患者在丙氨酸氨基转移酶(ALT)升高时，如果出现 $Pre\text{-}S_2$ 抗体，预示病情好转，病毒清除；如持续无 $Pre\text{-}S_2$ 抗体出现，说明病情恶化或慢性化。③$Pre\text{-}S_2$ 抗体可阻断乙型肝炎病毒与肝癌细胞($HePG_2$)的吸附，使乙型肝炎病毒能不断传染至肝癌细胞上，而正常免疫球蛋白G(IgG)和乙肝表面抗体(抗-HBs)无此作用。④$Pre\text{-}S_2$ 抗体是观察乙型肝炎病情进展，预后判断及乙型肝炎疫苗预防效果的一种可靠指标。临床检测 $Pre\text{-}S_2$ 抗体阳性提示药物产生疗效，疫苗预防注射成功。

综上所述，乙型肝炎病毒 $Pre\text{-}S_1$、$Pre\text{-}S_2$ 抗原和抗体的检测具有独特临床价值。因此，检测"二对半"或"乙型肝炎病毒脱氧核糖核酸聚合酶链式反应(HBV-DNA-PCR)"还不能对乙型肝炎病毒的临床诊断和治疗预后观察进行替代，尤其在乙肝表面抗原(HBsAg)阳性,乙肝e抗体(抗-HBe)阳性,乙肝核心抗体(抗-HBc)阳性的时候,Pre-S蛋白检测不仅和乙型肝炎病毒脱氧核糖核酸(HBV DNA)有着一致性,更表明在反映乙型肝炎病毒复制及传染性方面比乙肝e抗原(HBeAg)更有意义。

3. 乙型肝炎病毒脱氧核糖核酸(HBV DNA)测定的临床意义

乙型肝炎病毒脱氧核糖核酸(HBV DNA)检测是抗乙肝病毒治疗惟一有效的监测指标,其方法基本上为聚合酶链式反应(PCR),定量聚合酶链式反应法(PCR)检测乙型肝炎病毒脱氧核糖核酸(HBV DNA)具有较强的特异性和灵敏度,而乙型肝炎病毒脱氧核糖核酸(HBV DNA)是直接反映乙型肝炎病毒复制与传染性的指标。传统地用乙肝e抗原(HBeAg)作为判断有无传染性的指标,存在着明显的不足,而从脱氧核糖核酸(DNA)定量水平可以作为反映乙肝e抗原(HBeAg)病毒复制的良好指标。在乙肝e抗体(抗-HBe)阳性的患者血中,部分患者乙型肝炎病毒脱氧核糖核酸(HBV DNA)水平还很高,说明乙肝e抗原(HBeAg)消失或乙肝e抗体(抗-HBe)出现不能代表病毒水平的降低或病情恢复。这些患者中部分可能伴有乙型肝炎病毒前C区变异,这种变异导致不能产生乙肝e抗原(HBeAg),但不影响乙型肝炎病毒的复制和传播。乙型肝炎病毒前C区变异与乙型肝炎慢性化,慢性肝炎活动加剧,重型肝炎和肝癌等有关。因此,对乙肝e抗原(HBeAg)阴性,而乙型肝炎病毒脱氧核糖核酸(HBV DNA)水平较高的患者应给予重视。另外在乙肝表面抗体(抗-HBs)阳性的血清中,有个别存在乙型肝炎病毒的低水平复制。

(三)丙型肝炎

丙型肝炎的免疫诊断包括免疫检测抗丙型肝炎病毒(抗-HCV)、抗丙型肝炎病毒免疫球蛋白M(抗-HCV IgM)和免疫印迹法(WB)分析抗丙型肝炎病毒(抗-HCV)。由于丙型肝炎患者血中抗原量太少，目前还无法测出，因此只能检测抗体[抗丙型肝炎病毒(抗-HCV)]。有些患者丙肝痊愈后抗丙型肝炎病毒(抗-HCV)阳性仍可持续很多年，故单项抗丙型肝炎病毒(抗-HCV)阳性尚不能确诊为丙型肝炎的现症患者，而必须结合临床和(或)丙型肝炎病毒核糖核酸(HCV RNA)的检测。抗丙型肝炎病毒(抗-HCV)的检测，国外已发展到第三代抗丙型肝炎病毒(抗-HCV)酶免疫(EIA)试剂和重组免疫印迹(RLBA)试剂。我国于1998年针对第三代进口试剂的状况，又研制出丙肝诊断试剂的新一代国家参考品。本代试剂的抗原组成除原有的 C-100_3、C-22、C-33 外增加了 NS_5。目前抗丙型肝炎病毒(抗-HCV)试剂盒组成以 core 和 NS_3 作为主要检测片段。NS_3 和 N_5 是血清转化最早测得的抗体。丙型肝炎病毒不同区 C、NS_3、NS_4、NS_5 抗体检测中差异很大，丙型肝炎病毒感染机体后各区抗原产生抗体早晚不一，以 NS_3 出现早，其次为 C 区。

应用酶联免疫吸附试验(ELISA)检测慢性丙型肝炎患者血清肿瘤坏死因子(TNF)和可溶性肿瘤坏死因子受体(STNF-R)的变化，结果 TNF 和 STNF-R 显著高于正常人。慢性丙型肝炎患者血清 TNF/STNF-R 水平升高反映机体强烈的免疫反应，与肝细胞损害密切有关，尤其是 STNF-R_2 水平升高是慢性丙型肝炎病毒感染患者肝脏病变活动的标志之一。

定量聚合酶链式反应测定丙型肝炎病毒核糖核酸，能够准确反映患者体内丙型肝炎病毒复制的活跃程度及实际病毒水平，以达到早期特异的有效确诊手段。同时可以缩短检测“窗口期”(人感染丙型肝炎病毒后，存在着一段相当长时间的病毒血症阳性，血清抗体阴性，这一段时间称之为检验“窗口期”)。目前抗丙型肝炎病毒酶联免疫吸附试验(抗-HCV-ELISA)试剂盒的第三代产品可以将“窗口期”降至70天，而丙型肝炎病毒核糖核酸聚合酶链式反应(HCV-RNA-PCR)检测技术将“窗口期”降至14天。

(四)丁型肝炎

丁型肝炎病毒(HDV)是一种缺陷性病毒,常与乙型肝炎病毒(HBV)同时感染或在感染乙型肝炎病毒(HBV)的基础上重叠感染。用酶联检测丁型肝炎抗原(HDAg)及抗丁型肝炎病毒(抗-HDV)进行临床分析,抗丁型肝炎病毒免疫球蛋白 M(抗-HDV IgM)阳性有助于现症感染的诊断。免疫球蛋白 G(IgG)抗体阳性代表有过感染,可作为流行病学调查的参考指标。抗丁型肝炎病毒免疫球蛋白 M(抗-HDV IgM)阳性可持续 10～20 天,如持续不阴转则可能变为慢性。丁肝抗原(HDAg)病毒血症期间血中可以查到丁肝抗原(HDAg),但由于病毒血症持续时间不长,故从血中查到丁肝抗原(HDAg)的机会不多。

聚合酶链式反应(PCR)检测丁型肝炎病毒核糖核酸(HDV RNA),本法较广泛地应用于研究,在临床上尚未普及。

(五)戊型肝炎

戊型肝炎的血清学指标与甲肝有所不同,抗戊型肝炎病毒免疫球蛋白 M(抗-HEV IgM)阳性可以作为戊肝近期感染的指标,但不能将抗戊型肝炎病毒免疫球蛋白 G(抗-HEV IgG)作为判断戊肝恢复的指标。戊型肝炎急性期抗戊型肝炎病毒(抗-HEV)滴度较高,然后随病程恢复而逐渐下降,于发病后 5～6 个月,多数患者该抗体已转阴。因此,如急性期抗戊型肝炎病毒(抗-HEV)滴度较高,或随病程呈动态变化(如由低滴度向高滴度,或由高滴度向低滴度,或转阴)则可诊断为急性戊型肝炎病毒感染。

聚合酶链式反应(PCR)检测戊型肝炎病毒核糖核酸(HEV-RNA),可用于病毒血症和粪便排毒规律的研究,少数戊肝患者抗戊型肝炎病毒(抗-HEV)持续阴性,而聚合酶链式反应(PCR)法检测血清中戊型肝炎病毒核糖核酸(HEV RNA)可加以确诊。

附　庚型肝炎血清标志物检测

庚型肝炎病毒感染的诊断用逆转录套式聚合酶链反应法(RT-nPCR)检测庚型肝炎病毒核糖核酸(HGV RNA)及用酶联免疫试验法(EIA)检测抗庚型肝炎病毒(抗-HGV)。RT-nPCR 是庚型肝炎病毒早期诊断和监测病毒血症的有效方法。而酶免疫测定(EIA)法检测抗庚型肝炎病毒(抗-HGV)的阳性率低。

第五节　病毒性肝炎的特殊检查

病毒性肝炎的特殊检查通常是指除临床体检、实验室检查及血清学检查等之外的其他检查,包括肝穿刺活体组织检查、超声检查、CT 检查、腹腔镜检查、X 线检查、磁共振成像(MRI)、放射性核素检查、仿真内镜检查。随着医学事业的高速发展,B 超已完全代替 A 超;磁共振成像所显示的图像是反映组织的结构,而不只是密度的差别,故对占位性病变的定性诊断较 CT 为佳;而放射性核素检测技术的应用项目很多,肝脏显像的使用最广,对肝癌和其他占位性病变的定位诊断有较高价值;仿真内镜检查是用 CT 或 MRI 所取得的影像,通过计算机处理获得的体内管腔的三维动态影像,是一项新发展的影像学诊断技术。此两种检查由于在基层医院未得到普遍应用,故本节予以略述。

一、肝穿刺活体组织检查

肝活检就是肝脏的活体组织检查,即诊断肝脏疾病的组织病理学检查。目前认为是明确诊断、衡量炎症活动度与纤维化程度,以及判断药物疗效的金标准,故显得尤为重要。

为了避免因穿刺组织太小给诊断带来困难,要求肝穿活组织检查标本需呈圆柱状，长度一般为1～3厘米，至少在镜下包括3个以上汇管区。穿刺标本做连续切片，常规苏木精伊红(HE)及网状纤维和Masson三色染色。根据需要可开展肝组织内病毒抗原或核酸的原位检查，以助确定病原及病毒复制状态。

各型肝炎病毒引起肝炎的组织病理变化用目前常规检查方法难以区别，必须结合病毒检查、血清免疫学测定、免疫组织化学和原位分子杂交技术等特异性方法，才能加以区别。在组织病理方面，如乙型肝炎采用非特异性地衣红染色，或特异性免疫组织化学来检测肝细胞中乙肝表面抗原(HBsAg)及乙型肝炎病毒核心抗原(HBcAg)，也可用原位分子杂交技术检测肝细胞中乙型肝炎病毒脱氧核糖核酸(HBV DNA)。

(一)急性肝炎的病理变化

急性病毒性肝炎的病理变化包括肝细胞的变性坏死、汇管区及小叶内的淋巴细胞浸润、再生性变化。肝细胞呈弥漫性的水性肿胀、气球样变、嗜酸性变、嗜酸性小体形成及单个肝细胞、灶状肝细胞的坏死。汇管区及肝小叶内浸润的细胞主要是小淋巴细胞。小叶内的淋巴细胞主要聚积在肝细胞坏死的区域，不同的病毒感染表现出不同的特征，如甲型肝炎浆细胞浸润明显，并有明显淤胆；乙型肝炎小叶中央的肝细胞气球样变化比丙型肝炎、甲型肝炎明显；而汇管区淋巴细胞集聚、小胆管的损害、肝窦处为主的淋巴细胞浸润，均为丙型肝炎的特点。

(二)慢性肝炎的病理变化

慢性肝炎的基本病变为小叶内除有不同程度肝细胞变性坏死外，汇管区及汇管区周围炎症常较明显，常伴有不同程度的纤维化，主要病变为炎症坏死及纤维化。

按照肝实质损害程度，慢性肝炎分轻、中、重三度。

1. 轻度　碎片状坏死范围较小，发生于部分汇管区，实质病变轻微、小叶结构完好。

2. 中度　坏死范围较大，大部分汇管区受累，界板破坏可达50%。

3. 重度　出现广泛桥接坏死和亚大块肝坏死，伴肝细胞再生结节形成和纤维增生明显，小叶结构完整性破坏。

（三）重型肝炎的病理变化

1. 急性重型肝炎　肝细胞坏死甚为突出，累及小叶大部或全部，坏死互相融合形成大块和多小叶坏死。当坏死面积＞肝实质2/3者，多不能存活。

2. 亚急性重型肝炎　广泛的桥接坏死发展为亚大块肝坏死，伴有淋巴细胞、单核细胞浸润。残留肝细胞多少不一，常有明显的气球样变性和胆汁淤积。病程较长者见有肝细胞再生结节形成。小胆管增生十分活跃，腔内往往有胆栓形成，再生明显时可形成胆管增生结节。此外，门管区纤维组织增生，并形成纤维间隔，其间伴程度不等的炎症反应。

3. 慢性重型肝炎　慢性重型肝炎由亚急性重型肝炎演变而来，肝细胞再生结节增大，并被纤维间隔包绕，伴有新旧不一的桥接坏死和亚大块坏死，此外，在慢性肝炎、肝硬化的背景下出现大块性（全小叶）或亚大块性新鲜的肝实质坏死。

（四）淤胆型肝炎的病理变化

淤胆型肝炎临床表现为严重黄疸、瘙痒，有时会误诊为梗阻性黄疸而行外科手术。其组织学为肝细胞广泛气球样变性与胆汁淤积，也是本型肝炎特点，尤其是后者更为突出，不仅肝细胞内有胆汁颗粒的沉积和毛细胆管高度扩张胆栓形成，而且肝巨噬细胞也常常含有胆色素。坏死及炎症反应轻微。

（五）肝硬化的病理变化

正常肝小叶结构毁损，以大小不一的假小叶取代。肝索增厚，由双排肝细胞组成，排列紊乱，血管排列异常。小结节型的假小叶中极少见到中央静脉和门管区，大结节型的假小叶中既有门管区又有中央静脉。肝穿刺活体组织检查因体积小，病变程度分布不均，有时会给诊断带来一定困难，特别是大结节性肝硬化。

1. 活动性肝硬化　炎症明显，包括纤维间隔内炎症、假小叶周围碎屑坏死及再生结节内炎症病变。

2. 静止性肝硬化　假小叶周围边界清楚，纤维间隔内炎症细胞少，结节内炎症反应轻。

（六）新生儿肝炎的病理变化

新生儿肝炎又称巨细胞肝炎，因为肝组织中多核巨肝细胞甚多，可有8～40多个核。此外，肝细胞水样变化，胆色素沉积也是常见的病理变化。随病期延长，出现巨细胞增多，淤胆加重，纤维组织增生。婴儿长大后常发生肝硬化。

二、肝炎的超声检查

应用超声探测肝脏是临床诊断肝脏疾病的一项常规检查方法，也是诊断限局性肝疾患必不可少的检查手段，已为国内外学者所肯定。肝脏弥漫炎症性病变（甲型及乙型病毒性肝炎、间质性肝炎、药物性及中毒性肝炎、慢性肝炎、肝硬化等）超声检查时，除典型者外，大多在某一阶段具有类似的声像图改变。由于缺乏特异性，鉴别诊断较为困难，必须结合临床或其他检查（诸如生化检验等）的结果，进行综合分析研究加以鉴别。但随着超声探测仪器和技术的发展，其图像分析能力有飞跃进步，可以观察肝脏与周围脏器和血管内微细变化，使诊断弥漫性肝疾患的能力有很大提高，从而被认为是肝脏疾病首选的影像诊断方法。

肝脏实质内弥漫性病理改变，常见的病因有：病毒性肝炎、药物性肝炎、中毒性肝炎、血吸虫病、肝硬化、肝阻性充血，以及各种代谢性疾病和遗传性疾病，如脂肪肝、各种病因导致的肝内脂肪浸润、肝豆状核变性、糖原累积病等。

（一）肝脏实质内弥漫性炎性病理改变的声像图特征

弥漫性肝疾患的异常超声回声有肝脏增大或萎缩、肝表面凸凹不平，肝缘变钝、肝实质呈点状高回声、肝回声衰减、肝内脉管模糊不清、脾肿大和侧支循环形成等。

1. 肝脏大小 由于肝脏实质充血、水肿，故肝脏常肿大。肝左叶上下径＞8.3 厘米、厚度＞7.4 厘米，肝右叶上下径＞13.0 厘米、前后径＞13.1 厘米，一般则认为肝肿大。药物性肝炎或中毒性肝炎的早期亦常见。在声像图上可测到肝脏各切面和径线均有相应的增大、增厚，但形状和轮廓仍大致正常。由于充血、水肿引起超声透声良好，因而在声像图上肝内回声常呈减低、变弱、密度变稀，后壁及远侧回声出现相应增强。如果肝左叶长径＜4.0 厘米、厚度＜4.1 厘米，肝右叶前后径＜9.5 厘米、上下径＜8.0 厘米，则可认为肝萎缩，此是由于肝细胞坏死严重且广泛而引起的，多见于暴发型肝炎、亚急性肝坏死、肝硬化等症。其声像图表现除肝脏形态缩小、各径线相应缩短外，肝实质内回声增粗，分布不均匀。

2. 肝表面 正常肝脏表面平滑整齐。肝脏疾患时，由于肝内结缔组织增生，往往导致肝脏外形及轮廓收缩、变形，肝实质内出现条索状、网络状及结节状纤维病变。声像图上常可见肝脏形态失常，表面高低不平，肝实质内回声较正常肝脏明显增强，可见到呈直线状、鳞片样、大小不一形状不同的网络状，以及粗大条索状等增强回声。多见于慢性肝炎、小结节性肝硬化、暴发型肝炎、血吸虫病晚期等。大结节性肝硬化时，肝表面呈显著的凸凹不平，重症者可呈粗大的波形变化。

3. 肝缘 正常肝脏左、右叶下缘呈锐角。急性肝炎、慢性肝炎肝下缘里面向下方突出；肝下缘尖端轻度钝化，但肝缘整体外形正常，多见于慢性肝炎、脂肪肝、肝硬化和淤血肝；肝缘整体钝化，有变形，见于肝硬化和原发性胆汁性肝硬化。

4. 肝实质回声 正常肝脏呈细小稍低回声光点，分布均匀，有时可见稀疏、散在略强光点。肝高回声光点呈密集均匀分布，称“亮肝”，多见于脂肪肝。由于肝细胞内脂肪浸润所产生的弥漫性散射，还常在肝实质内形成微细致密的回声，形如一片云雾状改变，并呈现深部声衰减图像。如果肝内糖原、类脂质或铁质沉积，还可造成肝内回声增加和分布不均现象，如内含纤维组织较小者，常呈局限性回声减低区，纤维较多时，常呈回声增强区。此种局限性区域往往形态不一，境界较整齐，可位于肝实质内及肝边缘处，常见于肝豆状核变性，肝糖原累积病等。由于肝细胞变性、坏死、网状内皮系增生及肝内炎细胞浸润，均可引起肝内密度和声阻抗的较大变化，破坏了正常肝脏的显示规律，在声像图上还常出现局限性或散在性不规则的回声增强、变粗、减弱、变细，光点密度增加、变稀，回声分布不均匀或欠均匀等一系列变化。如肝脏呈粗大、不整形点状高回声光点、有不规则分布点，多为肝硬化和表面抗原阳性的慢性肝炎。呈灶状异常回声者，多为暴发型肝炎和亚急性肝坏死。

5. 回声衰减增强 正常肝脏无声衰减，肝脏深部（近横膈处）回声强度无改变。脂肪肝、肝硬化时则深部肝脏回声光点减少或完全消失。

6. 肝内脉管异常 正常肝内门静脉和肝静脉清晰可见，仔细检测可观察到脉管走行。脂肪肝时则肝内脉管模糊不清，肝硬化患者可看到管腔变窄、管腔粗细不等。

7. 肝内胆汁淤积　肝内阻塞性胆汁淤积时，声像图上一般呈现回声增强、增密，但分布尚较均匀或欠均匀，大多无明显肝内胆管扩张现象。肝外胆管阻塞引起胆汁淤积时，超声检查可显示梗阻部位以上的肝内、外胆管（包括胆囊）均可有增宽（增大）现象。

8. 肝脏阻性充血　其原因常由于充血性心力衰竭、大量心包积液、缩窄性心包炎等引起的血液回流受阻，导致肝静脉系统扩张。超声检查可见到下腔静脉、肝静脉及其属支内径均有明显增宽。肝静脉内有时还可探测到血栓，呈形态不规则、轮廓尚清晰的低回声区。

9. 脾肿大和侧支循环　弥漫性肝脏疾患时随着病情的发展，可以观察到脾肿大和门脉高压时发生的侧支循环。

（二）各型肝炎的声像图表现

1. 急性肝炎　伴有肝细胞坏死的急性炎症，均称为急性肝炎。例如，病毒性肝炎、药物性肝炎、酒精性肝炎和中毒性肝炎等。

早期因肝细胞变性、坏死，肝细胞受损后，胞质水分过多而形成疏松化和气球样变。声像图上可见：①肝脏肿大。各径线测值均有增宽，肋缘下和剑突下的肝脏厚变、长度均有相应增大。②肝缘。肝下缘仍呈锐角，但肝缘里面向下方突出。③肝实质。回声明显低于正常，密度亦较稀疏，而后方回声因肝的透声较好则有增强现象。④胆囊的变化。上野将急性肝损害时胆囊的形态分4型：Ⅰ型（正常型）为胆囊壁厚＜3毫米；Ⅱ型为胆囊壁厚3～6毫米；Ⅲ型为胆囊壁厚＞6毫米，壁内有层次形成；Ⅳ型为胆囊内腔消失，有碎屑形成。⑤轻度脾肿大。为可逆性变化。

随着病情进展，则还可出现如下病理改变：①肝细胞出现点状坏死，间质有反应性增生，即间叶细胞和纤维母细胞增生及炎性细胞浸润。②毛细血管受累，管腔内胆栓形成。③肝细胞再生等。

声像图上可见肝细胞实质内回声逐渐增密、增强、分布不均匀，据此只能提示肝内呈实质不均的质性改变，但难以提示确切诊断意见，只能结合临床及其他检查进行综合分析。

2. 慢性肝炎 急性肝炎经治疗6个月以上，病情持续不好者为慢性肝炎，多为乙型病毒性肝炎。

慢性肝炎常合并有脂肪变性和纤维组织增生。其超声所见有很大差异，有的病例可完全看不到异常所见，有的可显示近似肝硬化的声像图所见。进入慢性期除肝细胞有变性、坏死外，汇管区或肝小叶内有明显的炎症细胞浸润及少量结缔组织增生。慢性肝炎的声像图介于急性肝炎与肝硬化声像图改变之间，声像图上可见：①肝肿大。慢性肝炎病例多有肝右叶肿大，但有的病例可看到肝左叶有肿大倾向。②肝缘尖端钝化。是慢性肝炎最常见的异常声像图。③肝表面不整。呈现肝表面不整，有些病例亦可能看不到肝表面的凸凹不平。但肝表面不整对判定是否为活动性肝炎有一定的帮助。④肝静脉显示不清。有些慢性肝炎可看到肝静脉末梢支有模糊不清的倾向。⑤肝实质回声比急性期时为粗，有的可呈较小回声，分布较不均匀，无明显特征回声可见。⑥轻度脾肿大。超声探测脾肿大对判定慢性肝炎的活动性是有益的。

为反映肝功能的损害程度，临床上常将慢性肝炎分为轻度、中度、重度，其超声所见如下：①轻度。肝、脾无明显异常改变。②中度。肝内回声增粗，肝脏和(或)脾脏轻度肿大，肝内管道(主要指门静脉)走行多清晰，门静脉和脾静脉内径增宽。③重度。肝内回声明显增粗，分布不均匀，肝表面欠光滑，边缘变钝，肝内管道走行欠清晰或轻度狭窄、扭曲，门静脉和脾静脉内径增宽，脾脏肿大，胆囊有时可呈现“双层征"。

鉴别诊断：①肝缘钝化像在肝硬化时也可看到，如肝表面、肝实质回声及肝内脉管等均无改变，只有肝缘的尖端钝化像，就应多考虑是慢性肝炎。②脂肪肝也可见到肝缘尖端钝化像，但脂肪肝多有明显的声衰减，而肝实质多无异常改变，可作为鉴别的参考。

3. 重型肝炎　起病迅速，短期内可出现广泛的肝细胞坏死而且程度严重，肝脏可明显缩小，并造成肝功能衰竭。临床表现有肝萎缩，进行性黄疸，且伴有精神神经症状，病死率极高。声像图表现为：①肝脏形态缩小。由于大量肝细胞坏死，肝重量明显减轻，呈有萎缩，肝脏各径线明显相对缩短，肝实质回声增粗，分布不均匀，呈不规则、地图状回声，为弥漫性低回声像，其中有散在的点状高回声，有的为广范围的不规则高回声像混在。肝静脉狭窄，门静脉扩张，脾肿大。②肝表面微细不整，肝缘变钝。胆囊壁可见增厚等。半数以上病例可见腹水。暴发型肝炎病死者呈现肝萎缩、肝表面微细不整像和肝内脉管密集像的阳性率高于生存病例，说明上述声像图所见的出现提示预后不良的倾向，如发病早期看到胆囊空虚，胆囊壁肥厚有改善和脾大者，则有预后良好的倾向。

4. 淤胆型肝炎　即为少见的毛细胆管炎性病毒性肝炎。其起病类似急性黄疸型肝炎，但自觉症状常较轻。炎症早期时，惟见肝脏充血、水肿明显呈现低回声图像。该病声像图表现的主要特征为：可见明显肝脏肿大，肝内回声显著增多、增强且呈短小线状光点，宛若满天星样。但这种现象与化脓性毛细胆管炎后肝脏声像图表现相似，应结合临床与其他辅助检查予以鉴别。

5. 肝硬化与门静脉高压

(1)肝硬化：肝硬化系肝脏受一种或多种因素引起损害，使肝细胞变性、坏死，肝细胞结节状再生及纤维组织增生，致肝小叶结构和血循环破坏、重建，形成肝硬化。常见为门脉性肝硬化，主要病因是肝炎、酒精和血吸虫，其次为胆汁性、坏死后性和淤血性肝硬化。

声像图可见：①肝脏缩小，早期可见肝脏肿大，肝大小、形态、各叶比例失常；结节性肝硬化缩小，以左叶明显，矢状面不呈三角形，似椭圆形。进展期的肝炎后肝硬化和酒精性肝硬化可见肝右叶萎缩，左叶及尾状叶肿大；重症肝硬化则声像图显示为左、右两叶萎缩；门脉性肝硬化以右后叶缩小明显，左叶相对正常或增大；坏死后性肝硬化左叶缩小或完全萎缩，右叶可增大；血吸虫性肝硬化左叶可代偿性增大。②肝包膜不均匀增厚，回声增强，不光滑，边缘角变钝。肝脏边缘（大血管搏动或波动处）弹性减低或消失。肝表面结节直径＞3 毫米者，声像图显示为凸凹不平，因结节表面线的"峰"和“谷”，均呈垂直投射而显示为强回声，“斜坡”部分因入射角关系斜射而表现为弱回声。强弱回声交替出现而呈现为“断线状”回声。③肝实质回声在肝硬化时可有改变，也可以完全正常。异常改变是以强回声和细小光点或斑状高回声为特征。肝实质呈强回声如同时有脂肪肝，可呈“亮肝”症。肝炎后肝硬化的肝实质多显示为斑点状高回声，并多呈肝静脉管腔狭窄，管径粗细不一或蛇行弯曲。此种表现的出现率与肝萎缩程度成正比。多数乙肝病毒标志物阳性的肝硬化可呈“网络回声”图像，即内部回声粗糙欠均匀而不规则，弥漫密度 5～10 毫米左右的低回声斑点，它可能提示为结节性再生。酒精性肝硬化则常并发脂肪沉积。门静脉主干可见扩张，肝内外动脉可增粗，肝静脉变细或粗细不均、形态失常。④脾肿大、腹水。⑤胆囊壁增厚，可水肿呈双层边影。⑥门静脉血栓致肝门静脉内出现片状、团状回声，填塞或部分填塞管腔。⑦门静脉海绵样变性致门静脉呈不规则网状、囊样扩张。⑧不同原因肝硬化的特殊表现。例如，淤血型肝硬化的肝静脉、下腔静脉均见扩张，其内径随呼吸和心动周期的变化消失，肝内回声减低、增强或改变不明显，肝可弥漫性增大。胆汁性肝硬化的肝内胆管不规则扩张，壁不均匀增厚，回声增强，肝可弥漫性肿大或正常大小。

(2)门静脉高压：超声探测肝硬化门脉高压症的主要表现有门静脉扩张、脾大和侧支循环。①门静脉扩张。主干及分支明显增粗，主干内径≥1.4 厘米，内呈红蓝双色，血流信号为连续双向低速血流频谱，血流减慢，常低于 15～20 厘米/秒。②脾肿大。脾脏指数(a×b)在 20 厘米以上者为脾肿大。90％以上门脉高压症的超声波像可见脾肿大，脾静脉扩张，内径多大于 1.0 厘米。③肝固有动脉扩张，内径平均 0.64±0.26 厘米。④肝静脉低速血流频谱 S/D(S 收缩期波峰速度，D 舒张期波峰速度)比值＜0.6。⑤侧支循环开放和建立。门脉高压时扫查可描出的侧支循环有脐旁静脉、胃冠状静脉和脾门部侧支循环。脐旁静脉：正常肝脏肝圆韧带连接门脉左支的脐静脉部，呈高回声带，门脉高压时脐旁静脉扩张，沿肝圆韧带走行，在超声图像中可显示。胃冠状静脉：正常人可看到胃冠状静脉，其直径＜3.3 毫米，呈细管状，门脉高压时胃冠状静脉扩张，直径＞4 毫米，可呈蛇行状或串珠状。脾门部近旁短路：脾门附近，脾周围常可看到扩张、蛇行的侧支循环，有脾肾短路和胃肾短路，内呈静脉血流频谱。⑥其他改变有胆囊肿大，囊壁肥厚，肝尾状叶肿大和腹水。胆囊：肝硬化时常见到胆囊壁肥厚，胆囊肿大、扩张等改变，腔内有细胞碎屑。并发门脉高压时，因胆囊静脉压力增高而有胆囊壁水肿，故呈“双层结构”状态，可以和癌性腹膜炎时渗出性腹水的胆囊壁“单层结构”相鉴别。腹水：肝硬化门脉高压时常可呈现腹水症，在腹部两侧和盆腔、膈下间隙皆可见片状不规则液性暗区。

鉴别诊断：各种病因导致的肝硬化，在早期时，或者声像图表现不明显，或者图像与其他原因引起的慢性肝脏病变相类似，缺乏特异性而难于鉴别。①肝硬化时肝实质改变需要与弥漫性肝细胞癌鉴别。此时应注意扫查有无门脉癌块栓塞，对鉴别诊断有重要意义。如诊断困难时，可进行超声引导下穿刺细胞学检查。②肝硬化门脉高压症应和 Budd-Chiari 综合征鉴别，需注意扫查下腔静脉和肝静脉是否有闭塞。③门静脉性肝硬化和一些晚期血吸虫性肝硬化声像图均可见较大网络状改变的增强回声，则需结合病史或其他检查加以鉴别。④坏死后性肝硬化的大结节，不论在声像图上的表现和手术时的肉眼观察，均难与肝癌相鉴别，则应通过实时超声引导经皮做细针穿刺吸取细胞学检查以明确诊断。⑤其他如胆汁性肝硬化，因临床可见黄疸，结合声像图表现，较易诊断。淤血性肝硬化，通过声像图显示上下腔静脉和肝静脉内径的增宽，结合肝实质的其他超声表现及心电图改变，也易明确诊断。日本学者曾报道，肝硬化的各种征象发现率是：肝缘钝化93%，门脉侧支循环88%，肝表面凸凹不整86%，肝静脉狭小、管径粗细不等55%，脾肿大76%，肝实质斑点回声29%。只要全面综合分析，上述变化对肝硬化的诊断是有重要意义的。

6. 药物性及中毒性肝炎 起病初期，肝脏实质的回声有如病毒性肝炎早期，出现稀疏低回声。随着病情进展和肝实质的进一步改变，其声像图上可见肝脏体积明显缩小，肝表面光滑，肝实质短小线状较强，回声相应会增多。具有特征性改变的是肝内门静脉管壁走行呈屈曲状。该病的主要病因是由某些药物、化学物质或某些食物中毒，如食用毒蕈、酵米面等而引起中毒性肝坏死。重症者还可引起急性黄色肝萎缩，导致肝功能衰竭乃至死亡。其主要病理改变是肝实质细胞大片状坏死。坏死的肝细胞很快被溶解清除。同时肝窦扩张充血或局部出血。致病变部位肝实质急剧减少，肝脏塌陷。体积缩小，质地变软。肝脏重量明显减轻。

（三）肝炎超声检查的临床意义

应用超声显像法检查肝炎一般可从声像图上获知肝、脾的增大情况，但各型肝炎声像图是随着病程的进展而演变的。当肝内产生出血、坏死及结缔组织增生等情况时，呈现相应的回声增多和增强；但其在声像图上表现特异性不强，只有结合病史和其他检查进行鉴别诊断。惟有急性肝炎早期，肝脏充血、水肿明显，而呈现低回声图像时，才有一定的参考价值。另当肝脏发生病理改变时，肝脏的外形、轮廓都可以有相应改变。肝脏实质的回声强度可有减弱、变细、增强、变粗等改变。回声密度可有稀疏、增密等变化。观察肝内结构，如肝静脉、门静脉、肝内胆管等的走向、粗细，有无压挤、移位、变形、狭窄、扭曲等现象，以及对血管内血栓、癌栓的探测，肝内胆管内病变有无的判断等，均对肝脏疾病的诊断和鉴别诊断有很大的帮助。目前临床上认为，超声实时灰阶图像诊断法仍是首选影像诊断方法。

总之，超声显像在肝炎诊断中的价值还是有限的。因此，对丙氨酸氨基转移酶增高已确诊为肝炎者，为防止交叉感染，若非特殊必要，一般不宜作为常规检查项目。应于保肝治疗，待肝功能恢复正常后再做检查。当然，在传染病院或专科病房设备自属则例外。

三、肝炎的 CT 检查

CT 的基本原理是利用不同密度的组织器官吸收 X 线的多少，经探测器所测得的 X 线量的多少，再经过电脑运算、重建成图像，以供医师进行分析、诊断。

肝炎患者，特别是急性病毒性肝炎患者，一般不需做 CT 检查。但随着病情的变化，当发展为肝炎后肝硬化时，CT 显像就可以充分地反映出肝脏的大体病理改变。尤其对肝炎所致的肝内肿瘤的生长方式、形态、轮廓、钙化、出血、坏死及血运情况均可以很好地显示出来。另外，对慢性肝炎出现黄疸时，为了鉴别黄疸是属于外科性质的还是内科性质的，也需做 CT 检查。

当病毒性肝炎发展为肝硬化时，一般 CT 图像可有以下表现：

1. 肝脏的密度、大小及形态改变　①在 CT 图像上通常表现为肝脏密度的高低不等，典型的呈高低密度相间的结节状改变，与弥漫性肝癌一般很难鉴别。②肝脏体积明显缩小，肝裂增宽，肝门区扩大。胆囊位置常发生改变，移向外侧。而肝右叶萎缩，尾叶及左叶表现为代偿性增大。肝脏轮廓为锯齿状或分叶状改变。

2. 肝炎后肝硬化的继发性改变 继发改变有门静脉高压、脾肿大及腹水等。

(1)门静脉高压:CT 表现为门静脉主干增粗,直径大于 13.1 厘米。在脾门附近,食管下段和胃的贲门区域等处,则可见结节状、团块状软组织密度影为扩张、扭曲的侧支血管影,增强扫描见其明显强化。

(2)脾肿大:表现为在相应肋单元中达 5 个以上,而脾脏的密度无明显改变,其轮廓尚光整。

(3)腹水:因其量的不同在 CT 上有不同表现。少量腹水在肝脏外侧缘、脾脏外侧及结肠旁沟等处均可见低密度水样影。大量腹水除以上表现外,并可见肠管集中在腹腔中间自由飘浮而肠袢分开。

当病毒性肝炎发展为慢性肝炎且有黄疸时,为鉴别黄疸的性质,除对肝脏进行 CT 常规检查外,还应对胆道系统、胰腺及腹膜淋巴结等做 CT 检查。

四、肝炎的磁共振成像检查

磁共振成像(MRI)是继 CT 之后又一项崭新的影像学技术。1980 年开始应用于临床,由于其成像速度快、分辨率高,已成为肝脏疾病中的肿瘤、囊肿、脓肿、肝包虫病、色素沉着症、局灶性结节增生、胆管囊腺瘤等的重要检查方法。目前对肝炎的诊断还不能列为常规检查,但对肝硬化及脂肪肝的诊断还有一定的临床意义。

1. 肝硬化 MRI 诊断肝硬化已被公认为比较理想的举措。因其能清晰显示肝硬化的形态异常及继发改变,特别是能清楚显示肝硬化的再生结节,从而能对结节的性质(肝硬化结节与肝癌结节)作出鉴别诊断,已成为 B 超、CT 检查阴性或两者均无阳性发现时的主要诊断技术。

肝硬化的 MRI 表现：肝硬化的纤维瘢痕使肝缩小，而再生结节和脂肪浸润又使肝增大。左、右、尾叶既可缩小，又可增大。肝叶缩小使邻近的纵、横、斜裂扩大。表面可呈波浪状，甚至形成驼峰样改变。单纯的肝硬化并不影响 T_1、T_2 弛豫时间，但脂肪变性，并存肝炎时则可形成不均匀的信号：T_1W_1 局部或大片肝实质信号轻度增高，T_2W_2 呈等信号。如再生结节，T_2 加权像表现为低信号；T_1W_1 信号均匀，呈等信号或稍高于正常肝组织的信号强度，T_2W_2 呈等信号或稍低信号。

肝硬化的合并症，如脾肿大、腹水、肝外门静脉增粗等均能在 MRI 清晰显示。

2. 脂肪肝　全肝、一叶或灶性脂肪浸润，SE 和 IR 的 T_1 加权像信号可以正常，短的 IR 序列（STIR）和 SET_2 加权像信号可稍高，仅显示脂肪的质子像见脂肪浸润表现为高信号。

由于 CT 对脂肪肝诊断的敏感性及特异性甚佳，故一般无需做 MRI 检查。

五、肝炎的腹腔镜检查

腹腔镜可以观察到肝脏 2/3 的表面情况，同时还能做肝活检。临床主要用于肝肿瘤及临床症状不明显的慢性肝炎、肝硬化的诊断。多数学者认为，腹腔镜对肝肿大、腹水、黄疸的检出率可达 95%。引起肝肿大的疾病，如良性和恶性肿瘤、寄生虫性囊肿、脂肪肝、肝脓肿均可得到准确的鉴别诊断。对于常见的病毒性肝炎不作为常规使用。

1. 正常肝脏　大小正常，表面光滑、整齐，色暗红，边缘锐利，质软，包膜不厚，无纤维素附着，与周围无粘连。圆韧带及腹膜壁层等处血管无扩张或增加现象。

2. 病变肝脏

(1)急性肝炎:肝肿大,表面平滑,无黄疸型者肝色鲜红,黄疸型者肝色红黄。质地、边缘及包膜大致正常,胆囊松弛。

(2)慢性肝炎:肝肿大,表面粗糙不整,但无明显结节。有少量白色纤维条纹或小斑,有时白色纤维分布较广泛。圆韧带及腹膜壁层等处血管稍扩张及增加。肝色暗红或苍淡。

(3)肝硬化:多见为失去了正常肝脏的红润感,色暗,呈红黄或棕黄色。严重肝硬化时肝脏缩小,并常伴脾肿大。肝炎肝硬化和酒精性肝硬化时,肝右叶缩小、左叶及尾状叶肿大。重症肝硬化时,肝左、右叶均缩小,质地坚实,表面出现结节、凹凸不平,边缘锐利,包膜甚厚,胃短静脉及贲门附近、近端胃壁静脉曲张,肝十二指肠韧带、大网膜和小网膜血管扩张,病变继续加重时可见腹水。

(4)肝肿瘤:肝实质内肿瘤波及肝表面时,肝表面变为凹凸不平、呈结节状,颜色暗红,其周围可见小卫星灶。肝左叶上段、肝右叶的癌灶较难观察到,需将肝脏用牵开器向上、下、左、右牵开,将肝圆韧带向上托起,以此增加肝左叶上段的显露,并将0°镜换成30°镜观察,可通过移动杆间接判断肝脏的软硬度、肝表面结节、肿物的质地。

3. 肝活检 肝炎病变部位最确切的诊断仍依赖于病理组织学诊断,但必须以获得活体组织为前提。目前肝脏活体组织取材有3种方法:①经皮肝穿刺。此方法危险性小,并发症也较少,但取材的组织块小。②外科手术。此方法一般是在患者需要进行某些外科手术时同时操作,具有一定的局限性。③腹腔镜。所取组织块较大,对出血情况可以及时处理,同时还能判断肝脏整体情况及与周围脏器的关系。此项方法创伤小,并发症少,不易损伤其他器官。

腹腔镜下活检分为以下两种方法:

(1)腹腔镜下小块组织活检法:通常观察孔设在脐部,用10毫米的腹腔镜观察,在肝脏病灶部位或肝脏边缘用电切铲行"V"字形切取活检肝组织。

(2)腹腔镜下针刺活检法:此方法使用特制的穿刺套管针,其内径为2～3毫米,有长短之分,依穿刺部位不同分别使用。

六、肝炎的X线检查

以前利用X线检查判断肝脏是否肿大,作为病毒性肝炎诊断的辅助依据。常采用X线测量肝脏的大小,主要是以X线透视法测量肝右叶上、下径(以右腹中线为准),其平均值为12.1±0.7厘米,孕妇平均值为12.53±0.58厘米。在成人期前,不论性别,均随年龄增大而稍增长,但增长的数值甚微。而病毒性肝炎的平均值为13.1±0.9厘米。

现在采用肝脏的毗邻关系来检查肝脏是否肿大。例如,在X线检查发现右膈抬高,或在胃、横结肠及结肠肝曲充气时,以及在胃肠造影检查时,见肠曲有移位现象,均说明肝脏肿大。如肝脏后部肿大较显著,可使十二指肠曲向左及向前移位,倘若气腹造影则显示肝脏轮廓更为清晰。如在上消化道钡餐检查时,发现食管和胃底静脉曲张,说明有肝硬化致门脉高压症。虽然X线钡餐不易发现轻度的食管静脉曲张,不是一种敏感的检测方法,但简单方便,没有痛苦,故仍有一定的实用价值。选择性腹腔动脉造影,在肝区连续拍片,能观察到肝内动脉支的形态和分布,对肝炎、肝癌、肝脓肿、肝囊肿的诊断有帮助。

第六节 病毒性肝炎的临床诊断

病毒性肝炎的临床表现错综复杂,切忌根据某一项表现或某一次检查片面地作出诊断,而应根据流行病学史、临床症状、体征、实验室及影像学检查结果，并结合患者具体情况及动态观察后，经综合分析，作出鉴别，然后根据病毒学检测结果作出最后确诊。

病毒性肝炎根据临床分型分为急性肝炎、慢性肝炎、重型肝炎、淤胆型肝炎和肝炎肝硬化。根据病原学分型分为甲型肝炎、乙型肝炎、丙型肝炎、丁型肝炎、戊型肝炎等。

一、病毒性肝炎的临床分型及诊断依据

（一）急性肝炎

急性肝炎可分为急性无黄疸型肝炎和急性黄疸型肝炎。

1. 急性无黄疸型肝炎

（1）流行病学史：如密切接触史和注射史。起病前是否与确诊为病毒性肝炎患者（特别是急性期患者）同吃、同住、同生活或经常接触肝炎病毒污染物（如血液、粪便），或有性接触而未采取防护措施者。是否在近半年内曾接受输血、血液制品及用未经严格消毒的器具注射药物，免疫接种和针刺治疗等。

（2）症状：近期内出现的持续几天以上，但无其他原因可解释的倦怠、乏力、食欲减退、厌油、恶心、呕吐等症状。

（3）体征：肝肿大并有压痛、肝区隐痛和叩击痛，部分可有轻度脾肿大。

（4）实验室检查：主要是血清丙氨酸氨基转移酶升高。

（5）病原学检查：能检测出相应的肝炎病毒。

凡实验室检查阳性，且流行病学史、症状和体征三项中有二项阳性或实验室检查及体征（或实验室检查及症状）均明显阳性，并排除其他疾病者可确诊为急性无黄疸型肝炎。

如果单项血清丙氨酸氨基转移酶（ALT）升高；或仅有症状、体征；或有流行病学史及症状、体征、实验室检查三项中有一项阳

性者均作为疑似病例。对疑似病例应进行动态观察，或行肝脏穿刺，做肝组织病理学检查作出诊断。对疑似病例做病原学检测阳性，并除外其他疾病的也可确诊。

2. 急性黄疸型肝炎　对符合急性肝炎诊断条件，血清胆红素＞17.1 微摩/升；或尿胆红素阳性，并排除其他原因引起的黄疸，可诊断为急性黄疸型肝炎。

（二）慢性肝炎

急性肝炎病期超过半年；或原有乙型、丙型、丁型肝炎或乙肝表面抗原（HBsAg）携带史，本次又因同一病原再次出现肝炎症状、体征及肝功能异常者，可诊断为慢性肝炎。发病日期不明或虽无肝炎病史，但肝组织病理学检查符合慢性肝炎；或根据症状、体征、化验及 B 超检查综合分析，亦可作出相应诊断。

为反映肝功能损害程度，慢性肝炎临床上可分为：

1. 轻度　指临床症状、体征轻微或缺如，肝功能指标仅 1 或 2 项轻度异常。

2. 中度　指症状、体征、实验室检查居于轻度和重度之间。

3. 重度　有明显或持续的肝炎症状，如乏力、纳差、腹胀、尿黄、便溏等，伴有肝病面容、肝掌、蜘蛛痣、脾肿大并排除其他原因，且无门静脉高压症者。实验室检查血清丙氨酸氨基转移酶（ALT）和（或）天门冬氨酸氨基转移酶（AST）反复或持续升高，白蛋白降低或 A/G 比值异常、丙种球蛋白明显升高。除前述条件外，凡白蛋白≤32 克/升，胆红素大于 5 倍正常值上限、凝血酶原活动度 60%～40%，胆碱酯酶＜2 500 单位/升，四项检测中有一项达上述程度者即可诊断为重度慢性肝炎。

B 超检查可为慢性肝炎诊断提供参考依据。

(三)重型肝炎

1. 急性重型肝炎 是指急性黄疸型肝炎起病2周内出现极度乏力,消化道症状明显,迅速出现Ⅱ度以上(按Ⅳ度划分)肝性脑病,凝血酶原活动度低于40%并排除其他原因者,肝浊音界进行性缩小,黄疸急剧加深,或黄疸很浅,甚至未出现黄疸,但有上述表现者均应考虑本病。

2. 亚急性重型肝炎 以急性黄疸型肝炎起病15天~24周出现极度乏力,消化道症状明显,同时凝血酶原时间明显延长,凝血酶原活动度低于40%并排除其他原因者,黄疸迅速加深,血清胆红素每天上升≥17.0微摩/升或血清总胆红素大于正常值10倍。首先出现Ⅱ度以上肝性脑病者,称脑病型(包括脑水肿、脑疝等);如首先出现腹水及其相关症候(包括胸水等)者,则称为腹水型。

3. 慢性重型肝炎 其发病基础有:①慢性肝炎或肝硬化病史。②慢性乙型肝炎病毒携带史。③无肝病史及无乙肝表面抗原携带史,但有慢性肝病体征(如肝掌、蜘蛛痣等),影像学改变(如脾脏增厚等)及生化检测改变者(如丙种球蛋白升高,白、球蛋白比值下降或倒置)。④肝穿刺检查支持慢性肝炎。⑤慢性乙型或丙型肝炎,或慢性乙肝表面抗原携带者重叠甲型、戊型或其他肝炎病毒感染时要具体分析,应除外由甲型、戊型和其他型肝炎病毒引起的急性或亚急性重型肝炎。

慢性重型肝炎起病时的临床表现同亚急性重型肝炎,随着病情发展而加重,达到重型肝炎诊断标准(凝血酶原活动度低于40%,血清总胆红素大于正常值10倍)。

为便于判定疗效及估计预后,亚急性重型和慢性重型肝炎可根据其临床表现分为早、中、晚三期。

(1)早期:符合重型肝炎的基本条件,如严重乏力及消化道症状,黄疸迅速加深,血清总胆红素大于正常值10倍,凝血酶原活动度≤40%～>30%。或经病理学证实，但未发现明显的脑病，亦未出现腹水。

(2)中期：有Ⅱ度肝性脑病或明显腹水、出血倾向(出血点或瘀斑)，凝血酶原活动度≤30%～>20%。

(3)晚期：有难治性并发症，如肝肾综合征、消化道大出血、严重出血倾向(注射部位淤斑等)、严重感染、难以纠正的电解质紊乱，或Ⅱ度以上肝性脑病、脑水肿、凝血酶原活动度≤20%。

(四)淤胆型肝炎

起病类似急性黄疸型肝炎，但自觉症状较轻，皮肤瘙痒，粪便灰白，常有明显肝脏肿大，肝功能检查血清胆红素明显升高，以直接胆红素为主，凝血酶原活动度>60%或应用维生素 K 肌注后 1 周可升至 60%以上，血清胆汁酸、γ-谷氨酰转肽酶、碱性磷酸酶、胆固醇水平可明显升高，黄疸持续 3 周以上，并除外其他原因引起的肝内外梗阻性黄疸者，可诊断为急性淤胆型肝炎。

在慢性肝炎基础上发生上述临床表现者，可诊断为慢性淤胆型肝炎。

(五)肝炎肝硬化

1. 肝炎肝纤维化　主要根据组织病理学检查结果作出诊断，B超检查结果可供参考。B超检查表现为肝实质回声增强、增粗。肝脏表面不光滑，边缘变钝，肝脏、脾脏可增大，但肝表面尚无颗粒状、肝实质尚无结节样改变。肝纤维化的血清学指标，如透明质酸酶、Ⅲ型前胶原(PC-Ⅲ)、Ⅳ型胶原(N-C)、层连蛋白(LN)四项指标与肝纤维化分期有一定相关性，但不能代表纤维沉积于肝组织的量。

2. 肝炎肝硬化　是慢性肝炎的发展结果，肝组织病理学表现为弥漫性肝纤维化及结节形成，两者必须同时具备才能诊断。

(1)代偿性肝硬化:指早期肝硬化,一般属 Child-Pugh A 级。虽可有轻度乏力、食欲减少或腹胀等症状,但无明显肝功能衰竭表现。血清白蛋白降低,但仍≥35 克/升,胆红素<35 微摩/升,凝血酶原活动度多大于 60%。血清丙氨酸氨基转移酶(ALT)及天门冬氨酸氨基转移酶(AST)轻度升高,天门冬氨酸氨基转移酶(AST)可高于丙氨酸氨基转移酶(ALT),γ-谷氨酰转肽酶(GGT)可轻度升高。可有门静脉高压症,如轻度食管静脉曲张,但无腹水、肝性脑病或上消化道出血。

(2)失代偿性肝硬化:指中、晚期肝硬化,一般属 Child-Pugh B、C 级。有明显肝功能异常及失代偿征象,如血清白蛋白<35 克,白/球<1.0,黄疸明显,胆红素>35 微摩/升,丙氨酸氨基转移酶(ALT)和天门冬氨酸氨基转移酶(AST)升高,凝血酶原活动度<60%。患者可出现腹水、肝性脑病及门静脉高压症引起的食管、胃底静脉明显曲张或破裂出血。

根据肝脏炎症活动情况,可将肝硬化分为:

(1)活动性肝硬化:慢性肝炎的临床表现依然存在,特别是丙氨酸氨基转移酶升高,黄疸、白蛋白水平下降,肝质地变硬,脾进行性增大,并伴有门静脉高压症。

(2)静止性肝硬化:丙氨酸氨基转移酶(ALT)正常,无明显黄疸,肝质地硬,脾大,伴有门静脉高压症,血清白蛋白水平低。

肝硬化的影像学诊断,B 超见肝脏缩小,肝表面明显凹凸不平,锯齿状或波浪状,肝边缘变钝,肝实质回声不均、增强、呈结节状,门静脉和脾门静脉内径增宽,肝静脉变细、扭曲、粗细不均,腹腔内可见液性暗区。

二、病毒性肝炎的病原学分型及诊断依据

目前病毒性肝炎的病原有五型,即甲型肝炎病毒(HAV)、乙

型肝炎病毒(HBV)、丙型肝炎病毒(HCV)、丁型肝炎病毒(HDV)、戊型肝炎病毒(HEV)。

(一)甲型肝炎(HA)

根据甲型肝炎病毒(HAV)基因组 VPI/2A 连接处的核苷酸序列可将甲型肝炎病毒分为Ⅰ～Ⅶ7 个基因型(9 个基因亚型)。感染人类的大多为基因 $Ⅰ_A$、$Ⅰ_B$ 和 $Ⅲ_A$ 型,有报道还有基因Ⅱ型和基因Ⅶ型。基因Ⅳ、Ⅴ和Ⅵ型只感染猴。不同基因型甲型肝炎病毒(HAV)的免疫反应没有差异,只有一个血清型,所以在抗甲型肝炎病毒(抗-HAV)测定和疫苗应用中不考虑基因型的因素。

甲型肝炎往往以食物或水型暴发流行,起病前一般曾进食未经煮熟的海产品,如毛蚶、蛤蜊等,以儿童发病较多见,在秋冬季是高峰,这些因素皆有利于甲型肝炎的诊断。但也有呈散发性病例。

在诊断甲型肝炎时,凡符合:①具备急性肝炎临床表现,如起病急,有畏寒、发热、纳差、恶心、呕吐等黄疸前期症状,血清丙氨酸氨基转移酶(ALT)显著升高,而既往无肝炎病史。②血清中检出抗甲型肝炎病毒免疫球蛋白 M(抗-HAV IgM)阳性。③急性期抗甲型肝炎病毒免疫球蛋白 M(抗-HAV IgM)阴性,恢复期转为阳性。④从粪便中检出或分离出甲型肝炎病毒(HAV)。其中①和②③④中的任一项阳性,便可确诊。但在慢性乙型肝炎或非病毒性肝病患者血清中检测出抗甲型肝炎病毒免疫球蛋白 M(抗-HAV IgM)阳性时,判断甲型肝炎病毒重叠感染应慎重,须排除类风湿因子(RF)及其他原因引起的假阳性。接种甲型肝炎疫苗后 2～3 周 8%～20%接种者可产生抗甲型肝炎病毒免疫球蛋白 M(抗-HAV IgM),应注意鉴别。

(二)乙型肝炎(HB)

根据乙型肝炎病毒(HBV)与乙肝表面抗原(HBsAg)两对相

互排斥的抗原决定簇 d 和 y,w 和 r,以及乙肝表面抗原(HBsAg)的共同抗原决定簇 a 可将乙型肝炎病毒分为 4 个血清型,10 个亚型,8 个基因型。不同基因型乙型肝炎病毒(HBV)还可能重组,主要发生在 B 基因型和 C 基因型之间,发生位点可能在前 C 区和 C 区,当 B 基因型在该区未发生重组时,称之为 B j;而含有重组 C 基因型序列的 B 基因型被称为 Ba。不同的基因型分布于不同地区,造成不同地区慢性乙型肝炎的疾病谱不一样,对干扰素治疗的反应也不一样,影响了乙肝 e 抗原(HBeAg)的血清转换。但由于含有一个共同抗原决定簇 a,不同亚型间存在一定的交叉免疫。

乙型肝炎患者起病前往往有与乙型肝炎患者或乙肝表面抗原(HBsAg)携带者密切接触史,或多个家庭成员病史,特别是出现在乙肝 e 抗原(HBeAg)阳性母亲的婴幼儿,对乙型肝炎诊断具有重要参考价值。同时,是否有过输血和血制品、静脉毒瘾者、防疫注射时未执行一人一针等因素也有重要参考价值。

诊断乙型肝炎,只要有以下任何一项阳性,便可诊断为现症乙型肝炎病毒感染:①血清乙肝表面抗原(HBsAg)阳性。②血清乙型肝炎病毒脱氧核糖核酸(HBV DNA)阳性。③血清乙肝核心抗体免疫球蛋白 M(抗-HBC IgM)阳性。④肝内乙肝核心抗原(HBcAg)和(或)乙肝表面抗原(HBsAg)阳性,或乙型肝炎病毒脱氧核糖核酸(HBV DNA)阳性。

1. 急性乙型肝炎 急性乙型肝炎的诊断要与慢性乙型肝炎急性发作相鉴别。前者基本上具有急性肝炎的临床表现,如起病急,有发热、胃肠道症状明显,血清丙氨酸氨基转移酶(ALT)显著升高,既往无肝炎病史和乙肝表面抗原(HBsAg)携带者。而后者既往有过肝炎病史或乙肝表面抗原携带史,本次因同一病原再次出现肝炎症状、体征及肝功能异常。

诊断急性乙型肝炎也可参考下列动态指标:①乙肝表面抗原(HBsAg)滴度由高到低,乙肝表面抗原(HBsAg)消失后,乙肝表面抗体(抗-HBs)阳转。②急性期乙肝核心抗体免疫球蛋白 M(抗-HBc IgM)滴度高,乙肝核心抗体免疫球蛋白 G(抗-HBc IgG)阴性或低水平。

2. 慢性乙型肝炎 临床上往往具有慢性肝炎诊断依据,如急性肝炎病期超过半年,或原有乙型、丙型、丁型肝炎或乙肝表面抗原(HBsAg)携带史,本次又因同一病原再次出现肝炎症状、体征和肝功能异常者。或有些发病日期不明,而虽无明显肝炎病史,但肝组织病理学检查符合慢性肝炎诊断。或根据症状、体征、化验及B超检查综合分析,能作出相应的慢性肝炎诊断者,并有上述乙型肝炎病毒感染①、②、③、④中的任何一项阳性,便可作出诊断。

3. 慢性乙肝表面抗原携带者 对无任何临床症状和体征,肝功能正常,乙肝表面抗原(HBsAg)持续阳性 6 个月以上者,确定为慢性乙肝表面抗原(HBsAg)携带者。

若单独乙肝 e 抗体(抗-HBe)或乙肝核心抗体(抗-HBc)阳性时,需同时具有乙肝表面抗原(HBsAg)或乙肝 e 抗原(HBeAg)或乙肝核心抗原(HBcAg)或乙型肝炎病毒脱氧核糖核酸(HBV DNA)当中有一项阳性才能确定为乙型肝炎。若乙肝表面抗体(抗-HBs)单独阳性,而其血清浓度大于 10 单位/升时,可排除乙型肝炎。

(三)丙型肝炎(HC)

丙型肝炎病毒(HCV)是单股正链核糖核酸(RNA)病毒,依靠核糖核酸(RNA)依赖的核糖核酸聚合酶(RdRp)复制,因为丙型肝炎病毒核糖核酸聚合酶(HCV RdRp)缺乏校对功能,所以病毒在复制过程中易发生变异,从而造成不同分离株间核苷酸序列可能有较大的差异。根据不同分离株间核苷酸异源性的大小,目前丙型肝炎病毒(HCV)可分为 6 个基因型,50 余个基因亚型。现已明确基因型影响抗病毒治疗的效果,非 I 型对干扰素治疗应答率明显高于I型患者,在联合病毒唑或使用长效干扰素后,基因I型的应答率与非I型的单剂普通干扰素治疗的应答率相仿。所以建议对I型感染者干扰素治疗应该联合应用病毒唑或长效干扰素联合应用病毒唑并延长疗程。在我国基因Ib和2a型为丙肝病毒主要的流行型。

1. 急性丙型肝炎 ①既往无肝病史,无输血或血制品史,也无肝炎接触史、吸毒史、血液透析史、供血史、性滥交史、手术史、拔牙,接触丙型肝炎患者前丙氨酸氨基转移酶(ALT)正常。②发病前1周到3个月有输血史。③输血后出现程度不同的乏力、纳差、腹胀、恶心及肝功能异常。④排除药物、毒物及其他原因所致的肝损害。⑤血清抗丙型肝炎病毒(抗-HCV)及丙型肝炎病毒核糖核酸(HCV RNA)阳性,其他病原学指标阴性。

在诊断急性丙型肝炎时,患者的职业、生活史等对诊断也有一定的帮助,故要注意资料的采集。同时还要注意无明显原因的乏力、食饮不振、消瘦、肝区疼痛,而丙氨酸氨基转移酶(ALT)正常,经肝穿刺诊断为肝炎者可怀疑本病;少数患者长期低热,丙氨酸氨基转移酶(ALT)异常,肝组织病理诊断为肝炎,并排除其他肝炎病毒感染,可以考虑为丙型肝炎病毒感染。还有些特殊表现的急性丙型肝炎,如以右上腹疼痛为主要表现,常被误诊为急性胆囊炎或胆道蛔虫症。个别患者只有丙氨酸氨基转移酶(ALT)持续异常,而无其他临床表现,只有经过肝组织活检及血清学检测才可以确诊。

2. 慢性丙型肝炎 诊断标准为:①有明确或可疑的丙型肝炎病毒感染。②有乏力、纳差、恶心、腹胀等消化道症状及肝区隐痛等临床表现。③急性丙型肝炎患者的肝功能检查,丙氨酸氨基转移酶(ALT)持续升高并超过正常水平的2.5倍,时间达到6个月以上。④组织病理学诊断符合慢性丙型肝炎。

(四)丁型肝炎(HD)

丁型肝炎病毒核糖核酸(HDV RNA)变异性相对较少,丁型肝炎根据共同源性程度可分为3个基因型,各型在世界各地流行分布不同,基因Ⅰ型感染在急性期的暴发型肝炎发生率较高,感染后易慢性化。由于丁型肝炎病毒的变异对丁型肝炎病毒抗原(HDVAg)的抗原性影响不大,因此丁型肝炎病毒只有一种血清型。

丁型肝炎病毒感染的诊断主要通过检测丁型肝炎病毒抗原(HDVAg),它在血清中存在时间很短,在慢性期的检出率极低。抗丁型肝炎病毒总抗体(抗-HDV)和(或)免疫球蛋白M(IgM)是确诊丁型肝炎病毒感染的常用指标。丁型肝炎病毒核糖核酸(HDV RNA)也是丁型肝炎病毒感染的直接指标,检出率高于丁型肝炎病毒抗原(HDVAg)。

1. 急性丁型肝炎 ①急性丁型肝炎病毒、乙型肝炎病毒同时感染急性肝炎患者,除急性乙型肝炎病毒感染标志物阳性外,血清抗丁型肝炎病毒免疫球蛋白M(抗-HDV IgM)阳性,抗丁型肝炎病毒免疫球蛋白G(抗-HDV IgG)低滴度阳性,血清和(或)肝内丁型肝炎病毒抗原(HDVAg)及丁型肝炎病毒核糖核酸(HDV RNA)阳性,即可诊断。②丁型肝炎病毒、乙型肝炎病毒重叠感染、慢性乙型肝炎患者或慢性乙肝表面抗原(HBsAg)携带者,血清丁型肝炎病毒核糖核酸(HDV RNA)和(或)丁型肝炎病毒抗原(HDVAg)阳性或抗丁型肝炎病毒免疫球蛋白M(抗-HDV IgM)和抗丁型肝炎病毒免疫球蛋白G(抗-HDV IgG)阳性,肝内丁型肝炎病毒核糖核酸(HDV RNA)和(或)肝内丁型肝炎病毒抗原(HDVAg)阳性者即可诊断。

2. 慢性丁型肝炎 临床符合慢性肝炎,血清抗丁型肝炎病毒免疫球蛋白G(抗-HDV IgG)持续高滴度,丁型肝炎病毒核糖核酸

(HDV RNA)持续阳性,肝内丁型肝炎病毒核糖核酸(HDV RNA)和(或)丁型肝炎病毒抗原(HDVAg)阳性者即可诊断。

(五)戊型肝炎(HE)

戊型肝炎病毒有 8 个基因型,在我国主要是基因 1 和 4 型。基因 1 型的检出率高于基因 4 型。目前,抗戊型肝炎病毒(抗-HEV)检测试剂只能检出基因 1 和 2 型。据资料报道,在我国流行的基因 4 型感染不能完全被现行抗戊型肝炎病毒(抗-HEV)检测试剂所检出,如果抗戊型肝炎病毒(抗-HEV)检测试剂中增加基因 4 型开放读码框架(ORF)2 的抗原可提高检出率。

戊型肝炎的诊断主要根据流行病学资料、粪便病毒颗粒检测及特异性免疫检测。戊型肝炎患者发病前 1～14 天,粪便中戊型肝炎病毒颗粒检出率几乎 100%,随后逐渐降低,发病后 1～3 天,检出率约 70%,4～6 天检出率 40%,7～9 天检出率 25%,10～12 天检出率 14%,2 周后难以查及病毒颗粒。至今,免疫电镜一直是确诊戊型肝炎的一种主要手段。急性期患者血清中可检测到抗戊型肝炎病毒免疫球蛋白 M(抗-HEV IgM),恢复期患者可检测到抗戊型肝炎病毒免疫球蛋白 G(抗-HEV IgG),粪便中还可检测到戊型肝炎病毒抗原(HEVAg)。

急性肝炎患者血清抗戊型肝炎病毒(抗-HEV)阳转或滴度由低到高,或抗戊型肝炎病毒(抗-HEV)阳性大于 1∶20,或斑点杂交法或逆转录聚合酶链反应法(RT-PCR)检测血清和(或)粪便戊型肝炎病毒核糖核酸(HEV RNA)阳性。目前,抗戊型肝炎病毒免疫球蛋白 M(抗-HEV IgM)的检测试剂尚未标准化,但抗戊型肝炎病毒免疫球蛋白 M(抗-HEV IgM)检测可作为急性戊型肝炎诊断的参考。

附 GBV-C/庚型肝炎病毒(HGV)和输血传播病毒(TTV)

GB病毒C(GBV-C)/庚型肝炎病毒(HGV)有5个基因型。输血传播病毒(TTV)分为5个不同组,35个基因型,因目前GB病毒C(GBV-C)/庚型肝炎病毒(HGV)和输血传播病毒(TTV)的致病性问题有争议,大多数学者认为GB病毒C(GBV-C)/庚型肝炎病毒(HGV)和输血传播病毒(TTV)不引起非甲-戊型肝炎,且国内外目前尚无正式批准的诊断试剂可供检测。故GB病毒C(GBV-C)/庚型肝炎病毒(HGV)和输血传播病毒(TTV)不纳入临床病毒性肝炎的实验室检测。

三、病毒性肝炎的临床诊断确立

根据上述病毒性肝炎的临床分型诊断和病原学分型诊断,便可确立临床诊断。如果有两种或两种以上肝炎病毒同时感染者称为同时感染。如果在已有一种肝炎病毒感染基础上,又感染了另一种肝炎病毒称为重叠感染。

病毒性肝炎的临床诊断命名以临床分型和病原学分型相结合。如果做了肝组织学检查,其结果则附在其后。例如:

(1)病毒性肝炎,甲型(或甲型和乙型同时感染),急性黄疸型(或急性无黄疸型)。

(2)病毒性肝炎,乙型(或乙型和丁型重叠感染),慢性(中度)G_2S_3(即炎症活动程度2,纤维化程度3)。

(3)病毒性肝炎,丙型,亚急性重型,腹水型,早期(或中期或晚期)。

(4)乙肝表面抗原(HBsAg)携带者近期感染另一型肝炎病毒时可命名如下:①病毒性肝炎,甲型,急性黄疸型。②乙肝表面抗原携带者。

(5)对甲、乙、丙、丁、戊型肝炎病毒标志物均阴性者可诊断为:①急性肝炎,病原未定。②慢性肝炎,病原未定。

第七节　病毒性肝炎的鉴别诊断

一、急性病毒性肝炎的鉴别诊断

1. 急性甲型病毒性肝炎　起病较急,常有体温升高,症状、体征较明显。有全身乏力,食欲不振,恶心,呕吐,腹胀,肝区不适等。热退后出现黄疸,消化道症状随之减轻。肝功能检查丙氨酸氨基转移酶(ALT)上升较快,恢复也快。肝炎病原学检查:粪便中查见甲型肝炎病毒颗粒,血清中查见抗甲型肝炎病毒免疫球蛋白 M(抗-HAV IgM)。

2. 急性乙型病毒性肝炎　起病较缓慢,有些患者起病隐匿。临床症状较甲型病毒性肝炎轻,起病缓慢。一般无发热现象。丙氨酸氨基转移酶(ALT)的升高也不如甲型病毒性肝炎快,并且幅度也小。临床上有乏力,厌食,厌油,腹胀,尿的颜色加深,肝区疼痛等。血清检测乙肝表面抗原(HBsAg)、乙肝核心抗体免疫球蛋白 M(抗-HBc IgM)、乙型肝炎病毒脱氧核糖核酸(HBV DNA)阳性。

3. 急性丙型病毒性肝炎　起病缓慢,有些患者起病隐匿。临床症状轻,也不明显。但有一特点,即绝大多数患者均有输血或输血制品的病史。患者一般不发热,黄疸者少,且程度轻,丙氨酸氨基转移酶(ALT)升高幅度中等,血清中丙型肝炎病毒核糖核酸(HCV RNA)和丙型肝炎病毒(HCV)阳性。

4. 急性丁型病毒性肝炎 乙肝表面抗原(HBsAg)携带者如果突然出现急性病毒性肝炎样表现;或急性乙型病毒性肝炎患者呈双相转氨酶升高;或慢性乙型病毒性肝炎患者突然出现重型肝炎或肝衰竭变化;血清中病毒核糖核酸(RNA)、丁型肝炎病毒抗原(HDAg)、抗丁型肝炎病毒抗体(抗-HDV),以及肝组织内丁型肝炎病毒抗原(HDAg)和丁型肝炎病毒核糖核酸(HDV RNA)的测定阳性可诊断此病。

5. 急性戊型病毒性肝炎 临床表现很像甲型病毒性肝炎,但症状较轻。甲型肝炎主要发生于幼儿期,而戊型肝炎的发病率以青少年最高,15 岁以下的儿童和 40 岁以上的成人中较低。对妊娠期妇女的致病率高,导致死胎、畸胎、流产、早产等。病死率较甲型病毒性肝炎高,血清中抗戊型肝炎病毒免疫球蛋白 M(抗-HEV IgM)阳性。

二、慢性病毒性肝炎的鉴别诊断

1. 慢性乙型病毒性肝炎 起病缓慢,临床表现为食欲不振,全身乏力,腹胀,恶心,厌油,肝区隐痛不适等。有些患者缺乏明显的临床症状。病情迁延,肝功能异常超过半年以上。血清乙肝表面抗原(HBsAg)、乙肝核心抗体免疫球蛋白 A(抗-HBc IgA)等均为阳性。

2. 慢性丙型病毒性肝炎 丙型病毒性肝炎极易慢性化。起病隐匿,一般无自觉症状。多数患者是在健康检查中偶尔被发现的。半年内有输血或输血制品的病史,或者与丙型肝炎患者有密切的接触史。血清抗丙型肝炎病毒(抗-HCV)、丙型肝炎病毒核糖核酸(HCV RNA)、肝内丙型肝炎病毒抗原(HCAg)阳性。乙型病毒性肝炎患者或慢性乙型肝炎病毒携带者重叠丙型肝炎病毒感染后,极易重症化。

3. 慢性丁型病毒性肝炎 无症状慢性乙肝表面抗原(HBsAg)携带者突然出现急性病毒性肝炎样表现，或者慢性乙型病毒性肝炎患者出现重型病毒性肝炎或肝衰竭的表现。此类患者极易慢性化。血清中病毒核糖核酸(RNA)、丁型肝炎病毒抗原(HDAg)、抗丁型肝炎病毒抗体(抗-HDV)，以及肝组织内丁型肝炎病毒抗原(HDAg)和病毒核糖核酸(RNA)阳性即可鉴别。

4. 慢性戊型病毒性肝炎 主要经粪-口途径传播。临床症状较轻，类似于甲型肝炎，血清中抗戊型肝炎病毒免疫球蛋白 M(抗-HEV IgM)阳性。只有排除其他肝炎病毒后才可作出戊型肝炎的诊断，部分学者提出戊型肝炎病毒不引起慢性肝病。

三、重型病毒性肝炎的鉴别诊断

1. 甲型重型病毒性肝炎 所占比例极少。主要经粪-口途径传播。起病急骤，黄疸迅速加深，黄疸出现后一般症状不减轻。病情日益加重，消化道症状严重，有极度乏力，出血倾向，肝脏缩小及行为异常，意识障碍等昏迷前期的表现。血清中抗甲型肝炎病毒免疫球蛋白 M(抗-HAV IgM)阳性。

2. 乙型重型病毒性肝炎 急性乙型重型病毒性肝炎又称为暴发型肝炎。有流行病史，有输血或输注血制品或其他药物注射史。病情于 10 日内发展至高峰，出现极度乏力和严重消化道症状。黄疸急剧加深，有明显肝昏迷现象和出血倾向。一般无腹水。血清中乙肝表面抗原(HBsAg)阳性。

3. 丙型重型病毒性肝炎 临床表现与乙型重型病毒性肝炎相似。起病急骤，病情发展迅速，黄疸迅速加深，也有的患者在黄疸出现之前即表现出精神神经症状。亚急性丙型重型病毒性肝炎患者有胆酶分离现象。血清中丙型肝炎病毒核糖核酸(HCV RNA)、抗丙型肝炎病毒(抗-HCV)、肝细胞内丙型肝炎病毒抗原

(HCAg)阳性。

4. 丁型重型病毒性肝炎 慢性乙型病毒性肝炎已趋稳定或无症状的乙肝表面抗原(HBsAg)携带者突然病情明显加重,出现重型病毒性肝炎症状或肝衰竭,血清中丁型肝炎病毒抗原(HD-Ag)阳性。

5. 戊型重型病毒性肝炎 多见于妊娠后期(6～9个月)妇女,产后病情迅速加重,无胆酶分离现象。出血的程度与黄疸的深浅相一致。病情凶险。血清中抗戊型肝炎病毒(抗-HEV)阳性。

除病毒性肝炎外,许多全身性疾病和肝胆系统疾病均可引起肝脏损害,表现出肝炎的症状、体征和化验异常,常常造成误诊,甚至延误病情。因此,如何加强对这些疾病的鉴别诊断显得十分重要。

四、黄疸的鉴别诊断

1. 黄疸型肝炎与伴有黄疸的其他疾病的鉴别诊断

(1)黄疸型肝炎:黄疸型肝炎分急性黄疸型肝炎和慢性黄疸型肝炎。

急性黄疸型肝炎主要由肝炎病毒感染所引起。有黄疸前期、黄疸期和恢复期。有时三期可交叉或重叠出现。有全身乏力,食欲不振,厌油,恶心,腹胀,肝区疼痛,尿的颜色加深等表现。肝功能检查丙氨酸氨基转移酶(ALT)升高,肝炎病原学检查可有相应的病毒标志物。

慢性黄疸型肝炎由急性黄疸型肝炎发展而来。有的起病隐匿,无其他明显的临床症状,仅有黄疸伴厌油,厌食,腹胀,乏力,肝区不适等。肝功能检查持续异常,血清中可检出相应的病毒标志物。

(2)淤胆型肝炎:起病类似于急性黄疸型肝炎,自觉症状较急性黄疸型肝炎轻。常出现明显的肝肿大，皮肤瘙痒，大便颜色改变为白陶土色。肝功能检查血清胆红素明显升高，以直接胆红素为主，碱性磷酸酶、γ-谷氨酰转肽酶、胆固醇都明显升高。血清学检查可测出相应的病毒标志物。

(3)钩端螺旋体病：有相应的流行病学史。有污水或猪尿的接触史。多数患者黄疸出现早，起病急，早期有明显的发热、疼痛、一身软“三症状”及眼红、腿痛(腓肠肌痛)、淋巴结肿大“三体征”，特别是腹股沟淋巴结肿大，同时发生血痰或咯血。有蛋白尿、肾损害。病原体检查和凝溶试验阳性。

(4)全身性巨细胞性包涵体病：病原体为巨细胞病毒，主要侵犯婴幼儿。可由无症状的带病毒的孕妇通过胎盘而感染胎儿。发病多在出生后4个月内，新生儿、早产儿多见。有发热，百日咳样咳嗽，精神不振，肝、脾肿大，黄疸，呕吐，腹泻等，还有贫血及血小板减少性紫癜的表现。神经系统有嗜睡，昏迷，抽搐等。婴幼儿常表现为间质性肺炎和巨细胞性肝炎，也有的出现脑损害。成人感染者出现发热，伴有或不伴有淋巴结肿大，肝、脾肿大，黄疸等传染性单核细胞增多症的表现。尿(或唾液)中分离出巨细胞病毒可确诊。特殊的血清补体结合试验也有意义。

(5)黄疸型传染性单核细胞增多症：黄疸一般较轻，也有发热，肝、脾肿大，食欲减退等。但该病黄疸持续时间短，咽炎常显著，消化道症状轻，常有明显的颈淋巴结肿大，皮疹较常见。白细胞总数往往增多，其中淋巴细胞占多数，并伴有大量异常淋巴细胞。嗜异性凝集试验阳性。

(6)药物性肝损害：有些药物可引起急性肝炎样的损害表现，如异烟肼、利福平、对氨基水杨酸钠、磺胺类、新生霉素、金霉素、辛可芬、氟烷、甲基多巴、保泰松、苯巴比妥、硫氧嘧啶、双醋汾汀等。药物性肝炎与病毒性肝炎的鉴别要点有：①药物性肝炎一般都有一种或几种需要治疗的原发疾病，并有用药史。在用药后的5天

～3个月内发病。②肝损害的同时常伴有皮疹、发热等其他药物过敏的临床表现。③肝炎病毒学检查常为阴性。④用可疑的药物作为抗原，做巨噬细胞或白细胞移动抑制试验阳性，说明病人对该药过敏。⑤停药后肝功能损害很快好转。

(7)化学物品所致肝损害：有以下三大类化学物品可致肝损害：①金属、类金属及其化合物。如铅、汞、锰、铊、铬、锑、镓、黄磷、砷等及其化合物。②农药类。如有机磷、有机氯、有机汞等。③有机化合物。如苯、酚类、甲醛、乙醇、汽油、溴甲烷、氯甲烷、二硫化碳、四氯化碳、四氯乙烯等。

临床特点：①有明显的毒物接触史。②潜伏期短，一般为2～3天，不超过1周。③无发热，有黄疸和肝肿大，脾脏不肿大。④肝功能检查为转氨酶和血清胆红素增高。

(8)先天性胆红素代谢功能缺陷：①Gilbert综合征(体质性黄疸)。为临床上常见的成人先天性非溶血性黄疸，有家族史。因情绪激动，酗酒，疲劳或感染后出现黄疸。黄疸呈慢性波动型，也可因上述原因而加重黄疸。多发生于青年人。全身其他情况良好。肝功能检查为间接胆红素升高。鉴别要点：尿胆红素阴性；饥饿试验阳性(每天热能低于600千焦或进食量减半，连续2天，复查总胆红素较前升高2～3倍)；苯巴比妥治疗有效；肝活检正常；肝炎病毒标志物阴性。②Dubin-Johnson综合征。为慢性特发型黄疸，多发于青少年。系肝细胞胆汁分泌的先天性缺陷，使结合胆红素的转运和排出障碍，反流入血所致。临床表现有肝区疼痛、肝脏有触压痛。黄疸呈慢性或间歇性存在，因饮酒、手术、感染、强体力劳动等因素出现或加深。肝功能检查间接胆红素和直接胆红素均升高。肝活检可发现肝细胞内有棕褐色的色素沉着。此病常为家族性。③Rotor综合征。多见于青少年。临床上除有轻微的黄疸以外，无其他自觉症状。持续存在的黄疸对肝功能的其他项目的正常不产生明显影响。此病也为家族性疾病。

(9)妊娠急性脂肪肝:本病多发生于妊娠晚期。病情发展迅速,有深度黄疸,出血,昏迷,肝肾综合征等表现,需与暴发型肝炎相鉴别。妊娠期急性脂肪肝起病时多有急性腹痛,恶心、呕吐,头痛,心动过速,高血压等,或并发急性胰腺炎;常出现严重低血糖,少数患者可出现严重的低蛋白血症;有不同程度的妊娠水肿、蛋白尿等;黄疸的深度、昏迷的程度、肝脏进行性缩小的程度较暴发型肝炎轻。急性肾功能不全较早出现;丙氨酸氨基转移酶(ALT)异常程度与病情严重程度不成正比;黄疸明显,但尿中胆红素阴性;超声波检查、CT扫描呈典型的脂肪肝样变;病理组织学检查呈严重的脂肪变性而无明显的肝细胞坏死。

(10)妊娠复发性黄疸:无病毒性肝炎的黄疸前期症状,黄疸出现后有显著的皮肤瘙痒,多数病例在妊娠22周之后出现黄疸。血生化检查碱性磷酸酶活性增高,血清转氨酶可正常或增高。肝活检显示肝小叶中心性轻度淤胆,炎症反应不存在。

(11)心源性黄疸:各种原因引起的右心衰竭可致肝细胞淤血缺氧,久之出现黄疸及肝肿大。黄疸的程度轻,无黄疸前期症状,无皮肤瘙痒及缓脉。黄疸的深浅随心力衰竭的加剧与好转而波动。肝肿大与回缩的幅度较为显著,肝功能有轻度损害,无明显的转氨酶活性增高。

(12)回归热: 由回归热螺旋体引起。发热急起急退,全身肌肉酸痛,尤以腓肠肌为著。1次或多次复发,肝、脾肿大,重症有黄疸和出血倾向。发病的季节及地点和个人卫生情况有助于本病的诊断,血、尿、脑脊液中或动物接种后发现回归热螺旋体可确诊。肝炎病毒标志检查阴性。

(13)急性粟粒性肺结核:是由于全身抵抗力低下,结核杆菌突然大量进入血流所致的血行播散性结核病。起病急骤,高热呈稽留型,头痛,食欲丧失,轻度黄疸,轻度脾肿大,胸片可确诊。如首次胸片阴性,可隔1～2周再做X线胸片检查。

(14)自身免疫性肝炎:多见于女性,常出现恶心、呕吐,纳差,乏力,体重减轻,皮肤、巩膜黄染等肝炎症状。血沉加快,血清球蛋白明显升高。自身抗体检查为阳性。有30%的患者可检出狼疮细胞。肝炎病毒标志检查阴性。肾上腺糖皮质激素和免疫抑制剂治疗有效。

(15)酒精性肝损害:虽有恶心、呕吐,纳差,体重减轻,乏力,黄疸,肝肿大等肝炎症状,但患者有长期大量饮酒史,并多伴有酒精性周围神经病变损害。血中γ-谷氨酰转肽酶(γ-GT)明显升高,天门冬氨酸氨基转移酶(AST)/丙氨酸氨基转移酶(ALT)升高,酒精戒断反应明显,戒酒后肝病好转。

(16)甲状腺功能亢进症并发黄疸:较重的甲状腺功能亢进症可并发脂肪肝和肝细胞坏死而出现黄疸。该型患者无明显的肝炎患者接触史,也无明显的黄疸前期表现及消化道症状,肝功能检查血清转氨酶升高的幅度不大。

(17)肝炎后间接胆红素过高血症　是病毒性肝炎的一种后遗症。患者可无特殊的临床表现,但在疲劳、饮酒、情绪波动和感染后出现疲乏,肝区不适,消化道症状等。肝功能检查除间接胆红素轻度升高外无其他异常。黄疸呈波动性存在,预后良好。

2. 黄疸型肝炎与溶血性黄疸的鉴别

(1)蚕豆病:是我国农村常见的一种黄疸性疾病。患者多为10岁以下的小儿,男孩多于女孩。有发热,黄疸,食欲不振,恶心、呕吐,肝、脾肿大等表现。鉴别点:患者有食蚕豆史,为一种急性血管内溶血,尿胆红素阴性,总胆红素(TBIL)轻度或中度升高,直接胆红素(DBIL)可正常,D/T<20%。丙氨酸氨基转移酶(ALT)正常或轻度升高,但通常持续时间<2周,外周血网织红细胞升高,骨髓检查显示有核细胞增生,肝炎病毒标志物阴性。高铁血红蛋白还原试验速度减慢,红细胞葡萄糖-6-磷酸脱氢酶(G-6-PD)活性很低。

(2)伯氨喹啉型溶血性贫血:伯氨喹啉、对氨基水杨酸钠、磺胺、阿司匹林、非那西汀等药物口服之后,在体内缺乏葡萄糖-6-磷酸脱氢酶(G-6-PD)的患者中可发生溶血。鉴别点:有明确的服药史,红细胞葡萄糖-6-磷酸脱氢酶(G-6-PD)的活性低。

(3)化学物品性溶血性贫血:化学物品,如苯肼、砷、砷化氢、苯、硝基苯、苯胺及铅等,可直接损伤红细胞引起溶血。此类溶血较慢。鉴别点:有化学物品的明确接触史;溶血所致的明显贫血;肝炎病毒标志检查可与病毒性肝炎鉴别。

(4)异常血红蛋白病:①重型地中海贫血。主要表现是进行性贫血,发育较迟缓,脾脏增大明显,肝脏轻度或中度增大,轻度黄疸。此病有家族遗传病史和一定的地域性,多见于广东及广西一带。骨髓象为溶血性贫血样改变,外周血中为低色素小细胞型贫血,大量的靶形红细胞、网织红细胞计数增加,红细胞脆性增加。通过以上几点即可与病毒性肝炎所致的黄疸,肝、脾肿大相鉴别。②血红蛋白 H 病(a+海洋性贫血)。多数患者在 1 岁左右开始出现症状,主要表现为血红蛋白 H 逐渐增多,临床症状较轻,有肝、脾肿大和进行性贫血,可间歇出现轻度黄疸等,患者如接触某些化学物品和药物可加重溶血。③镰状细胞贫血。主要表现有贫血,黄疸,腹痛,骨关节疼痛。较早出现脾脏肿大。如合并感染、妊娠或外科手术时可诱发出现溶血危象。鉴别要点为红细胞脆性减低;镰状试验阳性;血红蛋白电泳可检出血红蛋白 S。

(5)先天性溶血性贫血:是一种常染色体显性遗传病。常有明显的家族史。发病年龄为 8 个月～3 岁多见,也有的患儿在新生儿期发病。临床表现有贫血,黄疸,脾肿大及小球形红细胞增多。鉴别点:小球形红细胞增多,红细胞脆性增高,网织红细胞计数增多,自身溶血试验阳性。

(6)感染性溶血性贫血:感染性溶血性贫血以疟疾为例:临床表现有低热,疲乏,头痛,倦怠,食欲减退,轻度腹泻等前驱症状。

周期性和间歇性发作是疟疾的临床特点，恶心、呕吐常见，多次发作后肝、脾明显肿大并有压痛，可引起肝炎，伴有黄疸及肝功能减退，尤以恶性疟疾为甚。慢性疟疾多次发作有致肝硬化的可能。血内查到疟原虫是确诊依据。抗疟治疗后肝、脾回缩，肝功能在短时间内恢复。

3. 黄疸型肝炎与肝外阻塞性黄疸的鉴别

(1)急性化脓性胆管炎：在胆管结石，胆道蛔虫症，癌性梗阻和华支睾吸虫感染的基础上发生。患者有畏寒、高热，右上腹持续性疼痛或伴阵发性加剧。疼痛剧烈时伴恶心、呕吐，同时出现黄疸及感染性休克。血象检查白细胞升高，分类以中性粒细胞占优势。B超和CT检查可确诊。

(2)胆总管结石：阵发性右上腹部绞痛后出现黄疸，常为中度，既往有类似发作史。如合并感染时，可出现寒战、发热。肝功能检查除胆红素升高外无明显特殊，B超检查和CT扫描可确诊。

(3)先天性胆总管囊肿：典型的临床表现有黄疸、腹痛和腹块三联症。腹痛常位于右上腹部，可为胀痛、牵拉痛或绞痛。合并胆管炎时，伴发热，恶心，呕吐。黄疸常为间歇性，右上腹肋缘下可触及表面光滑、球状囊性感、边界清楚的肿块。多见于儿童及青年。B超检查可见肝脏下方显示界限清楚的低回声区。

(4)胆管口壶腹癌：临床表现为进行性消瘦，深度黄疸，肝肿大与胆囊胀大等。严重时可致上消化道出血。十二指肠引流液检出癌细胞即可确诊。

(5)胰头癌：因梗阻而引起黄疸，黄疸呈进行性加深。患者有左上腹部疼痛并向左腰背部放射的临床表现，体检可触及肿大的胆囊，晚期病人可触及肿块。患者全身情况迅速恶化，易至恶病质。B超检查和CT扫描可确诊。

(6)慢性胆囊胆管炎：有慢性持续性右上腹钝痛或不适感，胃灼热感，腹胀，嗳酸、嗳气，恶心等表现，患者进油腻食物后疼痛加剧,有时可出现右肩胛区疼痛,胆囊点压痛明显。B超检查可确诊。

(7)胆总管和肝胆管癌:早期即可出现无痛性阻塞性黄疸。有肝肿大、胆囊肿大等体征,大多数患者与原发性肝胆管结石有关,黄疸加深的程度较肝功能损害明显。B超和CT扫描可发现肝内胆管扩张、肝内胆管结石及肝脏占位性病变。CT增强扫描显示肿瘤区域血液循环不丰富。

(8)原发性胆囊癌:原发性胆囊癌的早期诊断率低下,发现时一般为中晚期。有慢性胆囊炎的表现,黄疸进行性加深。患者进行性消瘦,低热。B超检查可确诊。内镜超声有助于胆囊癌的早期诊断。

(9)布鲁菌性肝病:此病有三型:急性肝炎型、慢性肝炎型与肝硬化型,需与相应的病毒性肝炎相鉴别。①急性肝炎型。临床表现为发热,多汗,关节炎,纳差,厌油,恶心,呕吐,腹胀,腹痛,肝脏肿大和压痛等,肝功能检查有血清絮状反应阳性,与急性无黄疸型肝炎的临床表现相似。布鲁菌性肝病患者发热时间较长,呈波状热,血培养有布鲁菌,肝炎病毒标志检查阴性。②慢性肝炎型。主要表现为间歇低热,肝、脾肿大,同时伴有关节炎和睾丸炎,夜间汗多,头痛,肌痛,纳差,腹泻等,需与慢性肝炎相鉴别。慢性肝炎型血培养阳性率低,需行组织培养,同时做肝炎病毒标志检查。③肝硬化型。肝硬化型有门静脉高压及明显脾肿大的表现,可做肝活组织检查以确诊。

(10)先天性胆道闭锁:新生儿期发病,常在出生后1～3周出现黄疸,持续不退,进行性加重;肝脏进行性肿大,并逐渐变硬。患儿出现纳差,疲乏,大便白陶土色。实验室检查:血清结合胆红素及碱性磷酸酶持续升高,尿胆红素阳性,尿胆原阴性。胆管逆行造影可确诊。

(11)肝癌:原发性肝癌及继发性肝癌均可引起阻塞性黄疸。

继发性肝癌多见于腹腔肿瘤的转移。黄疸呈进行性加深，肝脏进行性肿大、质地变硬。B超和CT扫描检查均能显示肝脏的占位性病变。

(12)胆管感染：有寒战、高热、胆绞痛的临床表现及胆囊触痛的体征。寒战、发热一般继急性腹痛后发作，大部分患者同时伴有胆管结石。全身中毒症状严重而黄疸程度较轻。血常规检查见白细胞、中性粒细胞明显升高，B超检查提示胆囊壁毛糙、增厚。

五、无黄疸型肝炎的鉴别诊断

1. 无黄疸型肝炎　无黄疸型肝炎分为急性无黄疸型肝炎与慢性无黄疸型肝炎。

急性无黄疸型肝炎临床上较为常见，主要表现为发热，纳差，恶心，呕吐，厌油，乏力，腹胀及肝区不适或疼痛。体检大多有肝肿大伴压痛。肝功能异常改变。部分患者症状不明显而有体征与肝功能变化。甲型肝炎常于3～6个月恢复正常，乙型肝炎与丙型肝炎易转为慢性。血清病毒标志检测可协助诊断。

慢性无黄疸型肝炎起病缓慢，临床表现与急性无黄疸型肝炎相似，肝功能异常往往超过半年以上。血清肝炎病毒标志检测有助于诊断。

如果没有病原学诊断，又没有明确的流行病学资料，急性无黄疸型肝炎的诊断需要慎重。无肝炎症状或症状不典型的单项丙氨酸氨基转移酶(ALT)升高，其升高值必须大于正常值上限3倍，并持续2周以上，才能考虑有肝细胞损害。即使有典型症状和体征，也有病原学诊断的支持，仍需与其他有肝病表现的疾病鉴别后再作出诊断。

2. 阿米巴肝病　为阿米巴肝炎和阿米巴肝脓肿的合称。患者有不规则发热，肝区与右上腹持续性疼痛，全身中毒症状，肝肿大并有压痛。可有阿米巴痢疾的病史。血象白细胞增多,分类以中性粒细胞为主。大便可查出阿米巴滋养体,70%左右的患者可在胆汁中检出阿米巴滋养体。B超及CT扫描检查对肝脏阿米巴脓肿的诊断有很大帮助。

3. 肝结核 临床上有午后低热,乏力,进行性消瘦,夜间盗汗等结核中毒症状。体检有肝肿大。如有全身其他部位结核病灶者,则肝结核诊断成立;如无其他部位的结核病灶,则需与慢性肝炎相鉴别。该病的结核菌素试验阳性。采用腹腔镜做粟粒结节的活组织检查,则有利于诊断。

4. 华支睾吸虫病 华支睾吸虫寄生于人体肝内胆小管中,轻者无症状,重者可引起胆管炎,胆囊炎,胆管阻塞,肝硬化等。最常见的为肝炎型,主要表现为乏力,上腹部不适,腹胀,食欲减退,肝区隐痛,肝脏轻、中度肿大,常无压痛。易与病毒性肝炎相混淆。鉴别依据:①本病的流行病学。②粪便或十二指肠引流液中找到虫卵。③免疫学试验。④肝炎病毒标志检查。

5. 卫氏并殖吸虫病 卫氏并殖吸虫致病,主要是童虫或成虫在人体组织与器官内移行、寄居造成的机械性损伤,及其代谢物等引起的免疫病理反应。童虫在肝表面移行或从肝组织穿过,引起肝局部的出血、坏死。以肝肿大为突出表现。临床症状类似于病毒性肝炎。多见于青少年和儿童。鉴别依据:①并殖吸虫抗原皮试阳性。②肝炎病毒标志的全面检测阴性。③痰或粪便虫卵检查,查获并殖吸虫虫卵可确诊。

6. 肝糖原积累病 多见于幼儿和儿童。临床表现为乏力,厌食,呕吐,腹胀,体重减轻,肝肿大等。生化检测为低血糖,高血脂,酮尿等。葡萄糖耐量试验和肾上腺素试验均为可靠依据。必要时肝活检。

7. 中毒性肝炎 药物和化学制剂可损害肝脏,引起不同程度的黄疸和肝功能损害。有些药物损害肝脏可不引起黄疸,如氯丙嗪、甲基睾酮及其同类的药物。临床表现为恶心，呕吐，食欲不振，腹痛、腹泻，肝脏肿大伴有压痛，血清转氨酶活性升高。与病毒性无黄疸型肝炎表现相似。鉴别点：①有服药史。②停药后症状和体征恢复很快。③肝功能损害一般在用药后的第一个月内发生。④再次给药可重新出现肝功能损害。

8、红斑狼疮　临床特点：①发热呈不规则性。②典型皮疹包括蝶形红斑，手掌红斑，日光过敏。③关节痛。④一般有两个或两个以上器官受累。如肝脏损害表现为病毒性肝炎样症状而有以上特点者，则应考虑红斑狼疮。狼疮细胞检测阳性可确诊。

9、急性感染性疾病　急性病毒性肝炎的黄疸前期，患者以畏寒、发热、疲乏、纳差起病，伴有厌油、腹胀、恶心等。有的患者还有头痛和上呼吸道症状，最易误诊为流感等上呼吸道感染疾病。因此，在急性病毒性肝炎的流行期间，患者出现上呼吸道感染症状，需做肝功能检查以明确诊断。

10、溶血性链球菌感染　发病年龄以5～10岁者为多见。主要表现有急性咽炎，扁桃体炎，肺炎，猩红热，丹毒，脓疱疮和全身性感染。同时，也是变态反应性疾病、风湿热和急性肾小球肾炎的间接病因。链球菌产生的红疹毒素由局部吸收进入血液循环，引起发热，头痛，呕吐等全身毒血症表现，中毒严重者也可形成肝、脾、淋巴结等不同程度的肿大，需与病毒性肝炎的急性期鉴别。鉴别点：①链球菌感染引起全身毒血症的其他表现，如出血性皮疹，间质性肾炎等。②敏感抗生素使用后症状改善快，肝、脾肿大恢复快。③肝炎病毒标志检测阴性。

11. 关节炎　病毒性肝炎可引起肝外器官的损害，导致关节炎。可引起指(趾)关节损害。关节炎引起的关节痛可作为急性肝炎的前驱症状及慢性肝炎的早期表现。受累关节主要表现为多个或单个呈游走性或持续性红、肿、热、痛，且反复发作，同时伴有不规则发热。血沉明显增快，抗“O”滴度高，肝炎病毒标志检查可确诊。

12. 胸膜炎 胸膜炎的致病因素有细菌、病毒、真菌、寄生虫及恶性肿瘤,但绝大多数继发于结核病。与病毒性肝炎相似点为发热,食欲不振,全身乏力等,但本病有胸痛之感,大多数患者有结核中毒症状。X线胸片、CT扫描检查可鉴别。

13. 胃肠道疾病 ①消化不良。主要表现为慢性或复发性中、上腹部不适,食欲差,剑突下闷胀感,伴有恶心、呕吐现象,与病毒性肝炎的临床表现相似,肝功能检查无明显变化。肝炎病毒标志检查阴性。②急性胃炎。主要表现为恶心,呕吐,腹痛。有诱因存在,如食物中毒,某些化学物品及药物刺激等,无肝区疼痛及肝区压痛等现象,去除诱因后恢复快,和胃对症等治疗有效。肝功能检查丙氨酸氨基转移酶(ALT)无明显升高。肝炎病毒标志检测阴性。③急性肠炎。表现为发热,恶心,呕吐,食欲不振,腹泻,腹部疼痛。本病有诱因存在,如受凉,食物中毒等,无肝区疼痛及肝区叩击痛现象,病程短,经输液抗菌治疗后恢复快。肝炎病毒标志检测可鉴别。④溃疡病。有恶心、呕吐,嗳气,反酸,食欲不振等表现,上腹部疼痛与进食有关,呈季节性、规律性,同时反复发作,肝区无疼痛,肝脏无压痛及叩击痛,抗溃疡治疗有效。肝炎病毒标志检测阴性。

14. 神经官能症 有恶心,呕吐,食欲不振,上腹部隐痛,腹胀等表现,体检无明显阳性体征,给予对症处理后病情缓解,无黄疸及肝功能损害表现。女性和神经不稳定者多见。

六、肝肿大的鉴别诊断

1. 病毒性肝炎 有肝炎密切接触史或接受输血及血制品注射史。病初常有发热,有或无黄疸,常伴有乏力,纳差,恶心,呕吐,上腹部不适等消化道症状,急性期有轻度肝肿大,质软压痛;慢性期质地偏中。肝功能有变化，血清相关抗原呈阳性。

2. 脂肪肝　绝大多数患者无任何症状，一部分患者自觉有上腹部不适，隐痛或胀痛等。严重脂肪肝有黄疸，恶心、呕吐等现象。肝功能正常或轻度异常。大部分患者通过B超检查和CT扫描可诊断。与慢性肝炎鉴别需做肝组织活检。

3. 阿米巴性肝脓肿　有不规则发热，肝区与右上腹持续性疼痛，肝脏常呈弥漫性肿大。血白细胞计数增高，超声及CT扫描检查示单个或多个液平段，脓肿穿刺液为巧克力色。对疑有阿米巴肝病而未能确诊者，可根据病人体质情况，采用吐根素或氯化喹啉做诊断性治疗，若疗效确切，则有助于诊断。

4. 细菌性肝脓肿　常继发于败血症、胆管感染或腹部化脓性疾患。有寒战、高热，肝区疼痛，恶心，呕吐，肝脏肿大。常伴有轻度黄疸。血白细胞计数明显增高，中性白细胞显著增多。超声及CT扫描检查示单个或多个液平段，脓肿穿刺液为黄白色，脓液培养常可见致病菌。

5. 药物性肝病与中毒性肝炎　有服用有关药物或毒物接触史。症状因肝脏病变轻重，药物、毒物之不同，以及其他脏器受累情况而异。常有发热，乏力，恶心，呕吐，黄疸及肝肿大。肝功能可正常或减退，血清胆红素、丙氨酸氨基转移酶(ALT)常增高。

6. 肝癌　有乏力，消瘦，肝区痛及进行性肝肿大。常伴发热，后期可有恶病质，黄疸，血性腹水。超声及CT扫描检查可协助诊断。甲胎蛋白试验对原发性肝癌的诊断甚有价值，而继发性肝癌则为阴性。

7. 肝阻性充血　常见于充血性心力衰竭，大量心包积液，缩窄性心包炎，肝静脉血栓形成。肝肿大，常有压痛，并同时有上述疾病的症状与体征。如病因消除，肝脏恢复正常。心源性肝硬化者肝、脾可轻度肿大，并有腹水，黄疸，肝功能减退。

8、肝豆状核变性　又称Wilson病，是一种常染色体隐性遗传的铜代谢障碍所引起的肝硬化和脑变性疾病。主要表现为进行性加剧的肢体震颤，肌强直，构音困难，精神症状，肝硬化及角膜色素环。患者血清中铜兰蛋白明显下降，尿铜排泄显著高于正常。肝脏病理学检查有显著的脂肪变性。裂隙灯检查角膜边缘与巩膜交界处常有金黄色或绿褐色色素环（K-F 环）是该病的一个重要体征。

9、伤寒 临床表现为持续高热，厌食，恶心，腹痛，腹胀，全身乏力，表情淡漠。相对缓脉，肝、脾肿大，有特殊的中毒面容。肝、脾随着病情的恢复而回缩至正常。血象可见白细胞总数减少，绝大多数患者伤寒血清凝集试验阳性，肝炎病毒标志检查阴性。如伤寒合并有慢性肝炎，则病期长，呈迁延型，肝、脾肿大显著，但仍有伤寒的典型表现。

10、斑疹伤寒 流行于冬春季节，以突然寒战、发热开始起病，呈稽留热型。常出现全身肌痛，腓肠肌压痛，食欲不振，肝、脾肿大，早期即出现神经系统症状，如头痛，呆滞，听力减退等。血清学检查可确诊。

11. 败血症 是一种严重的全身性感染。起病急，病情严重。患者畏寒、高热，头痛，多伴有恶心，呕吐，腹泻，食欲不振，全身肌肉及关节疼痛，常有肝、脾肿大。部分患者有皮疹，出现迁徙性化脓病灶，这二者为该病常见而重要的体征。血象白细胞及中性粒细胞（特别是后者）明显增多，出现核左移及中毒性颗粒，有时呈类白血病反应。

12. 血吸虫病 有疫区水接触史，大多发病于夏、秋季。急性期有不规则发热，皮疹，咳嗽与腹泻，血嗜酸性细胞增多可高达90%；慢性期可有乏力，食欲减退，轻度腹泻；晚期可有肝硬化，门脉高压的表现，如腹水，腹壁静脉曲张，肝、脾显著肿大，食管下端或胃底静脉曲张。肝功能检查轻度异常，大便孵化易找到毛蚴，直肠黏膜活检可找到虫卵。

13. 黑热病 长期不规则的发热，消瘦，进行性肝、脾肿大和全血细胞减少。脾肿大较肝肿大明显。有消瘦，乏力，食欲不振，心悸，头昏，鼻出血，贫血貌等。晚期有黄疸及肝硬化。此病在新中国成立后已基本消灭，但在以前流行的地区尚有散发病例存在。利杜体的检出是确诊的依据。肝炎病毒标志检查阴性。

七、肝硬化的鉴别诊断

1. 肝炎肝硬化 是慢性肝炎的发展结果，起病隐匿，发展缓慢。临床上分为肝功能代偿期和肝功能失代偿期。

在肝功能代偿期，临床症状不明显。常见有一般肝炎的表现，如乏力，纳差，厌油，腹胀等。当劳累或有其他诱因的影响，则病情加重，出现恶心，呕吐，腹胀，腹泻等，经休息或解除诱因后病情缓解。

在肝功能失代偿期，临床表现显著，主要有肝功能减退和门脉高压症的表现，并伴有全身多系统的损害。患者一般情况较差，精神萎靡不振，出现肝病面容，消化道症状明显，对脂肪和蛋白质的耐受性差，不同程度的黄疸，明显的出血倾向，内分泌紊乱，门脉高压症如脾肿大、侧支循环的建立和开放、腹水等。早期患者肝脏偏大，质地坚硬；而晚期患者肝脏缩小。肝炎病毒标志检查阳性。

2. 门脉性肝硬化 早期临床症状轻微，无特征性表现，有些患者无自觉症状。常见的症状有：食欲减退，乏力，腹胀，恶心，腹泻，肝肿大。本病与乙型病毒性肝炎所致的坏死后性肝硬化在临床方面常不易区别。鉴别依据：①本病起病缓慢，黄疸出现晚，有的患者呈无黄疸型。②病情发展较慢，肝功能损害较轻。③一般来说，首先出现门脉高压症状，尔后出现慢性肝功能衰竭，或两者同时出现。坏死后性肝硬化则相反。④出现腹水后可自行消退或经治疗后消退，存活时间较长；而坏死后性肝硬化如出现腹水则为疾病的晚期，存活时间一般不超过1年。

3. 心源性肝硬化 因慢性充血性心力衰竭引起淤血性肝硬化称为心源性肝硬化。临床上除充血性心力衰竭的其他表现外，尚有肝肿大，腹水，肝区压痛不明显，脾肿大、质硬。与肝炎肝硬化的区别要点是有长期反复的右心衰竭病史。

4. 胆汁性肝硬化 胆汁性肝硬化分原发性（肝内胆管梗阻性）与继发性（肝外胆管梗阻性）二种。

原发性胆汁性肝硬化起病隐匿，病程缓慢，开始可有寒战、高热，右上腹疼痛，尔后症状缓解，临床上有慢性阻塞性黄疸的表现。皮肤瘙痒，肝、脾肿大，肝脏肿大多为中度、质地硬、表面平滑，晚期呈结节状。线粒体抗体阳性，肝活检有肉芽肿。

继发性胆汁性肝硬化患者尚有原发病的临床表现。例如，因胆石症引起的胆绞痛、畏寒、高热及由癌引起的胆囊肿大，体检可扪及且无压痛等。

本病女性较男性多见，肝功能检查除胆固醇与碱性磷酸酶明显增高外，可长期显示轻微损害，甚至完全正常。

第八节 病毒性肝炎的合并症

一、肝性脑病

肝性脑病（HE）过去称肝性昏迷，是由严重肝病引起的以代谢紊乱为基础的、中枢神经系统功能失调的综合征，主要临床表现是精神与神经改变。发生的主要原因是肝细胞功能衰竭和来自胃肠道未被肝细胞代谢分解的毒物经体循环直接至脑部而引起。

(一)病因

(1)各型肝硬化和门体分流术后为最常见的病因,其中又以肝炎后肝硬化最多见。

(2)病毒性肝炎、中毒性肝炎、药物性肝炎等。

(3)原发性肝癌、妊娠期急性脂肪肝、严重胆道感染等。

(二)分型

1. 门体分流性脑病 由于门静脉高压,肝门静脉与腔静脉间有侧支循环存在,大量门静脉血未经肝脏解毒而绕过肝脏流入体循环,是引起肝性脑病的主要病因。

2. 亚临床肝性脑病 无明显的临床表现和生化异常,仅能用精细的心理智能试验和生理检测才能诊断的肝性脑病。

(三)临床表现

肝性脑病的临床表现往往由于肝病的病因,肝功能损害程度及诱因等不同而表现很不一致。慢性肝性脑病的起病常较隐匿或渐起,初起仅有轻微精神障碍,不易觉察;急性肝性脑病起病急,前驱期极为短暂,即进入肝昏迷。

根据神经、精神症状,体征,脑电图改变,一般可分为四期,但各期之间并无明确的界限,故相邻两期症状协同出现的机会比单独出现的为多。

1. 一期(前驱期) 轻度性格改变和行为失常。表现为欣快激动或淡漠少言,衣冠不整或随地便溺。应答尚准确,但吐词不清且较缓慢。可有扑翼(击)样震颤。

2. 二期(昏迷前期) 以意识错乱,睡眠障碍,行为失常为主。定向力和理解力均减退,对时、地、人的概念混乱;常有言语不清,书写障碍,举止反常等症状出现,睡眠时间倒错,昼睡夜醒。患者有明显神经体征，如腱反射亢进、肌张力增高、踝阵挛及 Babinski 征阳性等，脑电图有特征性异常。

3. 三期（昏睡期） 以昏睡和精神错乱为主。大部分时间患者呈昏睡状态，但能唤醒，醒时虽应答问话，然而常有神志不清和幻觉。肌张力增加，锥体系经常呈阳性，脑电图有异常波形（Q 波）。

4. 四期（昏迷期） 神志完全丧失，不能唤醒。脑电图明显异常。

肝功能损害严重的肝性脑病有明显黄疸、出血倾向，易并发各种感染、肝肾综合征和脑水肿等情况，使临床表现更复杂。

（四）辅助检查

1. 血氨 正常人空腹静脉血氨为 40～70 微克/分升。约 75％肝性脑病的血氨浓度有不同程度增高，以慢性肝性脑病患者多见。但急性肝功能衰竭所致的脑病，血氨多属正常。

2. 脑电图 脑电图对诊断与评价预后均有价值。典型改变为节律变慢，主要出现普遍性每秒 4～7 次的 θ 波或三相波，有的也出现每秒 1～3 次的 δ 波。

3. 血浆氨基酸测定 芳香族氨基酸尤其色氨酸常明显增高，支链氨基酸浓度降低，两者比值倒置。在慢性肝炎中更明显。

（五）诊断

肝性脑病主要诊断依据为：

（1）严重肝病和（或）广泛门体侧支循环分流。

（2）精神紊乱、昏睡或昏迷。

（3）肝性脑病的诱因。

（4）明显肝功能损害或血氨增高。

（5）扑翼样震颤和典型的脑电图改变。

二、肝肺综合征

没有合并原发性心肺疾病的肝病患者，如出现气促、呼吸困难、肺水肿、间质性肺炎、盘状肺不张、胸腔积液和低氧血症等病理和功能改变，统称为肝肺综合征（HPS）。

病因主要是肝硬化引起的门静脉高压和各种原因所致的肝细胞变性、坏死。

（一）临床表现

除肝病患者所出现的纳差，乏力，蜘蛛痣，脾肿大，门静脉高压及腹水形成外，肝肺综合征的特征是与肝病有关的严重的低氧血症。主要症状是运动性呼吸困难，患者可有发绀、杵状指（趾）及全身高动力循环改变，但可无临床肝病变化。进行性呼吸困难是肝肺综合征最常见的肺部症状，直立性缺氧是肝肺综合征最严重的特征性表现。临床检查常无显著异常，X 线胸片可以发现双侧肺基底部出现斑片状影，有可能被误诊为间质性肺炎。

（二）辅助检查

除应做肝功能检查外，还需要做以下检查：

1. 肺功能测定　最突出的改变是肺弥散量显著异常，肺容量及呼气量基本正常。

2. 动脉血气分析　氧分压（PaO_2）常低于 10 千帕。直立和仰卧位氧分压测定，以及呼吸室内空气和 100%氧时氧分压有重要价值。肺泡-动脉血氧分压（$AaDD_2$）常大于 2.0 千帕，其梯度增大与肝病严重程度和系统内血流动力有关，$AaDD_2$ 较氧分压更灵敏，可作为肝肺综合征的主要诊断依据；

3. 对比超声心动描记术　此项检查是诊断肝肺综合征最简

单的方法，临床检查常显阳性。

4. ^{99}Tc-多聚白蛋白扫描(^{99}TcMAM) 正常情况下，所有的肺扫描物质均浓集于肺血管床内，不能穿过肺毛细血管，但如果肺内毛细血管扩张，则扫描物质可以通过，并沉积于脑、肝及肾脏中，通过扫描而被证实。本法有助于鉴别肝硬化或肺疾患所引起的低氧血症。

5. 肺血管造影 可以区别弥漫分布的蜘蛛样血管扩张，海绵状静脉扩张，以及不连续的动静脉交通，对肝移植术的选择及疗效预测有重要价值。

(三)诊断

肝肺综合征的诊断尚无统一的标准，Roisin 等(1992 年)提出以下四条：

(1)有慢性肝病存在(酒精性肝硬化、坏死后性肝硬化、原发性胆汁性肝硬化、慢性活动性肝硬化)，可无严重的肝功能不全。

(2)无心肺疾病，胸部 X 线检查正常或伴有肺基底部的结节状阴影。

(3)肺气体交换异常，肺泡-动脉氧的梯度增加(大于或等于 2.0 千帕)，有低氧血症。

(4)肺外静脉有放射性核素标记物，或二维超声心动图阳性，提示肺内血管异常。国内陆氏把 $P(A\text{-}a)O_2 \geqslant 2.67$ 千帕作为肝肺综合征的诊断标准，对基层医院有指导作用。

三、肝肾综合征

肝肾综合征(HRS)又称为功能性肾衰竭(FRF)，是严重肝脏疾病引起的一种尚不能完全解释的肾衰。实验室及肾活检常无器质性病变。据资料统计，肝硬化和暴发型肝炎患者中肝肾综合征发生率分别为36%与33%。

肝肾综合征的发病机制至今仍未彻底阐明。目前认为，在重型肝炎或肝硬化时，由于内毒素血症，肾血管收缩，肾缺血，前列腺素E_2减少，使有效血容量下降等因素导致肾小球滤过率和肾血流降低，从而引起急性肾功能不全。

（一）临床特点

1. 病史　一般均有肝病史。

2. 少尿或无尿　渐进性的少尿是发生肝肾综合征的标志。

3. 诱因　常见诱因为腹腔穿刺放液后，即使抽腹水量仅2～3升也可发生。大量利尿造成体液丢失，消化道出血，某些影响前列腺素合成的药物如非甾类抗炎剂等，血容量降低及合并休克均可诱发肝肾综合征。

4. 腹水、黄疸　一般都有腹水，大多为难治性腹水。多数患者发生肝肾综合征时黄疸加重，有部分病情严重患者黄疸反而减轻。

5. 低血压、昏迷　部分患者血压比以前下降。而伴有肝硬化患者，50%以上同时合并肝昏迷。

（二）分期

根据病情发展可分为下述二期：

1. 肾功能损害期(RFL)　此期除肝硬化失代偿期的临床表现外，肌酐清除率、对氨马尿酸排出量及水负荷试验均已减少，血尿素氮一般正常或有短暂偏高，血肌酐正常，血钠偏低。尿量逐渐减少在1 000毫升/24小时以下，且用利尿剂无效。此期维持数天或拖延月余，病情经过可反复。

2. 肝肾综合征期(HRS)　此期分为：①氮质血症早期。血尿素氮逐渐上升至中度增高，血肌酐可正常或中度升高，血钠降低更明显，出现尿毒症症状，如恶心、呕吐、烦渴、乏力、嗜睡等。少尿进行性加重，对利尿剂无效。此期维持3～7天。②氮质血症晚期。血尿素氮和血肌酐均显著升高，低血钠明显，无尿，扑翼样震颤，深昏迷，终至死亡。

（三）实验室检查

1. 尿常规　一般呈酸性，常含少量蛋白、透明及颗粒管型；镜下有少量红、白细胞，尿比重大于1.020。

2. 尿钠　一般尿钠少于10毫摩/升。

3. 血钠、血钾　血钠浓度在早期可以正常或稍低于正常，随着病情进一步发展，血钠一般降低；血钾早期降低，晚期为高血钾。

4. 血肌酐、尿素氮　呈进行性升高，肌酐＞132微摩/升。

5. 肾小球滤过率和肾血流量　肾小球滤过率和肾血流量下降。当肝硬化合并肾功能衰竭时，肾血流可以大幅度下降，较急性肾小管坏死而无肝硬化患者降低程度更显著。

（四）诊断

根据临床特点、分期及实验室检查，即可作出诊断。

四、原发性肝癌

原发性肝癌是指自肝细胞或肝内胆管细胞发生的癌，其病因和发病机制尚不十分清楚，但肝炎尤其是乙肝及肝硬化与肝癌发生有很大的关系。

（一）临床表现

原发性肝癌因起病隐匿，早期缺乏典型症状，一经发现，多属中、晚期。经甲胎蛋白（AFP）普查检出的早期病例可无任何症状和体征，称为亚临床肝癌。

1. 肝区疼痛　大部分患者肝区有持续性胀痛或钝痛。如肿瘤生长缓慢，可无痛或仅有轻微钝痛；如肿瘤侵犯膈肌，则右肩可出现牵涉痛。

2. 肝肿大　肝脏进行性增大，表面凹凸不平。常有不同程度的压痛，触之质地坚硬。

3. 黄疸　早期一般无黄疸，晚期由于肝细胞损害严重，癌组织压迫或侵犯肝门附近的胆管，癌组织和血块脱落引起胆管梗阻均可引起黄疸。

4. 肝硬化征象　肝癌伴有肝硬化门脉高压者可出现脾肿大、腹水、静脉侧支循环形成等表现。

5. 发热、体重下降　恶性肿瘤患者表现为发热，进行性体重减轻，纳差，乏力，甚至恶病质。

6. 转移灶症状　如发生肺、骨、胸腔等处转移，可产生相应症状。胸腔转移以右侧多见，颅内转移癌可有神经定位体征。

（二）肝癌的分型、分期

1977年全国肝癌防治研究协作会议通过了将肝癌分Ⅲ型、Ⅲ期的方案。

1. Ⅲ型分法　①单纯型。临床和化验检查无明显肝硬化表现者。②硬化型。有明显肝硬化的临床和化验表现者。③炎症型。病情发展迅速，并伴有持续性癌性高热或丙氨酸氨基转移酶(ALT)升高1倍以上者。

2. Ⅲ期分法　Ⅰ期为无明确肝癌症状与体征者，亦称亚临床期。Ⅱ期为介于Ⅰ期与Ⅲ期之间者。Ⅲ期为有黄疸、腹水、远处转移或恶病质之一者。

(三)辅助检查

1. 实验室检查

(1)甲胎蛋白(AFP):是诊断肝癌的特异性最强的标记物,阳性率为70%～90%。在其他一些疾病中,如孕妇、肝炎、肝硬化、生殖腺胚胎病、少数转移性肿瘤如胃癌等,甲胎蛋白可显阳性,但升高远不如肝癌明显。甲胎蛋白检查诊断肝癌标准为:①甲胎蛋白大于500微克/升持续4周。②甲胎蛋白由低浓度逐渐升高不降。③甲胎蛋白在200微克/升以上的中等水平持续8周。

(2)γ-谷氨酰转肽酶同工酶Ⅱ:用聚丙烯酰胺凝胶电泳可将血清γ-谷氨酰转肽酶(γ-GT)分出同工酶各条带,其中γ-GT_2在原发性和转移性肝癌的阳性率可提高到90%;特异性达97.1%。在小肝癌中γ-GT_2阳性率为78.6%。

2. 超声波检查 实时B型超声波检查可显示直径为2厘米以上的肿瘤,对早期定位诊断有较大价值,如结合甲胎蛋白检测,有利于早期诊断。对甲胎蛋白阴性病例的诊断,除结合其他肿瘤标记物检测外,超声波检查尤为重要。

3. CT检查 肝肿瘤的CT图像可显示直径2厘米以上的肿瘤。如结合肝动脉造影(CTA)或注射碘油的肝动脉造影,对1厘米以下肿瘤的检出率为80%以上,因此是目前诊断小肝癌和微小肝癌的最佳方法。

4. 磁共振成像检查 应用磁共振成像(MRI)检查能清楚显示肝细胞癌内部结构特征,对显示分子瘤和瘤栓有价值。

(四)诊断

根据临床表现及辅助检查即可作出诊断,但临床上需要与继发性肝癌作鉴别诊断。

五、自发性细菌性腹膜炎

慢性肝病患者抵抗力低下，常并发细菌感染，如自发性腹膜炎、肺炎、胸腔积液并化脓、胆管感染、败血症等。其中最常见的感染为自发性细菌性腹膜炎(SBP)，占所有肝硬化合并感染的5%～30%，且其症状变化多样，诊断困难，预后极差，病死率高达60%～95%。

自发性细菌性腹膜炎的致病菌多为革兰阴性杆菌，大肠杆菌占40%～50%，其他细菌尚有肺炎球菌、肺炎杆菌、肠球菌等，单纯厌氧菌感染或并发多种细菌混合感染则少见。

其发病机制与肠道因素、侧支循环开放、机体防御功能低下有关。

(一)临床表现

除一般肝病表现外，可有：①发热多为低热或不规则热。②腹痛在脐周或下腹部，呈阵发性或持续性隐痛，或阵发性加重。常有全腹压痛，肠鸣音减弱或消失。部分患者有极似阑尾炎的右下腹压痛、反跳痛。因存在腹水，有时腹肌紧张不明显。③患者原有腹水、黄疸等症状加重，可诱发低血压，甚至休克、肝肾综合征、肝性脑病、顽固性呃逆。部分患者腹膜炎体征不明显，常易漏诊。

临床上将自发性细菌性腹膜炎分为以下三种类型：

1. 急腹症型(普通型)　突然腹痛，恶心、呕吐，既而发热；体检全腹压痛，腹肌紧张，反跳痛阳性。腹水急诊检查符合急性炎症改变。

2. 腹水骤增型　短期内腹水明显增多，尿少；但缺少典型腹膜炎体征。

3. 休克型　常在剧烈腹痛，或急性发热后不久(数小时至1

天内)迅速出现循环衰竭。

(二)实验室检查

1. 血常规 患者由于脾功能亢进,白细胞计数不一定增高,但多有核左移现象。

2. 细菌培养 腹水细菌培养可以确诊。

3. 腹水检查 腹水性质介于漏出性与渗出性之间。腹水外观黄浊、脓性或血性,比重在1.010以上,很少超过1.018;黏蛋白定性试验多为阳性,蛋白定量9～18克/升(0.9～1.8克/分升);白细胞计数大多$>0.3\times10^9$/升(300/立方毫米),以多形核白细胞(PMN)为主。腹水检查的其他指标尚有腹水乳酸脱氢酶(LDH)、腹水pH值与血-腹水pH值梯度、腹水乳酸盐、血-腹水乳酸盐梯度、腹水腺苷脱氢酶(ADA)等。

(三)诊断标准

1988年,全国腹水学术会议提出了肝硬化腹水并发自发性细菌性腹膜炎的诊断参考标准:

(1)有发热、腹痛及腹部压痛、反跳痛等腹膜刺激征。

(2)凡腹水白细胞$>0.3\times10^9$/升,中性粒细胞$>50\%$,腹水培养有致病菌生长或涂片阳性者,可确诊为自发性细菌性腹膜炎。

(3)凡腹水白细胞$>0.3\times10^9$/升,中性粒细胞$>50\%$,结合临床表现,可诊断自发性细菌性腹膜炎。

(4)凡腹水白细胞$>0.3\times10^9$/升,中性粒细胞$>50\%$,即使无临床表现,要视为菌腹水症,应高度疑为自发性细菌性腹膜炎,并按自发性细菌性腹膜炎治疗。

(5)如腹水检查不能达到上述标准,而以下试验阳性,也可诊断为自发性细菌性腹膜炎:①腹水pH值<7.30,或血-腹水pH值梯度>0.10。腹水pH值测定必须在抽出腹水后迅速完成,超过

30分钟则腹水中CO_2增多,pH值下降。②腹水乳酸盐>0.63毫摩/升,但恶性腹水中乳酸盐也可呈高水平,酸中毒时腹水乳酸盐也可升高,应注意鉴别。③腹水鲎试验(测定内毒素)阳性。④腹水腺苷脱氢酶(ADA)>6kU/L,但恶性腹水中腺苷脱氢酶(ADA)也可升高,结核性腹膜炎时腺苷脱氢酶(ADA)达到更高水平。

六、上消化道出血

肝硬化所致的上消化道出血其特征是起病突然,出血量大,病情发展迅速,病死率高。若抢救成功,亦会导致肝细胞进一步损害,并诱发肝性昏迷、腹腔感染等。

这种上消化道出血是由肝硬化门脉高压引起的,除食管、胃底静脉曲张破裂外,部分为并发急性胃黏膜糜烂或消化性溃疡所致。

(一)临床表现

(1)有腹水,脾肿大,腹壁脐周静脉曲张,痔核形成等门脉高压,侧支循环建立与开放,以及消瘦、纳差、出血倾向、贫血、蜘蛛痣或肝掌等肝硬化的表现。

(2)呕血与便血,常有失血性休克的表现。

(二)辅助检查

1. 血液检查　红细胞、白细胞与血小板均明显减少,肝功能异常,白蛋白/球蛋白(A/G)倒置、凝血酶原时间延长。

2. 急诊内镜检查　能在直视下迅速确定是否有食管、胃底静脉曲张及其大小、程度和出血部位,并有利于局部止血治疗。

(三)诊断

根据临床表现及辅助检查即可作出诊断。

七、其他合并症

病毒性肝炎可出现机体多系统的合并症，除了本章上述提及外，临床上比较多见的有关节炎、胆管炎、胃肠病变、脂肪肝、皮肤及循环系统合并症。其中皮肤合并症往往在肝炎急性早期出现，表现为荨麻疹、红斑疹、斑丘疹、面部蝶形红斑、结节红斑、多形红斑、蜘蛛痣、猩红热型皮疹及血管神经性水肿。慢性肝炎可出现皮肤瘙痒、色素沉着、紫癜、痤疮、硬皮病、皮肤松垂症等。Sarlkany认为皮肤病变与肝病有直接关系，故称为肝皮综合征。循环系统的合并症以结节性多动脉炎较多见，表现为不明原因发热、皮疹，全身多关节疼痛、肌痛，同时出现中枢性及周围性神经性病变，血尿、氮质血症及肝功能损害；部分患者还可出现心肌炎、心包炎。其次还有血液系统的合并症及电解质和酸碱平衡紊乱等。

第九节　病毒性肝炎的治疗

病毒性肝炎目前还缺乏可靠的特效治疗方法，各型肝炎的治疗原则均以休息(适当休息或绝对卧床休息)、合理饮食，配合适当的药物治疗等综合疗法，避免饮酒、过度疲劳和使用损害肝脏药物。针对各型肝炎的实际情况，在病程各个时期的治疗重点要有所不同。

一、病毒性肝炎的一般治疗

(一)休息

运动过程中糖原、蛋白质等物质代谢后将产生乳酸、氨等代谢产物，这些产物主要通过肝脏处理。如果运动量增加，代谢产物势必增加，这样就增加了肝脏的负担，使肝功能进一步恶化，因此适当休息也是一种基础治疗。有研究表明，患者自卧位到45度半卧位时，肝脏的血流量减少18%～44%，立位比仰卧位时减少40%，立位伴有运动时减少80%～85%，肝血流量的减少可直接导致肝组织营养及氧气的供应不足。正常人运动10分钟后，血中乳酸含量增加2.4倍，因此休息可减少体力消耗，减少糖原及蛋白质分解，减少乳酸产生，减轻肝脏的负荷，增加肝组织氧气及营养供给，促进肝细胞再生。

对临床症状不太重的一般肝炎及慢性肝炎活动期，主张适当休息，无必要绝对卧床休息。因为长期卧床休息可使患者精神负担过重，导致神经衰弱、失眠、胃肠功能减退、便秘、腹胀、肥胖等不良表现，不利于大脑功能的调节及肝脏功能的协调。患者绝对卧床休息还可因长期缺乏锻炼而导致肌张力降低，在轻微活动后即出现乏力、心悸、多汗等自主神经功能紊乱症状，易被认为是病情恶化而继续卧床休息，造成恶性循环。适当的活动可保持体力，有利于健康及日后工作，因此要处理好休息与活动在病情不同阶段时的关系。急性肝炎早期及急、慢性肝炎转重者应卧床休息。

（二）合理饮食

合理饮食有利于肝细胞的再生和肝脏的修复，而不合理的摄食过多，则可增加肝脏的负担，延缓肝功能恢复，甚至加重病情。患者以清淡饮食为主，临床症状较重的主要以流质或半流质清淡易消化食物为主，少量多餐。对于恢复期及无明显临床症状的患者，热能摄入量多主张比基础热能增加60%～70%即可，每天热能的摄入不应低于8 368千焦（2 000千卡），特别注意增加蛋白质供给。具体的饮食营养比例大约为蛋白质16%，脂肪25%～30%，糖类44%～59%，充足的维生素及水分。黄疸前期过后，食欲好转，消化道的症状明显减轻，可给予营养丰富的饮食，但不宜太油腻。

1. 蛋白质 蛋白质可促进组织蛋白合成，有利于病情恢复。部分肝病患者由于长期食欲不振，蛋白质的摄入严重不足，对疾病的转归相当不利，因此鼓励患者进食高蛋白质非常重要，但对于肝性昏迷患者则应严格控制蛋白质的摄入，以减少肠源性氮质来源。输入支链氨基酸虽未能拮抗芳香族氨基酸，但可加强营养，维持正氮平衡。

2. 糖类 糖是热能的主要来源，进食足够的糖类，使肝糖原储备充分，可增强肝细胞抗感染及抗毒素作用，减少肝组织损伤。若热能供给已经足够，则不必强调糖类的摄入。由于肝病患者的糖耐量降低，供给过多的葡萄糖则会通过尿液排出，甚至出现肝源性尿糖。但对食欲明显减退，恶心、呕吐明显的患者，适当口服葡萄糖或白糖可保证能量的供给，对于反复呕吐的患者，应适当静脉滴注葡萄糖。综上所述，糖类的摄取要适量。

3. 脂肪 脂肪在肝内过多沉积则可妨碍糖原的合成。肝病患者由于胆汁、消化液、消化酶等分泌减少，使脂肪难以吸收，因此不提倡大量供给脂肪，主张低脂肪。但对慢性肝炎患者不必限制脂肪的摄入，因为脂肪可增加热能，满足某些必需脂肪酸的需要，增加患者的食欲。

4. 维生素及锌 肝病患者要多摄取高维生素类食物，同时要多饮水，以加速病毒及胆红素排出，促进病情好转。但对出现水肿的患者，应减少食盐的摄入，低钠血症患者应限制水分的摄入。锌是一些酶的组成成分，而肝病患者经常缺锌，导致患者食欲不振，免疫功能低下，故应注意补充。

（三）禁烟、酒及避免损肝药物

乙醇会加重肝细胞的损伤，因此肝病患者应杜绝饮酒。香烟中的多种有毒物质对肝脏有害，也应该禁止。另外，避免使用损害肝脏的药物，以免加重病情，如应禁用吗啡、氯丙嗪、磺胺药等。

（四）心理治疗

心理治疗对提高治疗的成功率有所帮助。肝病患者或病毒携带者常由于焦虑、悲观等心理负担较大而影响休息及饮食，可加重病情，甚至诱发肝衰竭，施行心理治疗，解除患者的心理负担，有时可能比药物治疗效果更好。既要给患者信心，又要让患者有耐心。对于众多的门诊患者，最关键的是要督促他们定期复查，以便及时处理新出现的问题。

（五）对症治疗

肝病患者有不同的临床表现，应根据具体情况，有针对性地进行对症治疗，以缓解病情，提高抗病治疗的有效性及患者参与治疗的积极性。

1. 减轻胃肠道症状 恶心、呕吐较明显的患者，可口服或肌内注射胃复安；伴腹胀者，可口服西沙必利；伴便秘者，可口服60％乳果糖；伴食欲不振者，可给予胃复安、多酶片、消食片等。

2. 利尿 对于腹水或水肿患者，应给予适量的利尿剂，如螺内酯（安体舒通）、呋塞米（速尿）、氢氯噻嗪（双氢克尿噻）等。

3. 止痒 有淤胆现象的患者血清胆汁酸浓度升高而引起皮肤瘙痒，可给予扑尔敏、苯海拉明、消胆安、氢氧化铝、苯巴比妥等止痒。

二、甲型肝炎的治疗措施

甲型肝炎是一种自限性疾病，预后良好。治疗上一般主张适当休息、合理饮食、做好护理，给予一般护肝药物进行对症治疗，不主张抗病毒治疗。临床上常用中草药治疗。一般甲型肝炎经治疗后，可以完全恢复，无后遗症，不会转为慢性。甲型肝炎病毒也有可能会引起重型肝炎，应值得警惕。

甲型肝炎病毒感染的预防措施主要是保护水源，防止粪便污染，妥善处理患者的排泄物，提倡熟食，搞好饮食卫生和食具的消毒，以阻断甲型肝炎病毒的传播。加强疫情预测报告，隔离患者。

目前我国已经大量生产甲型肝炎减毒活疫苗，并已广泛用于免疫接种，获得理想的预防效果。

三、乙型肝炎的治疗措施

(一)急性乙型肝炎

急性乙型肝炎以一般处理和支持治疗为主。早期临床症状明显，应强调卧床休息，至症状明显减轻，可逐步增加活动。于隔离期满，乙肝表面抗原(HBsAg)阴转，临床症状消失，血清总胆红素在17.1微摩/升以下，丙氨酸氨基转移酶(ALT)在正常值2倍以下时可以出院，但出院后仍应休息1～3个月，恢复工作后应定期复查1～3年。

饮食宜清淡，热能足够，蛋白质摄入争取达到每日1～1.5克/千克体重，适当补充B族维生素和维生素C，进食过少者可由静脉补充葡萄糖及维生素C。不强调高糖和低脂饮食。

药物治疗可根据情况选用一些非特异性护肝、降酶、退黄药物。这也是病毒性肝炎非特异性治疗的重要辅助措施，具有保护受损肝细胞，促进肝细胞再生与修复，改善症状及肝功能，改善微循环、利胆退黄等作用。临床上常用的有氨基酸、维生素类、葡萄糖、肝太乐、谷胱甘肽、硫普罗宁、肌苷、辅酶A、三磷酸腺苷、强力宁、甘利欣、门冬氨酸钾镁、苯巴比妥、熊去氧胆酸等，以及中草药制剂或方剂。

(二)慢性乙型肝炎

1. 轻度慢性乙型肝炎　轻度慢性乙型肝炎无需绝对卧床休息,宜动静结合。待患者症状消失,肝功能正常 3 个月以上可恢复其原来的工作,但仍需随访 1～2 年。饮食要多摄取蛋白质,避免过高热能饮食,以防止肝脏脂肪变性,也不宜进食过多的糖,以免导致糖尿病。适当使用一些非特异性护肝药,但宜精简,非特异性降低丙氨酸氨基转移酶(ALT)药如联苯双酯、垂盆草、齐墩果酸等在一些患者中可与护肝药联合应用,但停药后容易产生丙氨酸氨基转移酶(ALT)反跳,应逐渐停药。值得一提的是此时宜用抗病毒治疗。

(1)干扰素:干扰素使用的指征为丙氨酸氨基转移酶(ALT)明显升高(3～5 倍正常值上限),乙型肝炎病毒复制(乙型肝炎病毒脱氧核糖核酸和乙肝 e 抗原阳性)的慢性乙型肝炎患者。不宜用于慢性乙型肝炎病毒(HBV)携带者和乙肝表面抗原(HBsAg)阴性的慢性乙型肝炎患者及失代偿期肝硬化患者、自身免疫性疾病、有重要脏器病变(严重心、肾疾患,糖尿病,甲状腺功能亢进或低下,以及神经精神异常等)患者。推荐剂量为 500 万单位,每周 3 次,疗程为 6 个月。

干扰素具有抗病毒、抗细胞分裂和免疫调节活性,是目前国内、外公认治疗病毒性肝炎有效的药物。用于病毒性肝炎治疗的主要是干扰素-α。干扰素-α 治疗慢性乙型肝炎的疗效与治疗剂量及疗程有关,治疗结束后(近期)应答(指丙氨酸氨基转移酶复常、乙型肝炎病毒脱氧核糖核酸及乙肝 e 抗原阴转)率在 40%～60%;而停药后 1 年(远期)应答率为 20%～40%。国外资料表明,干扰素-α 治疗后出现应答者,远期(随访 5～10 年)持续应答率可达 80%～90%,而且发生肝硬化、肝癌和病死率较对照组明显降低。女性患者、肝脏病变明显活动(丙氨酸氨基转移酶明显升高,肝脏炎症、坏死病变明显者)疗效好。血清脱氧核糖核酸(DNA)水平高、母婴传播者、变异病毒株感染、合并其他病毒(如丙型肝炎病毒、丁型肝炎病毒等)感染者,疗效差。近年来,有长效干扰素,即聚乙二醇干扰素和组合干扰素,使干扰素能逐渐释放,维持血中干扰素恒定的有效浓度,其治疗慢性乙型肝炎的临床经验已在国内、外推行中。

(2)核苷类似物

①拉米夫定(Lamivudine,二脱氧硫代胞苷,3TC)。近年来对拉米夫定治疗慢性乙型肝炎做了大量临床研究。治疗1年的临床试验结果:口服拉米夫定100毫克/日,于服药2～4周后,血清乙型肝炎病毒脱氧核糖核酸(HBV DNA)水平明显下降,乙型肝炎病毒脱氧核糖核酸(HBV DNA)持续阴转率为80%,丙氨酸氨基转移酶(HBV DNA)持续复常率为60%,但乙肝e抗原(HBeAg)阴转率为20%～25%,乙肝e抗原血清转换(血清乙肝e抗原阴转,乙肝e抗体阳转)率为15%～20%。肝活检复查,肝脏炎症坏死病变明显改善,肝纤维化程度亦有减轻,但过早停药,多数患者出现复发。国内专家建议,拉米夫定停药指征为在拉米夫定治疗至患者出现乙肝e抗原(HBeAg)血清转换后,继续用药6个月后复查,仍保持乙肝e抗原(HBeAg)血清转换者可以停药,停药后继续观察1年。临床发现,患者治疗前血清丙氨酸氨基转移酶(ALT)升高程度与乙肝e抗原(HBeAg)血清转换率密切相关。拉米夫定治疗指征,应选择治疗前血清丙氨酸氨基转移酶(ALT)明显升高的慢性乙肝患者。对慢性乙型肝炎病毒携带者疗效不佳。

应用拉米夫定治疗6～9个月以上,在乙型肝炎病毒脱氧核糖核酸(HBV DNA)多聚酶C区,可出现YMDD变异,变异共分2型:I型YMDD变异为乙型肝炎病毒聚合酶基因区(P区基地)第

741个核苷酸部位，A®G置换，使乙型肝炎病毒脱氧核糖核酸（HBV DNA）多聚酶C区YMDD分子中，第552个密码子蛋氨酸（M）被缬氨酸（V）取代，成为YVDD变异；Ⅱ型YMDD变异为P基因区第743个核苷酸的G®T置换，使乙型肝炎病毒脱氧核糖核酸（HBV DNA）多聚酶C区YMDD分子中，第55个密码子蛋氨酸（M）被异亮氨酸（I）取代，成为YIDD变异。YMDD变异株的复制能力低于野生株。一般YMDD变异株感染，血清中乙型肝炎病毒脱氧核糖核酸（HBV DNA）水平较低，一旦停止拉米夫定治疗后，野生株可迅速重新复制替代变异株。当发生变异株成为优势株时，可引起拉米夫定的耐药。多数人出现YMDD变异时，仅有乙型肝炎病毒脱氧核糖核酸（HBV DNA）重新转阳和丙氨酸氨基转移酶（ALT）重新升高，一般均低于治疗前水平，且无明显肝炎症状，可继续用拉米夫定治疗仍能有效，并可出现乙肝e抗原（HBeAg）血清转换，肝组织象亦有改善，但须密切观察病情变化。当患者乙型肝炎病毒脱氧核糖核酸（HBV DNA）和丙氨酸氨基转移酶（ALT）水平均高于治疗前水平，且丙氨酸氨基转移酶（ALT）水平≥5倍正常值上限，应停用拉米夫定，换用其他抗病毒药如甘草甜素制剂，并加强保肝治疗，密切观察病情变化。如患者出现明显食欲不振、恶心、呕吐和发生黄疸，或出现肝功能失代偿改变时，不要轻易停用拉米夫定，而应积极应用保肝治疗并密切观察病情变化。因此时停药，可使野生株明显复制，引起病情进一步恶化，而发生不良后果。另外，停用拉米夫定后，由于乙型肝炎病毒迅速重新复制而引起病情恶化，可出现乙型肝炎病毒脱氧核糖核酸（HBV DNA）和丙氨酸氨基转移酶（HBV DNA）水平明显上升，甚至发生黄疸。应加强停药后的病情观察，出现病情恶化时，应使用抗病毒药和保肝治疗。拉米夫定的不良反应很轻。

②泛昔洛韦（fancidovir）。是潘昔洛韦的前体药，口服吸收良好，在体内迅速转化为潘昔洛韦，在细胞内磷酸化为三磷酸潘昔洛

韦,具有抗病毒活性,可以抑制乙型肝炎病毒的脱氧核糖核酸多聚酶,阻止病毒的复制。国外一组多中心、随机、对照研究,泛昔洛韦125～500毫克,每日3次,疗程16周,治疗结束后,乙型肝炎病毒脱氧核糖核酸(HBV DNA)阴转率为70%,并有丙氨酸氨基转移酶(ALT)恢复正常。乙肝e抗原(HBeAg)阴转率亦较低,但停药后血清乙型肝炎病毒脱氧核糖核酸(HBV DNA)恢复到治疗前水平。长期应用泛昔洛韦治疗亦可发生乙型肝炎病毒变异。目前主张与其他抗乙型肝炎病毒药物和免疫调节剂联合治疗。一般剂量为500毫克,每日3次。

③阿地福韦(adefovir)。阿地福韦酯(adefovir dipivoxil)为阿地福韦前体药,可以口服,口服后在体内迅速水解为阿地福韦;不需用磷酸化即有抗病毒作用。能抑制乙型肝炎病毒脱氧核糖核酸多聚酶的活性;并能进入病毒的脱氧核糖核酸(DNA)中,终止病毒脱氧核糖核酸(DNA)链的延长,抑制病毒的复制。对拉米夫定耐药的乙型肝炎病毒YMDD变异株,也有很强的抑制作用。

国外一组随机、双盲、安慰剂对照的临床实验,用阿地福韦30毫克,每日1次,疗程12周,治疗53例慢性乙肝患者,67%患者血清乙型肝炎病毒脱氧核糖核酸(HBV DNA)阴转,丙氨酸氨基转移酶(ALT)亦有明显下降。27%患者乙肝e抗原(HBeAg)阴转,20%出现乙肝e抗原(HBeAg)血清转换。阿地福韦推荐剂量为10毫克/日,不良反应轻。

④恩替卡韦(entecavir)。恩替卡韦是一种新的核苷类似物抗病毒药物。2005年3月在美国获得FDA批准上市,它能有效地选择性抑制乙型肝炎病毒复制,阻断乙型肝炎病毒脱氧核糖核酸(HBV DNA)复制的三个阶段,抗病毒活性强,对拉米夫定抗药者增加剂量后有部分疗效。在拉米夫定抗药者中有部分交叉耐药。在已经完成的几项大型随机、双盲、多中心Ⅲ期临床研究均表现,对于核苷类似物初治的乙肝e抗原(HBeAg)阳性或阴性慢性乙

肝患者，恩替卡韦组在组织学改善、乙型肝炎病毒脱氧核糖核酸（HBV DNA）下降程度，以及丙氨酸氨基转移酶（ALT）复常方面，均显著优于拉米夫定组，对于拉米夫定治疗失效的患者，恩替卡韦仍能取得较好疗效。对于核苷类似物初治的慢性乙肝患者，治疗48周后，恩替卡韦组与拉米夫定组对比：在乙肝e抗原（HBeAg）阴性中，乙型肝炎病毒脱氧核糖核酸（HBV DNA）＜400拷贝/毫升达69%与38%，丙氨酸氨基转移酶（ALT）复常达68%与60%；在乙肝e抗原阴性中，乙型肝炎病毒脱氧核糖核酸（HBV DNA）＜400拷贝/毫升达91%与73%，丙氨酸氨基转移酶（ALT）复常78%与71%。

另外，正在进行Ⅲ期临床研究的核苷类似物还有恩曲他滨（emtvicitabine FTC）和特必夫定（telbivudine LDT）。

⑤单磷酸阿糖腺苷（aar-amp）。治疗慢性乙型肝炎，对乙肝e抗原（HBeAg）和乙型肝炎病毒脱氧核糖核酸（HBV DNA）的阴转率可达30%～40%。国内研究发现，与胸腺肽或乙肝疫苗合用，可以提高疗效。剂量为200毫克，每日2次（体重≤60千克者，前10天200毫克，每日2次，以后改为200毫克，每日1次），肌内注射或静脉滴注，疗程为30日，有效者间隔半个月后，再重复1个疗程。不良反应有纳差、恶心、呕吐、腹泻等胃肠道反应，偶可引起白细胞及血小板降低。最严重的不良反应是肢痛症，为药物引起的神经肌肉毒性，一般很少发生。需在治疗中注意观察。

（3）其他抗病毒药：膦甲酸钠（phosphonoformate，PFA，foscarnet）是一种新的广谱抗病毒药，通过抑制脱氧核糖核酸多聚酶、核糖核酸多聚酶和逆转录酶活性，具有抗病毒的作用。国内6家医院应用膦甲酸钠治疗122例重型乙型肝炎，病死率仅21%；另外13家医院用膦甲酸钠治疗378例慢性乙型肝炎，乙肝e抗原（HBeAg）阴转率为33%，乙型肝炎病毒脱氧核糖核酸（HBV DNA）阴转率为44%。同时有丙氨酸氨基转移酶（ALT）的复常和下降。但停药后的远期疗效，尚有待进一步研究观察。剂量为3克加入10%葡萄糖液250毫升中，静脉滴注，每日2次，疗程为1个月。不良反应有低热、恶心、纳差、腹胀、头晕、头痛、腰痛、皮疹、脱发、多尿等。少数患者可出现血尿素氮和肌酐升高，血钙升高和血钾减低，应予注意。

(4)免疫调节剂：免疫调节剂可以提高人体的免疫功能。尤其是对乙型肝炎病毒的特异性免疫，可以识别和破坏乙型肝炎病毒感染的靶细胞，清除乙型肝炎病毒。大量研究证明，慢性乙型肝炎存在免疫功能低下，尤其是对乙型肝炎病毒的特异性免疫功能降低和免疫耐受，以及免疫调节功能异常，使人体内不能清除乙型肝炎病毒。因此，在慢性乙型肝炎的抗病毒治疗中，应用有效的免疫调节剂提高人体的免疫功能，打破免疫耐受是十分重要的。免疫调节剂有非特异性和特异性二种，临床常用于治疗慢性乙型肝炎的非特异性免疫调节剂有胸腺肽、胸腺肽 al(thymosin al)、左旋咪唑涂布剂、免疫核糖核酸等。非特异性免疫调节剂提高人体对乙型肝炎病毒的免疫功能虽有一定的疗效，但疗效是有限的。特异性免疫调节剂，因其能提高人体对乙型肝炎病毒特异性免疫功能，可以特异性识别与清除乙型肝炎病毒，但目前尚无实用可靠的药物，正在研究的有治疗性疫苗，如 Pre-s 蛋白加乙肝 e 抗原(HBeAg)的蛋白疫苗、CTL 多肽疫苗、脱氧核糖核酸(DNA)疫苗等。

2. 中、重度慢性乙型肝炎 中、重度慢性乙型肝炎的治疗除按轻度慢性乙型肝炎治疗以外，初期要注意卧床休息，加强护肝对症治疗，包括输注人血白蛋白和血浆，其用量和疗程视血液中白蛋白浓度而定，对重度慢性乙型肝炎要严密监视，注意病情发展，严防出现慢性重型肝炎。

(三)乙型肝炎的预防

乙型肝炎病毒感染预防的关键在于广泛接种乙肝疫苗及切断传播途径,对公共用餐具及茶具等应经常消毒。慢性乙型肝炎患者应尽量少接触公用食品、水源及避免从事幼托工作等。对高危人群应进行宣传教育,使之了解乙型肝炎病毒预防的有关知识,减少感染和传播的机会。对血液及血制品要严格进行筛选。

1. 乙肝疫苗 人体对乙肝疫苗有高度的耐受性,接种后诱发的特异性免疫应答水平高,对乙型肝炎病毒的预防效果良好。1984 年世界卫生组织(WHO)指出,要在全世界控制乙型肝炎病毒感染,最主要是对婴儿及学龄前儿童进行乙肝疫苗注射。乙肝疫苗有血源性疫苗和乙型肝炎病毒基因工程疫苗。由于血源性疫苗来源不足,目前已被淘汰,临床常用的是乙型肝炎病毒基因工程疫苗。另外,由于 pre-s 蛋白表位在乙型肝炎病毒与肝细胞黏附中的重要作用,包含有 pre-s 的乙型肝炎病毒疫苗的保护性,所以可能优于单纯的乙肝表面抗原(HBsAg)疫苗。

2. 乙肝疫苗接种方案 新生儿要求在 24 小时内、1 个月及 6 个月时分别各接种 1 次 5 微克乙肝基因工程疫苗(即“0-1-6”方案)。接种后乙肝表面抗体(抗-HBs)的检出率分别为 5%～15%、60%～80%、90%～95%,有效免疫保护力可维持多年。其他方案尚有 0-2-4、0-2-6、0-2-9、0-3-6、0-6 等,但以 0-1-6 方案效果最好。疫苗接种部位以三角肌注射效果最佳。皮内注射所需剂量少(约为肌内注射的 1/10),抗体产生速度快,适用于大规模的免疫接种,但其免疫保护力明显低于肌内注射者。接种后的免疫应答率及强度,以儿童最好,随着年龄增长逐渐下降。血清乙肝表面抗原(HBsAg)阳性个体,对乙肝表面抗原(HBsAg)蛋白已有耐受性,难以产生高水平特异性免疫应答。

3. 被动免疫 新生儿接种乙型肝炎疫苗的同时,如联合使用高滴度抗乙型肝炎病毒免疫球蛋白G(HBIG)注射，可提高保护率至95%。抗乙型肝炎病毒免疫球蛋白G(HBIG)也适用于已暴露于乙型肝炎病毒的易感者，按标准，每毫升应含抗乙型肝炎病毒免疫球蛋白G(HBIG) 200单位，剂量一般为0.05～0.07毫升/千克体重。

四、丙型肝炎的治疗措施

1. 急性丙型肝炎 急性丙型肝炎治疗与急性乙型肝炎治疗基本一致，早期需强调卧床休息。丙型肝炎只有25%左右发生黄疸，肝功能检查多为单项丙氨酸氨基转移酶(ALT)轻、中度升高。多数学者认为，急性丙型肝炎至少有40%～50%将慢性化，因此主张早期抗病毒治疗。目前公认的丙肝有效治疗药物为干扰素。同时要求中西医结合治疗，其效果更好。对血清丙氨酸氨基转移酶(ALT)升高的患者，干扰素(IFN)宜早期应用。虽然从远期疗效来看，急性期应用干扰素治疗与到慢性期再进行治疗，并无显著差异，但更多研究表明，初次肝活检未见癌变的患者中，10年后约一半的患者发展为癌变，17年后则升高至77.2%，因此早期进行干扰素治疗还是有必要的。急性期患者早期使用干扰素治疗，丙型肝炎病毒核糖核酸(HCV RNA)的清除率较高。300万单位，3次/周，疗程3个月，治疗后1年丙型肝炎病毒核糖核酸(HCV RNA)清除率达41%。对血清丙氨酸氨基转移酶(ALT)正常的患者，则无必要进行干扰素治疗，否则可能诱发肝酶升高。由于丙型肝炎病毒基因E_2区至NS_5区容易变异，导致病毒包膜蛋白容易变异而逃逸机体免疫，所以感染丙肝病毒后的患者约有80%转为慢性感染。目前丙型肝炎病毒有6个基因型，其中Ib和Ⅳ型对干扰素耐药。我国绝大多数为丙型肝炎病毒核糖核酸Ib(HCV RNA Ib)型感染，对干扰素有一定的耐药性。当前国内、外治疗丙型肝炎尚无特效药，惟有干扰素（IFN）治疗有一定疗效，被认为是治疗丙型肝炎的首选药物。干扰素主要分 α、β、γ 三种，抗病毒有效的是干扰素-α 和干扰素-β，γ 型用于抗纤维化。临床上广泛应用的是干扰素-α，干扰素-β 很少生产，但对干扰素-α 无效或对干扰素-α 产生抗体时，可用干扰素-β 会有一定的疗效。

干扰素-α 的抗病毒作用机制有两个方面：一是调节机体免疫，加强辅助 T 细胞 1 型作用，分泌 IL-2 等细胞因子，促使产生乙型肝炎病毒特异细胞素 T 细胞（CTL）和自然杀伤细胞（NK）的活性，又刺激巨噬细胞产生细胞因子，增强细胞免疫；同时干扰素-α 促进细胞膜上组织相容性抗原（HLA）的表达，使 CTL 更易杀伤病毒感染的靶细胞；二是干扰素 V 和细胞膜上干扰素受体-1（IFN-R1）结合，诱导细胞内染色体产生抗病毒蛋白，可通过两方面作用：一方面是诱导 2′～5′寡腺苷酸合成酶（2′～5′～AS）去诱导核糖核酸（RNA）酶 L 活化，水解信使核糖核酸（mRNA），抑制病毒蛋白的合成；另一方面通过活化蛋白激酶（PKR），磷酸化起始因子（Eif-2α），使起始因子无功能化，阻断了信使核糖核酸（mRNA）翻译的启动，抑制病毒蛋白的合成，因丙型肝炎病毒是核糖核酸（RNA）病毒，它在细胞质内复制，所以对治疗丙型肝炎时起到重要作用。

2. 慢性丙型肝炎　急性丙型肝炎未经规则治疗或虽经干扰素抗病毒治疗，但仍有部分丙型肝炎病毒核糖核酸（HCV RNA）在血中持续阳性或间歇阳性而转变为慢性丙型肝炎。多数学者认为，经临床确诊的急性丙肝中，至少有 40%～50%的患者将转化为慢性肝炎，日本报道甚至为 80%。慢性丙型肝炎感染表现为两种类型：①反复发作型。即为典型的丙型肝炎病毒感染，丙氨酸氨基转移酶（ALT）在正常值以上明显波动，缓解时恢复正常。②持续异常型。即丙氨酸氨基转移酶（ALT）值表现为持续的高于正常值。

关于慢性丙型肝炎的治疗，在1990年第七届国际病毒性肝炎会议上推荐用干扰素-α 300万单位/次，隔日1次，疗程至少6个月，报道有效率为33%～53%。国内大多采用日本学者的治疗方案，即干扰素-α 300万单位/次，每日1次，共4周，随后采用隔日注射，4～6个月为1个疗程。

国内、外对丙型肝炎治疗效果判断标准已基本统一，分为治疗结束时(EOT)和停药6～12个月随访结束时(EOF)的生化和病毒情况判定，真实疗效以随访结束时为准。如随访结束时丙氨酸氨基转移酶(ALT)正常，血清丙型肝炎病毒核糖核酸(HCV RNA)持续阴性为完全应答(CR)或持续应答(SR)。随访结束时，丙氨酸氨基转移酶(ALT)复常，丙型肝炎病毒核糖核酸(HCV RNA)阴转后又复阳，为部分应答(PR)。丙氨酸氨基转移酶(ALT)持续异常和血清丙型肝炎病毒核糖核酸(HCV RNA)阳性为无应答(NR)。

我国普通干扰素治疗慢性丙型肝炎的持续应答一般在20%～30%，其疗效取决于病毒、干扰素、机体三方面因素。

(1)病毒方面：①丙型肝炎分6种基因型，I型分Ia型和Ib型，lb型和Ⅳ型对干扰素治疗较耐药，而其他Ⅱ、Ⅲ、Ⅴ、Ⅵ型比较敏感。②血清中丙型肝炎病毒核糖核酸(HCV RNA)定量高者治疗效果差。③丙型肝炎病毒核糖核酸(HCV RNA)变异与干扰素-α治疗效果相关，Shige报道在1b型丙型肝炎病毒-NS 5A(2209-2248密码区)，被称为干扰素敏感性决定区(ISDR)，该区无变异者，干扰素-α治疗的持续应答只有5.9%；有1～3个点变异者持续应答为23.1%，有4点以上变异者持续应答为100%，但需进一步证实。④基因高变区变异者疗效差。

(2)干扰素-α方面：①剂量300万单位单一治疗，每周3次×24周，持续应答(SR)率只20%左右，如延长至一年可提高10%，LinR曾延长疗程至96周，持续应答率也只有33%。目前认为治疗如有应答，标准疗程应为 1 年。②加大干扰素-α 剂量。Robert 用 500 万～600 万单位每周 3 次×24 周和 1 000 万单位每周 3 次×24 周，持续应答率分别为 27.27%和 29.63%，说明加大剂量，提高持续应答率不够显著，目前认为延长疗程比加大剂量更重要。③干扰素注射频率增加为每日 1 次，疗效肯定提高，但连续 6～12 个月，患者依从性差，不易耐受，目前多主张初始 4 周，每日注射，可提高应答率。④干扰素-α 为外来蛋白抗原，治疗 3 个月后可产生抗干扰素-α 抗体。一般认为 IFN-2α 比 IFN-α1b 和 IFN-α2b 产生抗干扰素中和抗体稍多，但临床治疗效果无显著差异，复合干扰素引起抗干扰素抗体最低。

(3)机体方面：①病程大于 5 年，老年人，已有肝组织明显纤维化和肝硬化者疗效较差。②合并慢性乙肝，人类免疫缺陷病毒感染，免疫缺损者，服用免疫抑制剂者疗效差。③急性丙型肝炎期，应用干扰素-α 疗效好，所以必须在急性期进行干扰素治疗，疗程短，疗效高，可达到事半功倍效果。

慢性丙型肝炎在用干扰素治疗前应先测血清丙型肝炎病毒核糖核酸(HCV RNA)定量和基因分型。如为非 I 型，丙型肝炎病毒核糖核酸(HCV RNA)＜10^6 拷贝/毫升，可以用干扰素-α 300 万单位/次，最初 2～4 周每日注射，以后为每周 3 次×26～52 周；如为 I 型，定量又在 10^6 拷贝/毫升以上，应用干扰素-α 500 万单位，每周 3 次或用病毒唑联合治疗。目前认为，治疗 3～6 个月达到完全应答或部分应答者应继续用至 1 年，如为无应答者应改联合治疗或改其他有效治疗。但有报道不论有无应答，继续用干扰素-α 仍可取得肝组织学的改善。对复发病例再用干扰素-α 或联合治疗仍可有效。

临床上常采用干扰素-α 加病毒唑(RBV)联合治疗。经研究干扰素-α 300 万单位/次，每周 3 次×24 周联合病毒唑 1.0～1.2，每日 1 次口服×24 周，持续应答率可提高至 43%，和单用组比较，

$P<0.017$。北京地坛医院对曾经单用干扰素-α 24 周无持续应答的患者，再用干扰素-α 联合病毒唑治疗，结果丙型肝炎病毒核糖核酸(HCV RNA)持续应答率可达 24%，而继续单用干扰素-α 再治疗 24 周者持续应答率只有 6%，$P<0.05$。病毒唑的抗病毒机制，有人认为对辅助性 T 细胞有调节作用，而病毒唑本身抗病毒作用很弱。人体内辅助 T 细胞有 Th_1、Th_2、Th_0 等三种，主要起免疫调节作用的是 Th_1 和 Th_2，正常情况下两者互相制约，处于平衡状态。Th_1 分泌递质有 IL-2，干扰素-γ(IFN-γ)、坏死因子-β(TNF-β)，可促进淋巴因子介导和经免疫球蛋白 G2α(IgG2α)补体介导的细胞毒反应，促进巨噬细胞经抗体介导的吞噬作用和细胞内杀伤作用(ADCC)，迟发型超敏反应(DTH)，主要对细胞免疫有促进作用。而 Th_2 分泌递质有 IL-4，IL-5，IL-6，IL-10，促进嗜酸性粒细胞和肥大细胞的递质释放和免疫球蛋白 M(IgM)、免疫球蛋白 G_1(IgG_1)抗体产生。简单地说，Th_1 促进细胞免疫作用，Th_2 促进体液免疫反应。而病毒唑可增强 Th_1 作用，增强细胞免疫作用，清除细胞内病毒，有加强干扰素-α 的抗病毒作用。另外，有人用干扰素-α 与其他各种免疫促进剂，如胸腺肽类制剂等联合，也有增加疗效作用。国内有人用氧化苦参碱联合也有使疗效增加作用。有人用金刚烷胺(amantadine)联合治疗慢性丙型肝炎，金刚烷胺单独治疗抗病毒无效，Mangia 等观察了干扰素-α+金刚烷胺，与干扰素-α 对照，治疗结束时应答率 45.5%和 28.7%，$P=0.014$，停药 6 个月后随访，持续应答率 29.3%和 16.8%，$P=0.036$，说明联合效果好。但 Zeuzen 随机双盲对照未发现联合治疗有增加抗病毒应答率，只是可减轻干扰素-α 不良反应。Brillanti 等进行了随机对照试验，采用 40 例干扰素 500 万单位/次，隔日 1 次+病毒唑 800～1 000 毫克/日+金刚烷胺 200 毫克/日，共 12 个月，20 例对照组干扰素+病毒唑，剂量同前，结果三联组治疗结束时应答率 67%，二联组 10%，$P<0.001$，停药 6 个月后，持续应

答率为 57%和 5%，$P<0.001$，疗效明显。此治疗方法尚无更多报道，有待于进一步研究探索。

近阶段有资料报道，长效干扰素应用于临床治疗中。长效干扰素是用聚乙二醇(PEG)的无毒性、无抗原性、体内不代谢等特点与干扰素联结，可延长血中干扰素半衰期，使干扰素活性有效水平延续至一周，每周肌内注射一次即可。罗氏公司应用的聚乙二醇(PEG)，分子量为 40kDa，以捆绑式和干扰素联结，商品名为 Pegasys；先灵葆雅公司应用的聚乙二醇(PEG)，分子量为 1.2kDa，与干扰素线性联结，商品名为 Peg-intronA。一般长效干扰素 48 周疗程，治疗慢性丙型肝炎持续应答率可提高到 40%以上，如和病毒唑联合应用，持续应答率可提高到 50%以上，且对难治性慢性丙型肝炎也有一定疗效。长效干扰素的不良反应与普通干扰素类似，无明显增加。

目前尚无有效的丙型肝炎疫苗以预防丙型肝炎病毒感染，而抗丙型肝炎病毒(抗-HCV)亦无被动保护作用，因此丙型肝炎病毒的预防主要采取综合措施，重点在于管理好传染源，切断传播途径，降低人群的易感性。对于有流行趋势的丙型肝炎疫区，应做到早诊断、早报告、早隔离、早治疗、早处理疫区，保护易感人群，以防进一步流行。在我国，减少输血及血制品是阻断丙型肝炎病毒传播的重点，规范供血制度、严格消毒、提高自我保护意识、大力加强公民义务献血等是减少丙型肝炎的必要措施。

五、丁型肝炎的治疗措施

研究表明，几乎所有的丁型肝炎病毒都重叠于乙型肝炎病毒感染者中或与乙型肝炎病毒同时感染。急性丁型肝炎与乙型肝炎病毒同时感染时，表现与急性乙型肝炎相似，所以治疗也相似。但急性丁型肝炎重叠于慢性乙型肝炎时，病情会加重，容易转变为重型肝炎。大部分患者恢复后，均转为慢性。

由于丁型肝炎与乙型肝炎病毒感染密切相关，因此丁型肝炎病毒的预防应先着重预防乙型肝炎病毒感染。乙肝疫苗的广泛接种有利于减少丁型肝炎病毒的感染。

六、戊型肝炎的治疗措施

戊型肝炎与甲型肝炎相似，是一种自限性疾病，一般于发病后6周可自然恢复，不发展为慢性。治疗上同甲型肝炎一样，主张综合疗法和对症处理，不主张抗病毒治疗。特别需要注意的应早期诊断，及时治疗。戊型肝炎一旦病愈，则终身获得免疫。少数患者也会发展为重型肝炎，病死率为1%～2%。孕妇感染概率相对较大，且在孕6～9个月病情最重。有发生流产和死胎的危险，病死率较高，这可能与抗原-抗体复合物在肝、肾中的沉积及营养缺乏有关。

本病无特异性预防措施，须注意保护水源，防止粪便污染，不喝生水，讲究卫生。戊型肝炎病毒主动免疫可诱发高水平的抗体反应，但抗体效价很快降低，且无中和保护作用，因此难以制备有效的戊型肝炎疫苗。

附　其他肝炎的治疗措施

1. 庚型肝炎　庚型肝炎病毒(HGV)是否为一种独立的肝炎致病因子，目前还存在很大争议。多数研究认为，庚型肝炎病毒(HGV)无明显的致病性。由于庚型肝炎患者常同时是乙型肝炎病毒或丙型肝炎病毒感染者，所以以治疗乙型肝炎病毒或丙型肝炎病毒感染为主。

2. 输血传播病毒(TTV)感染　大部分学者认为输血传播病毒作为肝病致病因子的价值有限，可能属于伴随病毒或人体正常微生物群，对人体几乎不致病，因此输血传播病毒感染可不必治疗。

七、重型肝炎的治疗措施

重型肝炎大部分由乙型肝炎病毒或乙型肝炎病毒与其他病毒合并成重叠感染引起。国内多数学者认为，急性、亚急性重型肝炎相当于国外的暴发型肝衰竭和亚暴发型肝衰竭。而慢性重型肝炎则是在慢性肝病的基础上发生的大块或亚大块肝坏死，临床表现常同亚急性重型肝炎。

1. 治疗原则

(1)早期诊断，早期治疗：暴发型肝衰竭通常分为二个阶段，在早期阶段，患者虽然已出现暴发型肝衰竭的某些症状，如严重的消化道症状，明显黄疸，显著乏力等，但未出现肝功能衰竭的表现。此时抓紧治疗，疗效较好，若进入肝衰竭后期，同样的治疗方法效果甚微。

(2)常规采用预防性措施：包括防止肝细胞进一步坏死，促进肝细胞再生的治疗。针对肝性脑病、出血等发病机制中的几个主要环节采取对策，如血氨增高，凝血因子缺乏，消化道黏膜糜烂，门静脉压力增高等要及时进行治疗就能取得较好的效果。

(3)抓住重点，个别对待：对每一位患者的病情要仔细观察分析，抓住主要矛盾，进行针对性治疗，效果较好。

2. 具体措施

(1)一般处理和支持疗法：患者应绝对卧床休息，密切观察病情。目前大多数学者都强调基础治疗(一般处理和支持治疗及护理)的重要性，尤其强调在专门的肝病监护病房中密切观察，发现问题及时正确处理，使患者的肝细胞有机会再生，从而提高存活率。未昏迷者饮食中要尽可能减少蛋白质，以低蛋白质、低脂肪、多糖及多种维生素为主，从而控制肠内氨的来源；有腹水、脑水肿及水肿者应低盐(1 克/日)饮食；热能不足可静脉滴注葡萄糖溶液，补充足量B族维生素、维生素C及维生素K，并输入血白蛋白或新鲜血浆，注意维持水和电解质平衡。

(2)病因治疗：根据国内“六五”、“七五”攻关组暴发型肝衰竭病原学的研究结果证明，70%以上患者由乙型肝炎病毒引起，而此时患者血清中干扰素水平较低，提出了早期应用干扰素(每日300万单位)，可使存活率提高，但目前多数学者认为要禁用。膦甲酸能抑制乙型肝炎病毒脱氧核糖核酸(HBV DNA)合成，有降低血清病毒水平的作用，在改善肝功能及预后方面发挥着明显作用。

(3)防治免疫反应异常：暴发型肝衰竭患者的周围循环血液中免疫复合物常呈强阳性，并在不同阶段出现不同的免疫反应。如果使用免疫抑制剂(肾上腺皮质激素)则弊多利少，故不主张使用。就免疫调控而言，胸腺肽能改善抑制性细胞功能和预后，所以主张使用，剂量100毫克/日，疗程2～3个月。美国赛生公司生产的日达仙，主要成分为α-胸腺肽，每次1.6毫克，每日1次肌内注射，疗程12天。国内生产的肝炎灵(山豆根注射液)研究显示，该药可使血清免疫复合物水平降低，并增强细胞免疫功能，每次4毫升，肌内注射，每日1次，疗程1～3个月。

(4)防治肝坏死：①胰高血糖素-胰岛素。该药可提高实验性大鼠暴发型肝衰竭动物模型幸存率，并可使存活时间延长。病理研究发现胰高血糖素-胰岛素有抗肝细胞坏死，促进肝细胞再生的作用。常用剂量为每日1毫克胰高血糖素与10单位胰岛素加入10%葡萄糖液静脉滴注，速度不宜太快，疗程14天。但有学者认为在患者的对照研究中，却未能显示其良好的效应，且恶心、呕吐不良反应很强，故不主张使用。②前列腺素E_1(PGE_1)。动物实验证实，前列腺素(PGE)有改善微循环，增加肝血流量，并加速肝内线粒体功能的恢复，防止和减轻肝细胞坏死，抑制肿瘤坏死因子升高，增加环化腺苷酸(cAMP)的产生，对肝脏和大脑细胞有保护作用。前列腺素E_1是通过作用于血管前列腺素E_1受体而扩张血管，使门静脉血流量增加，改善肝脏微循环，清除肝细胞代谢产物，增加肝脏组织供氧量。同时，通过靶向聚集于炎症部位，以载体——细胞膜融合和肝细胞胞饮的形式进入肝细胞，从而抑制细胞杀伤因子释放，抑制分泌型白细胞介素 I(SIL-I)和膜型白细胞介素 I 等细胞因子的产生，抑制活性氧，稳定肝细胞膜及溶酶体膜，促进肝细胞再生，减轻肝坏死的发生。常用剂量：先以 100 微克加入 5%或 10%葡萄糖液 250～500 毫升内，缓慢静脉滴注（每分钟 30 滴），1～2 日后再改为 200 微克，每日 1 次静脉滴注；如滴注时患者有呕吐反应，可在滴注前半小时肌内注射胃复安，疗程为 15～30 日。主张早期应用，疗效较好。③促肝细胞生长素（PHGF）。促肝细胞生长素系从乳猪新鲜肝脏提取，分子量 1.2 万。通过体外及动物实验表明，它对肝细胞有再生作用。临床应用研究发现促肝细胞生长素具有抑制急性肝坏死时肿瘤坏死因子，减轻或阻断肝细胞坏死的作用；同时能促进脱氧核糖核酸合成，使肝细胞再生和修复，减少细胞膜脂质过氧化，稳定细胞膜，减轻肝细胞损伤，增加枯否细胞功能。常用剂量为每次 120～200 微克，每日 1 次，疗程为 30 日。④N-乙酰半胱氨酸（N-actyl cysteine，NAC）。N-乙酰半胱氨酸是细胞内谷胱甘肽（Glutathione，GSH）的前体。谷胱甘肽是一种广泛存在于人体正常细胞内的生物活性物质，是人类细胞质中自然合成的一种三肽，由谷氨酸、半胱氨酸和甘油酸残基组成，在体内起活化氧化还原作用，参与解毒及体内多种重要的生化代谢反应。谷胱甘肽可与乙醇在肝脏内的毒性代谢产物乙醛、氧自由基等结合，从而抑制肝组织内过氧化物的产生、三酰甘油的堆积，防止乙醇诱致的肝细胞变性、坏死，以及肝纤维化等损害作用的发生。药理学研究证实，谷胱甘肽对各种肝损伤具有防治作用。通过巯基与体内的自由基结合，可以转化成容易代谢的酸性物质，从而加速自由基的排泄。通过转甲基及转丙氨基反应，谷胱甘肽还能保护肝脏的合成、解毒、灭活激素等功能，并促进胆酸代谢，有利于消化道吸收脂肪及脂溶性维生素（A、D、E、K）。重型肝炎患者细胞内谷胱甘肽水平明显下降，谷胱甘肽浓度降低可加速免疫损伤，抑制淋巴细胞功能，使 CD_4、CD_8、CD_{20} 变化，加速疾病的发展。N-乙酰半胱氨酸在体外还具有抗病毒作用。以 N-乙酰半胱氨酸来补充某些疾病时产生的谷胱甘肽降低是一种合理的治疗。N-乙酰半胱氨酸属体内氧自由基清除剂，具有抑制中性粒细胞趋化及内毒素效应，稳定血流动力学，提高组织对氧摄取，防止肝细胞坏死，降低多器官功能衰竭。国产阿拓莫兰（注射用还原型谷胱甘肽）常用剂量为每次 1200 毫克加入葡萄糖中静脉滴注，每日 1 次，疗程 20 日。

（5）防治出血：出血的治疗十分棘手，预后也差，应重点预防。常用的措施：①使用足量止血药物。如维生素 K，可促进Ⅱ、Ⅶ、Ⅸ、Ⅹ因子合成 。②补充凝血因子。大多数凝血因子的半衰期较短，通常只有数小时，但在冷冻情况下，则可保存较长时间，因此要输入新鲜冷冻血浆，能较好地补充凝血因子，而库存血浆补充凝血因子作用较差，凝血因子Ⅴ只有靠输血浆补充。③使用血小板悬液。每一单位含血小板 5.5×10^{10}，容量为 20～50 毫升，有效作用时间 24～72 小时，必要时隔 1～3 天可重复使用。④使用凝血酶原复合物。凝血酶原复合物又称多价凝血因子，含有Ⅱ、Ⅶ、Ⅸ、Ⅹ四种因子。⑤使用纤维蛋白原。血浆纤维蛋白原＜100 毫克%，可用 1.0～1.5 克。每 2 克纤维蛋白原可使血浆纤维蛋白原提高 50 毫克%。⑥防止消化道出血。口服雷尼替丁 0.15 克/次，每日 2 次；奥美拉唑 20 毫克/次，每日 2 次，可预防胃黏膜因胃酸过多发生糜烂而出血。普萘洛尔有降低门脉压作用，剂量以减慢心率 25%为度，与西咪替丁和螺内酯合用有协同作用。近年的临床研究表明，螺内酯不仅是一种利尿剂，而且是一种降低门脉高压的有效药物。经上述措施可使出血率明显下降。若一旦出现活动性出血，除上述措施外，可用善得定（sandostain）0.1 毫克加入 25%葡萄糖静注，以后 0.6 毫克/24 小时，维持静滴，有效率 70%～85%，效果优于血管加压素。善得定(奥曲肽)为人工合成八肽环化物，半衰期 1.5 小时，可降低门脉压 12.5%～16.7%，减少门脉主干血流 25%～35%，使内脏血管收缩，而不伴有全身血管收缩，有抑制胃泌素和胃酸作用从而达到保护胃黏膜，对出血患者特别有利，并克服了血管加压素的副作用，疗程 1～5 日，出血停止后续用 1～2 日。另外还可用施他宁(stilamin)，先以 250 微克/小时静滴，或以 6 毫克/24 小时静滴，效果与疗程同善得定。血管加压素能使内脏血管强烈收缩，从而减少门脉血流量。加压素的毒性反应为心肌缺血、心律不齐、缺血性心绞痛，故冠心病及老年患者慎用。垂体后叶素可使门脉压降低 30%。用法为 10 单位加入葡萄糖 40 毫升静脉推注(15 分钟)，然后静脉滴注 0.1～0.2 单位/分，出血停止后再维持 12 小时，有效率 50%～70%。血管收缩剂联合血管扩张剂治疗，如硝酸甘油可去除血管加压素相反的血流动力学效应，却不失其降低门脉压作用。硝酸甘油舌下含 0.4～0.6 毫克/15～30 分钟或静脉滴注 10～40 微克/分。国外使用特利加压素(Terlipressin，三甘氨酰基赖氨酸加压素)治疗急性食管静脉曲张出血，开始剂量为 2 毫克，缓慢静脉推注，同时要观察血压和心率，维持量每 4 小时 1～2 毫克，静脉给药，延续 24～36 小时，直至出血控制。特利加压素维持作用 3～5 小时，起效时间小于 5 分钟。还可胃内灌注止血药，常用去甲肾上腺素、凝血酶、云南白药等。纠正凝血障碍的药物，如立止血具有凝血激酶和凝血酶作用，仅作用于血管破损处而无血管内凝血。内镜下注射硬化剂、黏合剂。

(6)防治肝性脑病：①氨中毒的防治。采用低蛋白饮食，以减少肠道产氨。口服乳果糖，乳果糖有轻泻作用，通过酸化肠道，有利于氨从脑向肠道转移；通过提供细菌利用氨的基质，从而能抑制肠道阴性菌繁殖，有益菌生长，减少内毒素血症；通过降低肠道氨的吸收，促进氨的排泄，使血氨下降。常用剂量30～60毫升/日。乳梨醇(lactitol)是另一种双糖(β-半乳糖-山梨醇)，为第三代乳果糖制剂，与乳果糖比较，起效较早，疗效相仿。初次剂量为每日0.6克/千克体重，以后以每日排便2～3次为宜。乳梨醇具有抑制蛋白分解菌，减少氨的生成；降低结肠pH值，使氨成为不吸收的铵盐而排出；高渗缓泻促进产氨底物的排泄，从而达到降低血氨，减轻肝脑损害的效果。口服诺氟沙星可抑制肠道细菌。静脉滴注乙酰谷酰胺可降低血氨，乙酰谷酰胺具有改善神经细胞代谢，维持神经应激功能及降低血氨作用。②恢复正常神经递质。左旋多巴在大脑转变为多巴胺后可取代羟苯乙醇胺等假性神经递质，从而促进苏醒。左旋多巴在体内很快转化为多巴胺，它与假性神经递质竞争，改善神经元之间正常冲动传递，恢复大脑功能。常用剂量为200～600毫克/日，静脉滴注；或2～5克/日鼻饲或灌肠，不宜与维生素B_6同时用。现在认为，左旋多巴可能对肝血流量有抑制作用，从而引起肝细胞缺血、缺氧导致肝细胞的进一步恶化，因此在以往风靡一时后，已趋于平淡。③维持氨基酸平衡。研究发现肝性脑病患者血清氨基酸平衡失调，尤以芳香氨基酸明显增高，而支链氨基酸变化较少，引起支链氨基酸/芳香氨基酸比值降低，因而输入一种含支链氨基酸的液体，可以纠正支链氨基酸/芳香氨基酸比值。肝安(15种复方氨基酸)对肝硬化和慢性重型肝炎引起的肝性脑病在苏醒率及存活率方面效果较佳，而六合氨基酸(6种复方氨基酸)或支链氨基酸(3种复方氨基酸)对急性、亚急性重型肝炎引起的肝性脑病效果更佳。④血浆置换疗法和人工肝支持系统的应用。重型肝炎患者容易并发肝性脑病和肝肾综合征，肝肾综合征又会加重脑损伤，加快死亡，用聚丙烯腈血液透析及血浆置换疗法对肝性脑病有较好效果。而人工肝支持系统现已发展到混合性人工肝支持系统，被认为是治疗重型肝炎较有效的方法而日益受到广泛关注。⑤脑水肿防治。注意水电解质平衡，不要过量使用或滥用含钠盐的药物。一旦出现脑水肿，应早期使用脱水剂，如甘露醇和呋塞米（速尿），用法为20％甘露醇每次250毫升快速加压静滴，于20分钟内滴完，以后4～6小时重复1次，若神志与脑水肿体征明显改善可减半量。山梨醇脱水作用稍逊色于20％甘露醇，但无引起血尿的副作用。地塞米松首剂10毫克静脉推注，以后4～6小时5毫克与脱水剂合用。同时可输注白蛋白以加强脱水效果。

（7）防治继发感染：重型肝炎由于机体免疫功能明显降低，极易合并感染。临床上比较常见的有腹水感染、肠道感染、泌尿道感染及呼吸道感染等。①自发性细菌性腹膜炎防治。重型肝炎容易发生自发性细菌性腹膜炎，应对本病保持警惕性，及时做腹水检查。预防性给予喹诺酮类药物能降低感染发病率。但也有对预防性用药存在一定忧虑，即认为长期用药诱导产生耐喹诺酮类细菌所致的腹膜炎，其次是二重感染（如真菌感染）。由于革兰阴性菌中的肠杆菌科细菌及链球菌属细菌为最常见的病原菌，因而经验用药应该覆盖之。头孢噻肟是证明有效的抗生素，治愈率较高，且二重感染的发病率明显较低。第三代头孢菌素（如头孢曲松）亦可取得类似疗效，由于目前以第三代头孢菌素的临床证据最多，因此还是以其作为首选。β内酰胺酶抑制剂与青霉素或头孢菌素合用可以增加疗效，如氨苄西林加舒巴坦及阿莫西林加克拉维酸，均可获得较好临床疗效。至于氨基糖苷类，其常规用量达到的血清、腹水浓度与抑制90％的菌株所需要的最低药物浓度较为接近，如要取得较好的临床疗效必须增高峰浓度，而这与氨基糖苷类药物的肾毒性产生了矛盾，所以一般不主张将β-内酰胺类加氨基糖苷类作为首选。由于厌氧菌感染发生率较低，在初始用药时即联用抗厌氧菌的药物并无十分必要，除非有厌氧菌感染的临床或实验室依据。抗感染的疗程应根据临床表现与实验室检查的变化而定，一般推荐为3周，至少为1周。②肠道感染的防治。重型肝炎由于门脉高压、肠道黏膜变性、肠道局部抵抗力下降，尤其肠道分泌物中免疫球蛋白G(IgG)下降，易发生肠道感染。病原菌多为肠道细菌。临床上出现明显腹痛或明显腹泻且粪便带黏液时，即应开始治疗，常选用阿莫西林0.5～1.0克，每6小时服1次；喹诺酮类如诺氟沙星0.6克/日，分3～4次口服；氧氟沙星0.6克/日，分2～3次口服。③泌尿道感染的防治。泌尿道感染在重型肝炎中也是常见的并发症，尤其女性患者。在治疗前做尿液培养和细菌药敏试验以选择抗生素。在药敏试验未出报告前，一般选用头孢菌素、喹诺酮、氨基糖苷类。疗程不短于14日。④呼吸道感染的防治。肺部感染发病率很高，占50%。院外感染的肺炎，病原菌多为肺炎球菌；院内感染的肺炎，病原菌多为革兰阴性菌和葡萄球菌。治疗上可用青霉素及头孢菌素。

(8)防治肝肾综合征：避免使用对肾脏有毒性的各种药物，如庆大霉素、立克菌素等；及时控制消化道出血及继发感染；适当选用利尿剂，剂量不宜过大；避免大量放腹水；避免应用抑制前列腺素合成的非激素类抗炎止痛药，如消炎痛，保泰松、扶他林，布洛芬等；及时纠正因呕吐、腹泻失水而导致的血容量降低；及时纠正低蛋白血症。少尿时应采取扩张血容量的措施，如静脉滴注低分子右旋糖酐、血浆及人血白蛋白等，可并用多巴胺等增加肾血流量的药物；必要时可使用呋塞米(速尿)。有报道使用血管活性物质、单侧腰交感神经封闭术、门-体分流术、穿刺放腹水术、透析治疗等能改善肝肾综合征(HRS)，但均为暂时性，对提高存活率无效。肝移植能改善肝肾综合征，并提高存活率。最近，对肝肾综合征治疗提出了以下四种方法：①α-肾上腺能受体激动剂疗法。研究表明，采用甲氧胺福林和生长抑素8肽类似物(奥曲肽)联合治疗，同时进行有效扩容，可以对肝肾综合征患者体内的内源性血管扩张因子产生非特异性抑制作用，因而能有效地改善全身组织和肾脏的血流动力学，增加尿钠排泄。②血管加压素衍生物疗法。使用去甲肾上腺素联合多巴胺治疗，可降低肾素-血管紧张素-醛固酮系统和交感神经的活性。特利加压素联合白蛋白治疗，可以显著改善肾功能和全身血循环，提高平均动脉压，降低血浆肾素和去甲肾上腺素的水平。特利加压素对肝肾综合征的治疗是有效和安全的。③内皮素拮抗剂和抗氧化剂疗法。目前认为，内皮素是肝肾综合征患者肾内血管收缩递质。而内皮素拮抗剂应能逆转肝肾综合征，能使患者的肾小球滤过率和肾血流量均有明显改善，且与剂量呈明显正相关。④分子吸附再循环系统(MARS)疗法。分子吸附再循环系统疗法可以清除肿瘤坏死因子和白细胞介素-6等细胞因子，可减轻机体的炎性反应和改善肾内血液循环，能使血液胆红素和肌酐水平显著下降，患者的存活时间也有所延长。因此，分子吸附再循环系统疗法不失为一种良好的过渡治疗措施，在肝衰竭到肝移植的过程中起到一种桥梁作用。

八、淤胆型肝炎的治疗措施

以慢性乙型肝炎最为多见。治疗上可用泼尼松40～60毫克/日口服，或静脉滴注地塞米松10～20毫克/日，2周后如血清胆红素显著下降，则逐步减量；有学者认为可间断给予泼尼松或地塞米松，以减缓不良反应。腺苷蛋氨酸是存在于人体所有组织和体液中的一种生理活性分子，它作为甲基供体(转甲基作用)和生理性巯基化合物的前体(转巯基作用)参与体内重要的生化反应。在肝内通过使质膜磷脂甲基化而调节肝脏细胞膜间胆汁的流动性，而且通过转巯基反应可以促进解毒过程中巯化产物的合成，只要肝内腺苷蛋氨酸的生物利用度在正常范围内，这些反应就有助于防止肝内胆汁郁积。其作用机制是促进腺苷蛋氨酸-依赖性质膜磷质的合成，恢复细胞质膜间胆汁的流动性；克服转巯基反应障碍，促进内源性解毒过程中巯基的合成。

九、肝炎肝硬化的治疗措施

我国肝炎肝硬化以乙型肝炎为最多,其次是丙型肝炎。不同类型的肝炎,肝硬化治疗略有不同。代偿性肝炎肝硬化仍可考虑去除病因(抗病毒治疗),以缓解肝硬化的进展,降低肝癌的发生;而失代偿性肝硬化则重点是治疗与预防各种并发症及对症治疗,可考虑进行肝移植。

第十节　病毒性肝炎的中医辨证论治

病毒性肝炎属于祖国医学中的"黄疸"、"胁痛"、"积聚"等范畴。本病多因湿热,疫毒之邪入侵机体,蕴结于内,胃升降失司,湿热熏蒸肝胆,或热毒内陷营血所致。中医中药治疗病毒性肝炎历史悠久,特别是现代中医药在治疗病毒性肝炎上积累了丰富的经验,尤其是对于慢性肝炎疗效较好,对于病情的发展变化有着明显的抑制作用。

一、按临床分型进行辨证论治

(一)病毒性肝炎的病因病机

1. 急性肝炎　急性病毒性肝炎属于中医"黄疸"、"胁痛"等范畴。其病机主要为外感时邪(湿热)疫毒,侵犯脾胃,郁蒸肝胆所致。其病机演变可概括为:湿热疫毒由气及血,致肝、胆、脾、胃功能失调,引起血脉各病,肝络淤阻发为"胁痛",胆汁内瘀溢为"黄疸"。

2. 慢性肝炎 慢性肝炎多由于急性期湿热未尽，迁延不愈所致。其病因为外感湿热疫毒，内伤郁怒伐肝，饮食不节等导致脏腑功能失调，阴阳气血亏损。其病机特点是正虚邪恋，在正虚邪犯的基础上形成湿热、气滞、瘀血、阴阳虚、气血亏等影响到肝、胆、脾、胃、肾等脏腑功能。

3. 重型肝炎 重型肝炎病势凶险，预后较差，病死率高，常出现多脏器功能衰竭。中医认为，重型肝炎是在慢性肝炎基础上发展的重症化。由于湿热毒邪所致的肝郁气滞，湿热蕴结的病理改变，使其发展为瘀热互结、毒邪内陷、气阴衰竭的临床证候。所以，重型肝炎病机复杂，变化多端，虚实夹杂，病情凶险。

4. 淤胆型肝炎 淤胆型肝炎是病毒性肝炎的一种临床表现，有急、慢性之分，属祖国医学“黄疸”范畴，根据其迁延的特征又属“瘀黄”、“黄疸”。中医认为，本病与急、慢性肝炎病因类同，是由湿热或疫毒引起，但不同阶段病机不尽相同。急性为湿热发黄，甚则疫毒侵袭，毒邪蕴滞，热迫胆汁，溢于肌肤；慢性由于毒热瘀滞，弥漫周身，血热相结，瘀血阻络。另一方面，湿浊其性阴寒，受毒热之熬煎，始成痰浊，与毒热瘀血凝结，胶着难化，以致黄疸久久不退。再者湿浊盛于毒热，使阳气受损，则为阴黄。

5. 肝炎肝硬化 肝炎肝硬化在我国较多见，属祖国医学“臌胀”、“积聚”等范畴。一般认为本病多由肝炎经久未愈，或感受湿热疫毒、饮酒过度，情绪不畅等病因所致，由于这些因素导致气血运行不畅，肝脾受损，血瘀胁下而成。

（二）病毒性肝炎的辨证论治原则

病毒性肝炎在临床治疗上应当掌握好治疗原则，明确施治要点，准确辨证施治三要素。同时病毒性肝炎在治疗中还应注意辨证与辨病相结合，主要有分型论治和辨证论治与辨病论治相结合。分型论治是明确西医诊断的疾病，依据中医理论辨别分为不同证型，并制定相应的治则和方药。而辨证论治和辨病论治相结合则既要明确西医诊断，又要明确中医辨证，而且在论治时，要将西医诊断和中医辨证结合起来。在辨证论治时要处理好标本关系，一要针对病毒，达到祛邪的目的；二要调整好机体免疫失调，达到扶正的目的。无论在辨证论治或自拟组方时，都不能脱离患者本身的内在因素。

1. 急性肝炎的辨证论治

急性期应以解毒为主，邪毒去则正气复，还要根据病程长短分辨，一般早期应以清热利湿为主，中期宜以疏肝健脾为主，恢复期则重在健脾益胃或兼顾肝肾的调补，重症者因其来势凶猛，病变骤急，病情危重则强调清热解毒、凉血救阴。

(1)急性无黄疸型肝炎

①肝脾不调

【主　证】 胸胁胀满疼痛，善叹息，精神抑郁或情绪急躁，纳食减少，腹胀便溏或大便不调，肠鸣矢气或腹痛泄泻，疲乏无力，舌质淡，苔薄白，脉弦。

【治　法】 疏肝，理气，健脾。

【方　药】 柴芍六君子汤加减。柴胡 10 克，陈皮 8 克，法半夏 10 克，生白芍 12 克，党参 15 克，茯苓 15 克，白术 10 克，枳壳 10 克，厚朴 10 克，甘草 8 克，谷芽、麦芽各 15 克。若情绪波动较甚，致疼痛明显者，加台乌药 12 克，川楝子 12 克，佛手片 10 克，以加强疏肝理气之力；若腹泻较甚，次数多者，加山药 20 克，苍术 12 克，生薏苡仁 20 克，以增加健脾渗湿止泻之效。

②肝郁气滞

【主　证】 胁痛，疼痛走窜不定，常随情志变化而增减，食欲减退，胸闷不舒，善叹息，嗳气频作，舌质淡红，苔薄白，脉弦。

【治　法】 疏肝解郁，行气止痛。

【方　药】 柴胡疏肝散加减。北柴胡 10 克，陈皮 6 克，川芎

10克，制香附10克，炒枳壳10克，生白芍30克，广郁金10克，生甘草6克，佛手片10克。胁痛较甚者加青皮10克，丝瓜络10克，以加强通络止痛之力；若伴烦渴，舌质红，苔黄，脉弦数，加牡丹皮10克，生栀子6克，芦根15克，以清肝调气；若伴有恶心，呕吐者，加法半夏10克，代赭石15克（先煎），生姜6克，以和胃降逆止呕；若伴肠鸣、腹泻者，加茯苓30克，炒白术30克，以健脾，渗湿，止泻。

（2）急性黄疸型肝炎

①湿热兼表

【主　证】 黄疸初起，轻度目黄，畏寒，发热，身痛头重，倦怠乏力，脘闷不饥，小便黄，脉浮弦或浮数。

【治　法】 清热、化湿、解表。

【方　药】 麻黄连翘赤小豆汤合甘露消毒丹加减。炙麻黄9克，生甘草6克，薄荷10克，藿香10克，肉豆蔻10克，石菖蒲10克，黄芩10克，滑石30克，茵陈30克，赤小豆30克，生姜4克，大枣5枚，车前子10克（包煎）。若表证较甚，畏寒、发热甚者，加荆芥10克，防风10克，以祛风解表。

②寒湿阻遏

【主　证】 身目俱黄，黄色晦暗如烟熏，脘闷腹胀，食少纳呆，大便溏薄，神疲畏寒，体倦乏力，舌质淡，苔白腻，脉沉迟。

【治　法】 健脾和胃，温中化湿。

【方　药】 茵陈术附汤加味。茵陈30克，制附子6克，干姜6克，党参20克，炒白术12克，炙甘草10克，茯苓15克，泽泻10克，桂枝4克，川芎8克，广郁金10克，厚朴10克。脘痞腹胀苔腻者，加广木香8克，炒枳实10克；呕恶重者，加草豆蔻6克，法半夏8克；腹冷痛便溏者，加吴茱萸6克，肉豆蔻6克；胁下痞块，兼见瘀阻者，加莪术8克，红花4克，炒土鳖虫6克；若损及脾肾之阳，肢冷腹凉，下利清谷或五更泄泻，舌淡脉细者，原方桂枝易肉桂，加用肉豆蔻6克，补骨脂10克，益智仁10克，吴茱萸6克。

2. 慢性肝炎的辨证论治

慢性型辨证立法时要掌握好扶正固本，清热解毒，调整阴阳的原则。

(1)肝气犯脾

【主　证】 右胁胀痛，以胀为主，或两胁不舒，伴身困乏力，纳少，大便不调，舌质淡红，舌苔白或略腻，脉弦细。

【治　法】 疏肝理气，调理肝脾。

【方　药】 逍遥散加减。柴胡10克，生白芍12克，当归10克，茯苓15克，白术12克，厚朴10克，赤芍7克，鸡骨草15克，谷芽、麦芽各15克，甘草7克。肝郁胁痛甚者，加郁金10克，广木香10克，香附10克，以疏肝行气止痛。

(2)脾虚气滞

【主　证】 胃脘痞满，恶心呕吐，嗳气频繁，饭后尤甚，口干口苦，纳少乏力，右胁不舒，便溏或便结，舌淡红、体胖边有齿痕，苔白腻或黄腻，脉沉弱。

【治　法】 和胃降逆，开结消痞。

【方　药】 半夏泻心汤加减。法半夏15克，黄连10克，黄芩10克，党参15克，厚朴10克，郁金10克，藿香8克，谷芽、麦芽各15克，炒鸡内金10克，神曲10克，丹参10克，砂仁6克(后下)，干姜3克，甘草6克。胃胀明显者，加枳壳10克，炒莱菔子10克，以行气消胀；呕恶甚者，加公丁香6克(后下)，竹茹8克，以降气和胃；若便溏者，加生薏苡仁15克，苍术、白术各10克，以健脾止泻；便结者，加生大黄5克(后下)。

3. 重型肝炎的辨证论治

(1)湿热毒邪蕴结

【主　证】 身目黄染，色如橘黄，身困乏力，脘腹胀满，恶心呕吐，大便干结，小便黄少，舌苔黄、厚腻，脉弦数。

【治　法】 清热解毒，祛湿退黄。

【方　药】 茵陈三黄汤加减。茵陈 30 克，黄连 10 克，黄芩 10 克，黄柏 15 克，生大黄 10 克（后下），生栀子 12 克，半枝莲 30 克，败酱草 30 克，土茯苓 15 克。若黄疸甚者，茵陈量可加至 60 克，加虎杖 15 克，田基黄 20 克，以加强利胆退黄；腹胀较甚加炒莱菔子 30 克，佛手片 10 克，大腹皮 10 克；恶心，呕吐较甚加代赭石 30 克（先煎）；大便干结，且数日不解，或服药未解者，生大黄可加至 15～20 克。

(2)疫毒火热炽盛

【主　证】 身目黄染，色黄如金，腹胀如鼓，疲乏无力，烦躁不安，狂奔乱窜，四肢妄动，或鼻出血、便血，发斑，大便干结，小便短赤或癃闭不通，舌质红绛，苔黄燥或黄腻，脉弦数或弦滑数。

【治　法】 清热解毒，凉血化瘀。

【方　药】 茵陈蒿汤合黄连解毒汤加减。茵陈 30 克，生栀子 12 克，黄芩 12 克，黄连 10 克，黄柏 12 克，生大黄 10 克（后下），生地黄 30 克，赤芍 30 克，牡丹皮 12 克，败酱草 15 克，龙胆草 10 克。若鼻出血不止或肌肤发斑，其色鲜红者，重用生地黄 60 克，丹皮 20 克，犀角粉 10 克或用水牛角粉 20 克（冲服）；神志不清者，加服紫雪丹。

(3)肝风内动

【主　证】 烦躁不安，唇干口燥，渴欲饮水，目睛干黄而涩，或神志恍惚，反应迟钝，寻衣摸床，睡眠紊乱，或怒目而视，狂叫不止，口内秽臭，摇头仰面，尿色深黄，舌红绛或舌面光剥无苔，脉弦细数。

【治　法】 育阴潜阳，养肝退黄，开窍熄风。

【方　药】 一贯煎合羚羊钩藤汤加减。山羊角 10 克（先煎），钩藤 10 克，白菊花 10 克，生地黄 15 克，麦门冬 12 克，川楝子 12 克，枸杞子 10 克，茵陈 20 克，龙胆草 12 克，石决明 15 克，珍珠母

15 克(先煎),生白芍 10 克,石菖蒲 10 克。

(4)热毒内陷

【主 证】 发病急骤,变化迅速,身黄如金,发热不退或入暮高热;皮下斑疹、紫癜或出血、呕血、便血;神志恍惚或神昏谵语,躁动不安甚则狂乱,抽搐;小便黄赤短少或尿闭。可见不思食或索食如狂,呕恶频作,腹胀如鼓,大便不通或小便失禁;舌质红绛,苔黄糙或少苔或苔秽浊,脉弦细数。

【治 法】 清营解毒,凉血开窍。

【方 药】 千金犀角散加减。犀牛角 6 克(水牛角 30 克代,先煎),黄连 6 克,生栀子 10 克,连翘 10 克,生地黄 10 克,金银花 10 克,麦门冬 10 克,玄参 10 克,牡丹皮 10 克,赤芍 10 克,生大黄 10 克(后下),茵陈 15 克,石斛 10 克。黄疸深重者,加半边莲 15 克,虎杖 15 克,白花蛇舌草 20 克,田基黄 20 克;入暮高热者,加知母 10 克,青蒿 10 克,秦艽 10 克,生鳖甲 20 克(先煎);皮下斑疹紫黑者,加紫草 15 克,大青叶 15 克;出血严重者,加槐花 10 克,生地榆 10 克,茜草 10 克,侧柏叶 10 克,三七粉 5 克(冲服),大蓟 15 克,小蓟 15 克;神昏谵语者,加服安宫牛黄丸;狂躁,抽搐严重者,加羚羊角 6 克(先煎),地龙 10 克,钩藤 12 克,天麻 8 克;腹胀如鼓,腑气不通者,加槟榔 10 克,芒硝 10 克(冲服);小便短赤不利,或出现腹水者,加白茅根 15 克,车前草 10 克,大腹皮 10 克,萹蓄 10 克,瞿麦 10 克等清热利尿之品;呕逆严重者,加竹茹 8 克,代赭石 10 克(先煎)。

(5)辨证分型治疗:重点在于祛邪,用药要刚柔相济,勿伤脾胃,注意保护正气,而且要注意黄疸、出血、腹水、昏迷四大证的处理。为了便于使用,要掌握好湿热疫毒、耗正伤阴之轻重,亦可用以下方药:丹参 30～60 克,赤芍 30～60 克,茜草 10 克,生大黄 10 克(后下),白茅根 15 克,三七粉 10 克(冲服),水牛角 30 克(先煎),黄芪 15 克,田基黄 30 克,黄柏 12 克,黄连 10 克,茵陈 30～60

克，山栀子 12 克，仙鹤草 30～60 克，金钱草 30 克。

加减变化：①若属脾肾阳虚者，症见畏寒肢冷，腰膝冷痛，腹泻，下利清谷等，加肉桂 4 克，炮附子 10 克(先煎)。②若属肝肾阴虚者，症见五心烦热，盗汗，口干咽燥，舌红，脉细等，加生白芍 15 克，枸杞子 15 克，女贞子 30 克，旱莲草 15 克。③若脾气虚，症见四肢倦怠乏力，舌体胖有齿痕，脉细，加党参 15 克，茯苓 30 克，生黄芪 30 克。④若心下停饮，出现胃脘振水音者，加桂枝 10 克，茯苓 30 克。⑤若胃脘胀满，食后为著，呃逆者，加枳实 15 克，莱菔子 30 克，沉香曲 15 克。

中医治疗重型肝炎无论是辨证施治，或协定处方或单味制剂，虽然不能单独达到治疗目的，但配合基础疗法，确实能起到提高存活率的作用。同时要注意以下几个方面：①迅速退黄。早期运用清热解毒，利湿退黄，或活血凉血、化瘀退黄等法，能迅速顿挫黄势，使湿、热邪毒而解，肝、胆、脾、胃脏腑功能恢复。一般认为，重型肝炎大多以肝内胆汁严重淤积，肝细胞炎症。防止肝细胞坏死，如常用的茵陈，山栀子，虎杖，青黛，北柴胡，黄连，黄柏等。活血化瘀，凉血解毒，可加强胆红素结合作用，如常用的有桃仁，红花，三棱，莪术，赤芍，牡丹皮等。所以，退黄是治疗重型肝炎的重要举措，对疾病的预后有着重要的意义。②改善症状。重型肝炎除常见的黄疸外，最多见的是胃脘胀痛、痞满、恶心欲吐、纳食不佳、胁肋胀痛，时有失眠、烦躁之症。此类患者多有精神抑郁，情绪易变之特点，常是肝、胆、脾、胃乃至心、肾功能发生紊乱。所以，中药治疗有利于疏肝解郁、调理脾胃，改善消化道症状，使患者情绪稳定，食欲增加，这样有利于病情的恢复，减少肝昏迷的发生。常用方药如小陷胸汤、半夏泻心汤、温胆汤、小柴胡汤等。若有昏迷者或有昏迷先兆者，配合安宫牛黄丸，每日 1～2 丸口服；或者中药灌肠给药，如大黄 15 克，厚朴 15 克，黄连 12 克，茵陈 30 克，山栀子 12 克，水煎，每日 1～2 次，每次 300 毫升，保留灌肠。③改善病理。

症状的改善是治标之见，但重型肝炎的组织病理变化与存活有着密切的关系。中药治疗除了改善脏腑功能失调的病理变化外，更重要的是能使肝脏组织病理的恢复，体现了中医治本的含意。如常用的活血化瘀药物丹参、赤芍、大黄、山栀子、木瓜等，有改善肝脏和周围血液微循环的作用，同时这些药物有着改善重型肝炎三高综合征和预防肝肾衰竭的作用。所以，正确运用疏肝健脾，温补脾肾，滋补肝肾等法，对重型肝炎的转归有着一定的治疗作用。

在治疗过程中要以中西医并举，以西医治疗为主，中医辨证以清解毒热之邪为其要，调其阴阳偏侍为其辅。

4. 淤胆型肝炎的辨证论治

淤胆型肝炎有急、慢性之分，属祖国医学"黄疸"范畴，根据其迁延日久的特征又属"瘀黄"、"黄疸"。

(1)阳黄

①热重于湿

【主　证】　目黄，身黄其色鲜明，小便黄，皮肤瘙痒，口苦口干，大便干，舌苔黄腻，脉弦数。

【治　法】　清热利湿，凉血退黄。

【方　药】　茵陈蒿汤加减。茵陈 30 克，山栀子 15 克，虎杖 15 克，生大黄 10 克(后下)，牡丹皮 12 克，连翘 12 克，金钱草 15 克，广郁金 15 克，蒲公英 15 克，土茯苓 15 克。恶心呕吐，厌油腻者加黄连 6 克，竹茹 10 克；右胁痛加北柴胡 12 克，生白芍 20 克；腹胀加厚朴 15 克，枳实 15 克；热甚者加黄柏 10 克，黄芩 15 克；心烦、失眠、发热、出血者加赤芍 20 克，侧柏叶 15 克，白茅根 20 克。

②湿重于热

【主　证】　身目发黄，色泽不鲜明，不发热或身热不扬，口干而不渴，纳食不佳，胃脘痞满，腹胀便溏，舌苔厚腻稍黄，脉濡。

【治　法】　利湿化浊，清热退黄。

【方　药】　茵陈五苓散加减。茵陈 30 克，猪苓 15 克，茯苓

20克，泽泻15克，白术12克，生薏苡仁30克，虎杖12克，广郁金15克，车前子10克(包煎)。呕逆明显加陈皮10克，姜半夏10克，沉香曲10克；纳呆腹胀甚者加神曲10克，炒谷芽20克，枳实10克，厚朴15克。

③湿热并重

【主　证】 身目发黄，颜色较浅，倦怠肢困，脘闷不饥，口干不渴，小便淡黄，大便不畅。舌苔薄、白腻，脉滑。

【治　法】 化浊利湿，清热退黄。

【方　药】 甘露消毒丹加减。藿香12克，肉豆蔻10克，石菖蒲12克，连翘12克，黄芩10克，滑石粉15克(包煎)，茵陈15克，生甘草6克，薄荷6克(后下)，白术10克。若兼表证，可加炙麻黄6克，赤小豆20克；若皮肤瘙痒明显，加白鲜皮10克，地肤子10克，蛇床子10克，荆芥10克(后下)。

(2)阴黄

①寒湿阴遏

【主　证】 面黄晦暗，脘闷腹胀，食纳减少，大便溏薄，神疲畏寒，苔白腻，质淡体胖，脉沉。

【治　法】 温化寒湿。

【方　药】 茵陈术附汤加减。茵陈30克，炒白术15克，制附片9克(先煎)，干姜7克，炙甘草6克，桂枝8克。气虚甚，乏力者，加黄芪30克，党参15克；湿邪甚，苔厚腻，加苍术10克，陈皮10克，泽泻12克。

②瘀血阻滞

【主　证】 身目发黄，颜面晦暗，胁下积块，皮肤赤纹丝缕，皮肤瘙痒，舌质紫暗有瘀斑，脉弦涩。

【治　法】 活血，化瘀，退黄。

【方　药】 桃红四物汤加减。桃仁10克，红花10克，生地黄10克，赤芍20克，川芎10克，当归10克，牡丹皮12克，丹参20

克,茵陈15克,土茯苓20克,川牛膝10克。有偏热者,出现咽干,烦热,加山栀子10克,白茅根30克;有偏寒者,出现肢体不温,形寒肢冷,加肉桂6克或桂枝12克。

中医治疗淤胆型肝炎,其临床疗效较差,必须采取联合治疗,即退黄与扶正、解毒、化瘀、祛湿等法相结合,要特别强调肝肾功能的调整。同时要注意中西医结合治疗。

5. 肝炎肝硬化的辨证论治

(1)肝炎肝硬化静止期:本期临床症状较轻,仅有乏力,腹胀,两胁不适,大便时干时稀等表现;或者不出现症状,体格检查时发现脾肿大、食管胃底静脉曲张等门静脉高压表现。肝硬化早期的治疗,首先要治疗病因,而目前抗病毒药物对乙肝等病毒作用不理想,调节免疫也缺乏特效药物。因此,当前主要研究是中草药抗纤维化。活血化瘀类药物如丹参、当归、赤芍、桃仁及其一些复方制剂,可以降解胶原纤维并使其发生逆转,从而改善肝功能,调节机体整体状况,增强机体防御能力,改善肝内血流及微循环,促进肝细胞功能状态,有利于本病的好转和恢复。

①肝郁脾虚

【主　证】 胸腹闷胀,两胁痛,四肢倦怠,乏力,便溏,肝脾可有轻度肿大,肝功能化验蛋白比例失调。舌淡红或暗红,苔薄,脉细弦。

【治　法】 疏肝健脾,兼以活血化瘀。

【方　药】 柴芍六君子汤加减。北柴胡12克,生白芍20克,法半夏10克,陈皮12克,党参15克,白术15克,茯苓20克,炙甘草10克,丹参20克,当归10克,川芎10克,北山楂15克。若脾虚湿盛,大便稀溏,下肢轻度水肿者,加苍术10克,陈皮10克,厚朴10克,生山药30克;若气虚甚有,神疲气短,乏力明显者,加黄芪60克;若肝郁明显,见两胁胀痛,心烦易怒或抑郁者,可用丹栀逍遥散加减:牡丹皮10克,生栀子6克,北柴胡12克,生白芍20

克，白术 15 克，茯苓 20 克，当归 10 克，薄荷 6 克(后下)，生甘草 6 克，制香附 12 克，广郁金 10 克，酸枣仁 15 克。

②肝肾阴虚

【主　证】 胁肋隐痛，绵绵不休，口干咽燥，心中烦热，头晕目眩，舌红少苔，脉细弦而数。可见肝脾肿大，球蛋白升高。

【治　法】 滋补肝肾。

【方　药】 一贯煎加减。生地黄 12 克，枸杞子 10 克，北沙参 12 克，麦门冬 10 克，当归 6 克，川楝子 10 克，生白芍 20 克，女贞子 10 克，太子参 10 克，生甘草 6 克，石斛 10 克。心烦失眠，多梦者，加酸枣仁 30 克，合欢皮 10 克，远志 8 克；头晕耳鸣者加菊花 10 克，桑椹子 12 克；潮热明显者加地骨皮 10 克，银柴胡 12 克；如热灼脉络有鼻出血，牙龈出血者，加牡丹皮 10 克，生栀子 10 克，仙鹤草 10 克，白茅根 20 克。

③瘀血内阻

【主　证】 胁下积块，质硬，面色晦暗，有朱砂掌及蜘蛛痣，肝功能受损，γ-球蛋白升高，舌质淡暗有瘀点，脉弦细。

【治　法】 活血化瘀，软坚散结。

【方　药】 膈下逐瘀汤加减。桃仁 10 克，红花 6 克，当归 10 克，川芎 10 克，赤芍 15 克，制香附 10 克，五灵脂 10 克，乌药 10 克，枳壳 10 克，延胡索 10 克，丹参 15 克，炮穿山甲 10 克(先煎)，醋炒鳖甲 10 克(先煎)。若兼脾虚者，有纳呆，腹胀，大便稀溏，体倦乏力者，宜健脾理气，可用香砂六君子汤加减：广木香 10 克，砂仁 10 克(后下)，法半夏 12 克，陈皮 10 克，党参 15 克，白术 12 克，茯苓 15 克，炒麦芽 15 克，山药 15 克，北山楂 10 克；若肝肾阴虚而见胁痛不休，口干，心烦，潮热，舌红少苔，脉细数者，可加用生地黄 12 克，枸杞子 10 克，女贞子 10 克；若阴虚内热，热灼脉络而见鼻、齿出血者，可加大蓟、小蓟各 15 克，茜草 12 克，侧柏叶 20 克，仙鹤草 20 克；若兼肝胆湿热，症见黄疸，口苦，腹胀，大便不爽者，加茵陈15克,生栀子10克,金钱草10克,广郁金12克;若属气虚不能摄血而见出血,面色萎黄,倦怠乏力,舌质淡红,脉沉细者,加生黄芪30克,党参15克,三七粉6克(冲服)以益气摄血止血;若气血亏虚而见面色无华,乏力,头目眩晕,舌质淡,脉细弱者,可合用人参养荣汤加减:炒白芍10克,当归10克,陈皮6克,炙黄芪30克,肉桂6克,人参10克(另炖对服),白术15克,炙甘草10克,熟地黄10克,五味子10克,远志10克,茯苓15克,生姜6克,大枣5枚;若见左胁下积块甚大,边缘不齐,可配用鳖甲煎丸或大黄䗪虫丸。

(2)肝炎肝硬化活动期　本期主要表现为腹水,常常合并上消化道出血、肝性脑病等并发症。中医治疗主要按其"臌胀"、"昏迷"来分别辨证施治。肝硬化腹水的治疗,可归纳为"攻"、"补"及"攻补兼施"3种。由于本病是本虚标实,纯实与纯虚证少见,因此寓攻于补,寓补于攻,攻补兼施,并根据患者具体情况灵活运用是治疗的根本。尤其是肝脾肿大,不光是采用内科保守治疗,还应把握时机,必要时行外科治疗,以减少并发症的出现。

①脾虚水困

【主　证】 腹部胀满,肠鸣便溏,面色萎黄,神疲乏力,四肢无力,少气懒言,舌苔白腻、体胖有齿痕,脉沉弱。

【治　法】 补脾益气,化湿利水,佐以化瘀。

【方　药】 五苓散加减。茯苓30克,猪苓20克,白术20克,桂枝10克,泽泻10克,广木香10克,车前子30克(包煎),大腹皮15克,白茅根30克,丹参20克,川牛膝15克。脾虚夹湿,胸膈胀满,胁肋隐痛,加厚朴15克,枳实15克;湿邪导致大便稀溏,次数增多,下肢水肿,加炒山药30克,炒扁豆30克,苍术10克;脾虚明显,体倦乏力,纳呆者,加生黄芪30克,党参15克;脾虚不振者,腹部胀满,神疲怯寒,小便少,大便稀溏或稀水,纳呆,乏力,舌质淡、体胖有齿痕,脉沉者,可用实脾饮加减:厚朴15克,白术15克,木瓜 10 克，草果 10 克，大腹皮 15 克，广木香 10 克，干姜 10 克，炙甘草 6 克，茯苓 30 克，车前子 15 克(包煎)，丹参 20 克。

②肝肾阴虚

【主　证】 腹大坚满，甚则青筋显露，形体消瘦，面色紫黑，唇紫口燥，心烦，五心烦热，齿鼻有出血，小便短赤，舌质红绛少津，脉弦细数。

【治　法】 滋补肝肾，养阴利水。

【方　药】 猪苓汤加减。猪苓 30 克，阿胶 10 克(烊服)，茯苓 30 克，泽泻 15 克，生地黄 15 克，女贞子 12 克，枸杞子 10 克，炒鳖甲 12 克(先煎)，鸡内金 10 克。若口干，舌红绛少津，加玄参 15 克，麦门冬 12 克，石斛 10 克；若午后潮热，加地骨皮 10 克，银柴胡 12 克；小便短赤，加白茅根 30 克，车前子 10 克(包煎)；若鼻齿出血，加牡丹皮 12 克，侧柏叶 15 克；若神志异常，加石菖蒲 10 克，广郁金 10 克，远志 10 克；若神昏谵语，急用安宫牛黄丸。

③肝脾血瘀

【主　证】 腹大坚满，按之不陷而硬，青筋怒张，胁肋攻痛，面色暗黑，头颈部胸部红点赤缕，唇色紫褐，大便色黑，小便短赤，舌紫暗或瘀斑，脉细涩或沉细。

【治　法】 活血化瘀，行气利水。

【方　药】 膈下逐瘀汤加减。北柴胡 12 克，当归 10 克，桃仁 10 克，红花 10 克，五灵脂 10 克，乌药 10 克，制香附 10 克，炮穿山甲 10 克(先煎)，炒鳖甲 20 克(先煎)，大腹皮 15 克，茯苓 30 克，白术 15 克，赤芍 10 克，川牛膝 15 克。若腹胀满甚者加沉香 10 克(后下)，炒莱菔子 15 克；大便秘结加枳实 10 克，生大黄 10 克(后下)；脾肿大明显者，加服大黄䗪虫丸；有出血者加三七粉 6 克或云南白药 2 克冲服。

④湿浊蒙蔽，闭塞清窍

【主　证】 精神呆滞，似清非清，时清时昏，脘痞胸闷，面色苍白，苔腻而厚，脉濡。

【治　法】 化湿祛浊，醒神开窍。

【方　药】 菖蒲郁金汤加减。石菖蒲12克，广郁金10克，炒栀子10克，连翘10克，淡竹叶6克，竹沥10克，姜半夏10克，茯苓15克，陈皮10克，胆南星10克。湿浊较重，苔厚腻者，加苍术15克，厚朴12克；腹胀少尿，加大腹皮15克，车前子10克（包煎）；已昏迷不醒，加用苏合香丸，灌服或鼻饲，每次半丸，每日3～4次。

⑤湿热土蒸，肝风内动

【主　证】 神昏谵语，躁动不宁，四肢抽搐，震颤，昏迷，黄疸加重，腹胀如鼓，小便短少不下，大便不畅，舌苔黄腻，脉弦。

【治　法】 清利湿热，平肝熄风。

【方　药】 茵陈蒿汤加味。茵陈30克，生栀子10克，生大黄10克（后下），钩藤12克，牡丹皮10克，夏枯草10克，炒龟版10克（先煎），石决明10克（先煎），生白芍15克，北柴胡10克，牡蛎15克（先煎），白菊花10克。大便不通加芒硝10克（冲服）；小便短少加车前子10克（包煎），泽泻10克；抽搐加羚羊角6克或水牛角30克（先煎）；昏迷不醒，加至宝丹，每日1粒鼻饲。

⑥阴阳两竭，内闭外脱

【主　证】 昏迷不醒，两手抖动，气息低微，汗出肢冷，尿少便溏并失禁，舌质淡苔白，脉沉细。

【治　法】 益气回阳，养阴救脱。

【方　药】 参附汤合生脉散加减。红参10克（另炖对服），制附片10克（先煎），麦门冬15克，北五味子12克，炙甘草10克，煅龙骨30克（先煎），煅牡蛎30克（先煎），石菖蒲15克。阳脱四肢厥冷，可加肉桂6克，干姜10克；阴脱多汗少尿，脉沉微者，加生地黄12克，熟地黄12克。此型为肝昏迷晚期，可配合参脉针或参附针静脉滴入。

肝昏迷危急险恶，传统抢救所用的中成药物有安宫牛黄丸、苏合香丸、至宝丹、紫雪丹等。安宫牛黄丸对神昏躁动效果较好，苏合香丸对痰湿内闭有效，至宝丹促进苏醒，紫雪丹对神昏抽搐作用好。

二、按病原学分型进行辨证论治

（一）甲型病毒性肝炎的辨证论治

甲型病毒性肝炎属于中医“黄疸”、“胁痛”等范畴。

1. 病因病机　其病机主要为外感时邪（湿热）疫毒，侵犯脾胃，郁蒸肝胆所致。其病机关键是湿。多因外感湿热疫毒，由表及里，郁而不达，内阻中焦，脾胃运化失常，湿热交蒸于肝胆，不能泄越，以致肝失疏泄，胆汁外溢，浸淫肌肤，下流膀胱，使身目小便俱黄。若湿热挟时邪疫毒伤人者，其病势尤为暴急，具有传染性，表现为热毒炽盛、伤及营血的严重现象。

2. 类证鉴别　黄疸型肝炎应与黄胖病、萎黄病、湿病、风气目黄等病证及多食瓜果所致的发黄相鉴别。

（1）黄胖病：黄胖病是由虫积匿伏肠中所致，因日久耗伤气血而引起面部淡黄虚浮，肌肤色黄带白而眼白如故，小便不黄，尚有头晕心悸、气短乏力、腹痛间作、嗜食异物等症状。与胆汁外溢黄疸的目黄、身黄、尿黄迥异。

（2）萎黄病：萎黄病多因大失血、大病及疟疾之后，气血亏耗，致使身面皮肤呈淡黄色的病证。与黄疸型肝炎的区别在于两目不黄，面及肌肤萎黄不泽，小便通利不黄，必有头晕、心悸、气短、乏力等症。

（3）湿病：湿邪郁蒸可引起身黄、目黄，但眼白不黄，可资鉴别。且湿病黄色如烟熏，伴一身疼痛，区别于黄疸型肝炎的黄如橘子色，一身不疼。

(4)风气目黄：风气目黄是由风气自阳明入胃上至目眦，风气不得外泄所致。其特点为只见目黄，且以目内眦较为明显，表面凹凸不平，面身不黄，亦无其他见症，多见于肥胖之人及老年人，是为球结膜脂肪沉积所致。

(5)多食瓜果发黄：过食含胡萝卜素的胡萝卜、南瓜、菠菜、柑橘、木瓜等，致胡萝卜素储留沉着，可出现皮肤发黄。其与黄疸型肝炎的区别在于发黄部位多在手掌、足底、前额及鼻等处，皮肤、眼白不黄，亦无其他症状。

3. 辨证论治

(1)邪遏卫气

【主　证】 发热恶寒，全身乏力，食欲不振，恶心厌油，腹胀泄泻，苔腻，脉浮缓。

【治　法】 宣表化湿，清热解毒。

【方　药】 藿香正气散合甘露消毒丹加减。藿香 10 克，厚朴 10 克，陈皮 10 克，茯苓 15 克，生薏苡仁 15 克，茵陈 15 克，黄芩 6 克，法半夏 10 克，砂仁 5 克(后下)，生甘草 3 克，苍术 8 克，枳壳 10 克。热甚者加柴胡 10 克，青蒿 8 克；目黄，身黄，尿黄者加生栀子 10 克，黄柏 10 克；纳呆者加北山楂 10 克，谷芽、麦芽各 15 克。

(2)脾胃湿热

【主　证】 目黄、身黄较鲜明，脘腹痞满，纳呆呕恶，四肢困重，尿黄赤。热重于湿者兼见发热，口苦口渴，大便秘结，舌红，苔黄腻或黄燥，脉弦数或滑数；湿重于热者兼见口干黏腻，渴不欲饮，大便溏滞，或有身热不扬，苔白腻或黄白相间而腻，脉濡稍数或弦滑。

【治　法】 清热利湿，疏泄肝胆。

【方　药】 热重于湿，茵陈蒿汤加减：茵陈 20 克，生栀子 10 克，生大黄 4 克(后下)，蒲公英 15 克，郁金 10 克，赤芍 8 克，茯苓

12克，生甘草6克，田基黄15克，萹蓄10克。发热口渴者，加知母10克，黄芩10克，生石膏20克（先煎），芦根15克；呕逆重者，加黄连6克，竹茹6克；脘腹胀满者，加枳实10克，厚朴10克。热重兼表证者，甘露消毒丹化裁。湿重于热，茵陈四苓汤，连朴饮加减：茵陈20克，茯苓15克，猪苓10克，赤芍8克，苍术10克，石菖蒲10克，黄连5克，清半夏6克，白豆蔻6克，厚朴10克。身热不扬者，加黄芩10克，枳实10克；口黏胸闷者，加佩兰10克，杏仁10克；大便黏滞而臭者，加制大黄6克，广木香8克；湿重兼表证者，三仁汤化裁；兼伤气阴者，加太子参15克，麦门冬10克，生地黄10克；黄疸消退缓者，可加赤芍20克，并加用制香附10克，萹蓄10克，白茅根30克等。

(3)热毒炽盛

【主　证】 身目深黄，黄色鲜明，急性起病并迅速加深，伴发热或高热烦躁，脘腹胀满，疼痛拒按，大便秘结，小便短少黄赤，可兼有食欲大减或无食欲，或精神萎靡、高度乏力，舌质红绛，苔黄或黄厚而糙，或焦黄起刺，脉弦数或洪数。

【治　法】 清热解毒，泻火退黄。

【方　药】 清瘟败毒饮合茵陈蒿汤加减。黄连6克，黄芩12克，生栀子12克，连翘8克，生石膏10克（先煎），知母8克，茵陈20克，赤芍8克，牡丹皮8克，生大黄6克（后下），生地黄8克，生甘草6克。高热不退者加水牛角20克；黄疸深重者加白花蛇舌草20克，虎杖20克，半边莲15克，萹蓄10克；恶心呕吐者加竹茹6克，芦根20克，法半夏10克，代赭石15克（先煎）；大便干结者加元明粉10克（冲服）；脘腹胀满者加枳实10克，槟榔10克，厚朴10克；胁肋疼痛拒按者加延胡索19克，川楝子10克，丹参10克；口渴甚者加天花粉15克，芦根20克，麦门冬10克；心烦不寐者加莲子心10克，淡竹叶6克，百合10克，酸枣仁10克；小便短赤淋涩者加木通8克，车前子10克，瞿麦10克，白茅根20克；气阴损伤严重者加西洋参 6 克(另炖对服),玄参 10 克,重用生地黄 30 克;抽搐者加山羊角粉 0.6～1.2 克(冲服),天麻 10 克(另炖对服),钩藤 10 克,全蝎 5 克,地龙 10 克;出现昏迷者加用安宫牛黄丸或至宝丹鼻饲。

(4)湿热困脾

【主　证】　身困乏力,食欲减退,脘痞腹胀,肝区隐痛,头晕头痛,或恶心厌油,苔腻,脉缓。

【治　法】　健脾,化湿,和胃。

【方　药】　胃苓汤加减。苍术 10 克,厚朴 10 克,陈皮 10 克,柴胡 10 克,枳壳 10 克,茯苓 10 克,猪苓 10 克,泽泻 10 克,虎杖 10 克,赤芍 10 克,郁金 10 克,白花蛇舌草 15 克,生甘草 5 克。

4. 针灸治疗

(1)恶心呕吐:针灸内关、大陵穴或耳穴神门。

(2)腹胀:针灸关元、中脘、足三里、天枢、气海穴。

(3)肝区疼痛:针灸期门、章门、丘墟、涌泉、阳陵泉穴。

5. 成药验方　板蓝根冲剂,抗病毒并可预防甲型肝炎。转氨酶持续不降 用五味子粉,3 克/次,2 次/日,白开水冲服。黄疸不降,用土茵陈 20 克、土茯苓 15 克、田基黄 10 克、赤芍 20 克、车前草 15 克,煎汤代茶饮。

(二)乙型病毒性肝炎的辨证论治

乙型病毒性肝炎属于中医的"黄疸"、"胁痛"、"积聚"等范畴。本型肝炎在临床上较为常见。

1. 病因病机　中医对乙型肝炎发病的病因与病机的认识不一。湿热疫毒之邪是本病发生的外因,正气不足是本病的内因,湿热是本病的主因。

2. 辨证论治　乙型肝炎的治法,主要从病因、脏腑、气血入手,根据不同证型,施以不同治则的药物。一般而言,急性乙型肝炎主要是清热利湿,也要注意疏肝健脾、补益肝肾;慢性乙型肝炎则以健脾、利湿、疏肝、滋阴、活血为主;重型乙型肝炎着重清热解毒、凉血救阴等治疗。

(1)急性乙型肝炎的辨证论治

①肝胆湿热

【主　证】 胁痛口苦,胸闷纳呆,恶心呕吐,目赤或小便黄赤,舌质红,苔黄腻,脉弦数。

【治　法】 清热利湿,疏肝健脾。

【方　药】 龙胆泻肝汤加减。龙胆草9克,炒黄芩10克,当归10克,生地黄10克,泽泻10克,车前草15克,猪苓15克,鸡骨草15克,田基黄15克,生甘草6克。若疼痛较甚者,加延胡索10克,川楝子10克,广木香10克,以疏肝和胃,理气止痛;若发热,口渴,烦躁者,加柴胡10克,白茅根30克,牡丹皮10克,以加强清热利湿之力;若有恶心呕吐者,加竹茹6克,代赭石30克(先煎),法半夏10克,以降逆止呕。

②肝郁气滞

【主　证】 胁痛,疼痛走窜不定,常随情志变化而增减,食欲减退,胸闷不舒,善叹息,嗳气频作,舌质淡红,苔薄白,脉弦。

【治　法】 疏肝解郁,行气止痛。

【方　药】 柴胡疏肝散加减。北柴胡10克,陈皮6克,川芎10克,制香附10克,炒枳壳10克,生白芍30克,广郁金10克,生甘草6克,佛手片10克。胁痛较甚者,加青皮10克,丝瓜络10克,以加强通络止痛之力;若伴烦渴,舌质红,苔黄,脉弦数,加牡丹皮10克,生栀子6克,芦根15克,以清肝调气;若伴有恶心,呕吐者,加法半夏10克,代赭石15克(先煎),生姜6克,以和胃降逆止呕;若伴肠鸣,腹泻者,加茯苓30克,炒白术30克,以健脾渗湿止泻。

③脾胃不和

【主　证】 恶心，食欲不振，呃逆，口苦黏腻，胸闷，腹胀，疲乏无力，大便溏，舌质胖，苔白或腻，脉弦。

【治　法】 健脾和胃。

【方　药】 半夏泻心汤合香砂六君子汤加减。法半夏15克，广木香10克，砂仁6克（后下），陈皮10克，茯苓10克，党参15克，白术10克，黄连3克，干姜3克，炙甘草6克。若伴有胁肋疼痛者，加制香附10克，广郁金12克，以通络止痛；若口黏苔腻者，加滑石粉15克（包煎），以加强渗湿之力；若有疲乏无力等气虚表现者，加生黄芪30克，以健脾益气；若有头晕，面色无华，舌质淡等血虚表现者，加当归15克，炒白芍15克，炙黄芪30克，以益气养血；若有腹胀，畏寒，舌质淡等脾阳虚表现者，加制附片6克，以温阳健脾。

④肝阴不足

【主　证】 胁肋隐痛，其痛悠悠不休，口干咽燥，心中烦热，头晕目眩，舌红少苔，脉细弦而数。

【治　法】 养阴柔肝。

【方　药】 一贯煎加味。麦门冬20克，北沙参20克，当归10克，生地黄10克，枸杞子15克，川楝子10克。若心烦失眠者，加酸枣仁30克，合欢皮10克，以养心安神；若头晕目眩较甚者，加女贞子10克，桑椹子10克，以补益肝肾；若胁肋胀痛，眼目干燥者，加佛手片10克，白蒺藜10克，枸杞子10克，以养肝调气；若胁痛下坠者，加太子参15克，生黄芪20克，炒山药15克，以养阴健脾益气。

⑤寒湿困脾

【主　证】 身目俱黄，面色晦暗，或如烟熏；畏寒喜暖，纳少，脘闷腹胀，倦怠困重，大便溏。可兼见胁肋胀痛或隐痛，小便不利或下肢水肿。舌质淡或黯淡，舌体胖，苔白腻，脉沉细迟或濡缓。

【治　法】 散寒化湿，温阳健脾。

【方　药】 茵陈术附汤加味。茵陈 30 克，制附子 6 克，干姜 6 克，党参 20 克，炒白术 12 克，炙甘草 10 克，茯苓 15 克，泽泻 10 克，桂枝 4 克，川芎 8 克，广郁金 10 克，厚朴 10 克。脘痞腹胀苔腻者，加广木香 8 克，炒枳实 10 克；呕恶重者，加草豆蔻 6 克，法半夏 8 克；腹冷痛便溏者，加吴茱萸 6 克，肉豆蔻 6 克；胁下痞块，兼见瘀阻者，加莪术 8 克，红花 4 克，炒土鳖虫 6 克；若损及脾肾之阳，肢冷腹凉，下利清谷或五更泄泻，舌淡脉细者，原方桂枝易肉桂，加用肉豆蔻 6 克，补骨脂 10 克，益智仁 10 克，吴茱萸 6 克。

⑥湿热兼表

【主　证】 黄疸初起，轻度目黄，畏寒，发热，身痛头重，倦怠乏力，脘闷不饥，小便黄，脉浮弦或浮数。

【治　法】 清热，化湿，解表。

【方　药】 麻黄连翘赤小豆汤合甘露消毒丹加减。炙麻黄 9 克，生甘草 6 克，薄荷 10 克，藿香 10 克，肉豆蔻 10 克，石菖蒲 10 克，黄芩 10 克，滑石 10 克，茵陈 30 克，赤小豆 30 克，生姜 4 克，大枣 5 枚，车前子 10 克(包煎)。若表症较甚，畏寒、发热甚者，加荆芥 10 克、防风 10 克，以祛风解表。

⑦脾胃湿热

【主　证】 同甲型肝炎。

【治　法】 同甲型肝炎。

【主　证】 同甲型肝炎。

(2)慢性乙型肝炎的辨证论治　慢性乙型肝炎的中医治疗，根据其复杂的病因病机，临床多采用扶正祛邪，疏肝活血，醒脾和胃的原则，主张肝病实脾，着眼活血化瘀，遵循分期、分病论治，谨守病机，辨其虚实，择其治之。同时慢性乙型肝炎必须配伍凉血活血之药，以达到彻底清泻毒热之目的。目前在治疗慢性乙型肝炎时多主张综合治疗，如在中医中药治疗的同时配合针灸、拔火罐等，特别要注重中西医结合治疗，如保护肝脏与抗病毒或调节免疫功能等。

①湿热困脾

【主　证】 脘腹胀满，右胁不舒，饮食不佳，口淡无味，恶心嗳气，肢体困倦，大便不实，舌质淡红，苔白腻而厚，脉缓。

【治　法】 祛湿运脾。

【方　药】 平胃四苓散加减。茯苓15克，猪苓12克，泽泻8克，白术12克，苍术12克，陈皮10克，厚朴10克，藿香10克，土茯苓30克，北柴胡10克，丹参15克，生甘草6克。中焦气滞，脘腹胀甚者，加佛手片10克，香橼10克，以行气消胀；纳食少者，加焦三仙（山楂、麦芽、谷芽）各15克，炒莱菔子15克，以消食和中；恶心明显者，加法半夏10克，生姜6克，以和胃止呕；兼热甚者加竹茹10克，枳实10克，以清热止呕；大便稀者，加生薏苡仁30克，芡实10克，以运脾渗湿止泻；脾虚者，加黄芪30克，党参15克。

②肝胃不和

【主　证】 胁肋胀痛，痛无定处，胸闷叹息。精神抑郁或急躁易怒，恶心呕吐，嗳气呃逆，嘈杂吞酸或吐酸苦水，胃脘胀痛，食欲不振，舌淡红，苔薄白或薄黄，脉弦。

【治　法】 疏肝健脾，理气和胃。

【方　药】 柴胡疏肝散加减。北柴胡12克，生白芍30克，枳壳10克，制香附10克，川芎10克，陈皮10克，法半夏12克，厚朴15克，茯苓12克，广郁金15克，生姜6克，生甘草10克。肝郁气滞，胁痛甚者，加延胡索12克，川楝子10克，以行气止痛；胃痛甚者加广木香10克，延胡索12克，以行气调中止痛；胃气上逆嗳气频作，呃逆不止者，加旋复花12克（包煎），代赭石30克（先煎），以降逆止呕；胃热明显，恶心呕吐伴口臭者，加竹茹10克，黄芩10克，藿香12克，以清热止呕；嘈杂泛酸重者，加乌贼骨12克，荜澄茄10克，以制酸止痛；食滞胃脘，嗳腐口臭者，加炒鸡内金10克，炒莱菔子30克，以消食化积；肝郁血瘀者，加桃仁10克，红花6克，以活血化瘀；大便秘结者，加生大黄 6 克(后下),厚朴 10 克,以行气导泻。

③肝肾阳虚

【主 证】 胁痛隐隐,纳食不佳,头晕耳鸣,腰膝酸软,夜寐多梦,或齿龈渗血,或鼻出血时作,五心烦热,舌尖红少苔,脉细弦或细弱。

【治 法】 滋肾养肝,活血解毒。

【方 药】 一贯煎加减。生地黄 15 克,北沙参 15 克,枸杞子 12 克,川楝子 10 克,当归 10 克,旱莲草 10 克,女贞子 10 克,黄芪 15 克,金樱子 15 克,蒲公英 30 克,白花蛇舌草 30 克,麦门冬 10 克。胁痛明显者,加广郁金 12 克,生白芍 30 克,生甘草 10 克,以疏肝缓急止痛;多梦者,加合欢皮 15 克,炒枣仁 15 克,夜交藤 15 克,以养心安神;内热口干,舌绛少津者,加玄参 10 克,石斛 15 克,以清热生津;潮热烦躁者,加地骨皮 15 克,北柴胡 10 克,以清热除烦;齿、鼻出血者,加仙鹤草 15 克,侧柏叶 15 克,知母 10 克,以滋阴止血;阴虚重者,改用六味地黄汤加减;夹热者,改用知柏地黄汤加减或滋水清肝饮化裁。

④湿热蕴结

【主 证】 脘痞腹胀,恶心呕吐,食欲下降,胁肋疼痛,肢酸乏力,小便黄,大便溏,舌质红,苔黄腻或白腻,脉弦滑或濡滑。

【治 法】 清热利湿,疏肝和胃。

【方 药】 柴平饮加减。北柴胡 10 克,黄芩 12 克,法半夏 10 克,党参 10 克,苍术 10 克,厚朴 12 克,陈皮 10 克,生薏苡仁 30 克,藿香 15 克,生姜 6 克,大枣 6 枚,生甘草 6 克。若有黄疸,舌苔黄腻者为湿热并重,去党参,甘草,生姜,大枣之辛甘壅补,加茵陈蒿汤以通腑退黄;若有黄疸,湿重于热则加茵陈五苓散以利湿退黄;二便不利者,加车前子 20 克(包煎),茯苓 12 克,猪苓 10 克,以清利湿热;疾病初起,寒热症状明显者,重用柴胡 15 克,黄芩 12 克,加藿香 6 克,葛根 10 克,以化湿解肌退热;恶心呕吐重者,加黄连9克，肉豆蔻7克，以苦辛通降，和胃止呕；食少腹胀者，加麦芽30克，焦山楂20克等消食之品；若见口苦，面红目赤，尿黄等肝经实热偏重而无黄疸者，可去苍术，厚朴，加龙胆草10克，山栀子10克，生大黄10克(后下)，以清泻肝经实热，或改用龙胆泻肝汤加减。

⑤肝阴亏损

【主　证】 体倦乏力，肝区隐痛，腹胀纳差；或头晕目胀，口干口苦，心烦失眠，舌尖红，苔薄黄，脉弦细或弦数。

【治　法】 滋肾柔肝，理气解郁。

【方　药】 一贯煎加减。生地黄15克，北沙参15克，麦冬10克，当归10克，枸杞子10克，川楝子10克，广郁金10克，生黄芪15克，丹参10克，虎杖12克，生栀子10克，枳壳10克，生甘草7克。可酌加具有抑制病毒作用的药物，如板蓝根15克，白花蛇舌草20克，虎杖15克，贯众10克，蒲公英15克等。腹胀者加枳壳10克，陈皮8克，大腹皮10克，谷芽15克；尿少腹水者，加车前子10克(包煎)，猪苓10克，地龙6克，白茅根15克；肝区隐痛者，加川楝子10克，广郁金10克，制香附10克，合欢皮10克，三七粉4克(冲服)；食欲不振，加炒鸡内金10克，炒麦芽15克等。

⑥瘀血阻络

【主　证】 两胁刺痛，腹胀纳差，肢体倦怠，胁下症块疼痛拒按；或身目黄染，面色黧黑。腹部青筋显露，皮肤赤纹丝缕，舌质暗紫或有瘀斑，舌下青筋怒张，脉弦涩或细涩。

【治　法】 活血化瘀，清热解毒。

【方　药】 桃红四物汤加减。桃仁10克，红花6克，当归10克，赤芍15克，川芎10克，生炒蒲黄各6克(包煎)，五灵脂12克，广郁金15克，丹参30克，延胡索10克，虎杖15克，白花蛇舌草30克。胁痛甚者，加丝瓜络10克，全蝎10克，以通络止痛；胁下症块疼痛不移者，加乌药10克，制香附10克，青皮6克，以行气止痛，或改用膈下逐瘀汤加减；症块质地较硬者，加炒鳖甲 10 克（先煎），炮穿山甲 10 克（包煎），生牡蛎 30 克（包煎），以软坚散结；兼有黄疸者，加茵陈蒿汤：茵陈 30 克，制大黄 6 克（后下），生栀子 10 克，以清热利湿退黄；乏力纳少便溏兼脾虚者，加炙黄芪 30 克，党参 15 克，炒白术 10 克，以健脾益气，或用补中益气汤加活血化瘀之品；鼻出血，齿龈出血属脾不统血者，加阿胶 12 克（另炖烊服），三七粉 6 克（冲服），生黄芪 30 克，以生血止血补气；出血夹热象者，加牡丹皮 10 克，焦栀子 10 克，白茅根 30 克，侧柏叶 12 克，以凉血止血。

(3)慢性乙肝表面抗原（HBsAg）携带者的辨证论治

【主　证】 临床多无自觉症状，多在体检时发现，化验乙肝表面抗原（HBsAg）阳性。系正虚疫毒未尽所致。

【治　法】 清泻疫毒，益气活血。

【方　药】 养肝解毒饮（自拟方）。生白芍 15 克，茯苓 20 克，石蒿柏 15 克，半枝莲 15 克，蒲公英 20 克，野菊花 10 克，白花蛇舌草 30 克，虎杖 15 克，北山楂 30 克，北柴胡 9 克，丹参 20 克，茯苓 15 克，败酱草 15 克，生黄芪 30 克。

3. 乙型肝炎的其他治疗措施

(1)针灸治疗：恶心、呕吐、腹胀、肝区疼痛等针灸同甲型肝炎。发热，针灸至阳、阳陵泉、大椎、太冲穴。神昏，针灸人中、中冲、少冲穴（放血）。高热抽搐，针灸百会、风府、曲池、大椎、涌泉、太冲、十二井穴。

(2)中成药：①清开灵注射液。具有清热解毒，镇静安神之功效。对损伤肝细胞有保护修复作用。主要用于急、慢性肝炎及肝硬化肝功能损伤者。②肝炎灵注射液。具有清热、消肿、解毒的功效。临床上对降低丙氨酸氨基转移酶（ALT）效果迅速，有提高血清白蛋白，降低球蛋白的作用，对乙肝表面抗原（HBsAg）和乙肝 e 抗原（HBeAg）有一定的作用。适用于慢性肝炎。③茵栀黄注射液。有清热、解毒、利湿、退黄之效,用于肝胆湿热的急慢性肝炎。④肝炎喜。具有舒肝清热、消食化瘀功效,临床上常用于急慢性肝炎、肝硬化。⑤乙肝宁冲剂。具有调气健脾、清热利胆、活血化瘀之功效,用于慢性肝炎,证属湿热内蕴、肝郁脾虚者。⑥乙肝解毒胶囊。有清热解毒、疏肝利胆之效,用于证属肝胆湿热的乙型肝炎。

(3)单方:①转氨酶长期升高不降,用五味子粉 2 克/次,2 次/日,白开水冲服,连用 2～3 个月为 1 个疗程。②生黄芪 20 克,大枣 10 克,水煎,代茶饮,长期服用,有利于乙肝病毒标志阴转。③垂盆草 30 克,每日 1 次,水煎,代茶饮,疗程 2～3 个月,有利于降低转氨酶。

(4)验方:①土茵陈 40 克,马齿苋 20 克,白茅根 30 克,石萹柏 15 克,生甘草 10 克。水煎代茶,有清热解毒退黄之效,可用于慢性乙型肝炎。②茵陈 30 克,栀子 10 克,赤芍 20 克,车前草 15 克,野菊花 15 克。煎汤代茶,可用于急性黄疸型肝炎。③瓜蒂散(瓜蒂 50 克,赤小豆 25 克,秫米 25 克。研极细末),治疗慢性肝炎用法:将该散 1 克分 4 份,交替吹入两侧鼻孔各 1 份,间隔 20 分钟后再重复 1 次,每日 1 克。每 4 天喷药 1 次,仍与首次执行程序一样,当连续喷药 6 次后,改为每 6 天喷药 1 次。疗程为 30 次。

(三)丙型病毒性肝炎的辨证论治

丙型病毒性肝炎属于中医“黄疸”、“胁痛”、“臌胀”等范畴。

1. 病因病机 中医认为,丙型肝炎由湿热毒邪引起。如患者起居不慎,感受湿热,或饮食不节,酒食过度,损伤脾胃,湿邪内生,蕴久化热。湿热内盛,郁结脾胃,脾胃失调,郁蒸肝胆,气机阻滞,久则致血瘀、痰凝、病及脾肾,精气耗损,病程向慢性化、重症化发展。丙型肝炎病毒感染多因输血或血制品而诱发,毒邪直入血分,滞留肝脏。此时若正气不足,无力抗邪,则邪毒滞留于血分,长期伏而不去，成为丙型肝炎病毒携带者；若正气旺盛，奋力抗邪，正邪交争而发病，则成为急性丙型肝炎。如果治疗得当，正胜邪去则邪祛病愈；如治疗不得法或失治误治，损伤正气，加之邪毒郁久耗气伤津，正不胜邪则邪进正衰，迁延难愈，则发展为慢性丙型肝炎。

2. 辨证论治 基于丙型肝炎病因的特殊性、病理演变的自身规律性、临床特点的特异性，治疗上既应遵循中医辨证论治的规律，同时亦当重视辨病论治，根据临床表现分别施治，或清化湿热，或疏肝健脾，或活血化瘀，同时清热解毒。因此，丙型肝炎的治疗要恪守“阳以抗阴，动以抗凝”的原则。分别采用疏肝理气、活血化瘀、祛湿化瘀、补益脾肾等方法。慢性肝炎由于湿热久病伤阴，因此在治疗上应注意固护阴液，使阴血得复，血燥得滋，保证肝体之荣养。

(1)肝瘀气滞型

【主　证】 胁痛腹胀，纳呆乏力，嗳气，善叹息，苔薄白，脉弦。

【治　法】 疏肝解瘀。

【方　药】 柴胡疏肝散加减。北柴胡10克，白术10克，白芍10克，枳壳10克，丹参15克，郁金10克，鸡骨草15克，赤芍10克，垂盆草15克，当归10克，香附10克，甘草6克。气郁较甚，胁痛较重者，加青皮10克，丝瓜络10克，以增强行气止痛之力；肝气横逆，脾运失常，胃失和降，嗳气呕吐，肠鸣，腹痛腹泻者，加茯苓10克，姜半夏6克，以健脾和胃；久郁化火，胁肋掣痛，烦热口干，尿赤便结，舌红，苔黄，脉弦数，加牡丹皮10克，生栀子10克，川楝子10克，以清泻肝火；兼见瘀血阻滞，胁肋刺痛者，加丹参10克，红花6克，川牛膝10克，以祛瘀通络。

(2)湿热蕴结型

【主　证】 胁痛腹胀，纳呆乏力，兼有口苦心烦、尿黄、目黄、舌红苔厚腻，脉滑数。

【治　法】 清热利湿，疏肝和胃。

【方　药】 蒿芩清肝汤合龙胆泻肝汤加减。茵陈15克，黄芩10克，北柴胡10克，生栀子10克，肉豆蔻6克(后下)，厚朴10克，石菖蒲10克，丹参10克，枳壳10克，广郁金10克，鸡骨草15克，垂盆草15克，田基黄15克。胁痛胸闷，恶心呕吐频作，加川楝子10克，延胡索10克，佛手片10克，法半夏6克，以疏肝理气，和胃降逆；热盛伤津，大便秘结，腹部胀满者，加生大黄10克(后下)，芒硝6克(冲服)，以通腑泻热；湿伤脾胃，脘痞腹胀，纳少便溏，神倦乏力者，加苍术，白术各10克，砂仁6克(后下)，茯苓15克，以健胃祛湿。

(3)肝郁脾虚型

【主　证】 胁痛隐隐，肢乏体倦，纳呆，腹胀便溏，舌淡胖有齿痕，苔白，脉弦缓。

【治　法】 健脾益气，疏肝解郁。

【方　药】 逍遥散加减。党参20克，白术10克，茯苓10克，甘草6克，制香附10克，北柴胡10克，薄荷5克(后下)，肉豆蔻6克(后下)，五味子10克，山药15克，生薏苡仁15克，丹参10克，广郁金10克，鸡骨草15克，垂盆草15克。腹胀剧烈者，加川楝子10克，延胡索10克，大腹皮10克，加强理气止痛之力；夹食积，嗳腐吞酸，呕恶厌食，舌苔厚腻者，加炒鸡内金10克，北山楂20克，谷芽、麦芽各15克，消食化滞；夹痰湿，时呕涎沫，苔白滑者，加苍术6克，厚朴10克，砂仁6克(后下)，以化湿和胃。

(4)肝肾阴虚型

【主　证】 头晕目眩，腰酸腿痛，五心烦热，面色晦滞，舌红赤，少苔，脉细数。

【治　法】 滋肝补肾。

【方　药】 一贯煎加减。北沙参15克，党参15克，麦门冬10克，知母6克，当归6克，川楝子10克，生地黄10克，制首乌10克，丹参10克，广郁金10克，生鳖甲30克(先煎)，生龟版20克

(先煎),生牡蛎30克(包煎),鸡骨草15克,垂盆草15克。伴脘腹痛甚者,加生白芍10克,生甘草6克,以缓急止痛;伴视物昏花,腰酸膝软者,加枸杞子10克,女贞子10克,桑椹子10克,以补益肝肾;伴虚热或汗多者,加地骨皮10克,银柴胡10克,以清虚热;气阴两虚,疲乏无力者,加玉竹10克,黄芪15克,以益气养阴;早期肝硬化者,加桃仁10克,红花6克,川牛膝15克,以活血通络。

(5)肝郁血瘀型

【主　证】 面色晦滞,肝大或肝脾均大,赤缕红丝,朱砂掌,舌质暗红,脉涩。

【治　法】 活血化瘀理气,益气软坚散结。

【方　药】 鳖甲煎丸加膈下逐瘀汤加减。北柴胡6克,当归6克,赤芍10克,红花6克,丹参15克,茜草10克,王不留行10克,黄芪20克,党参20克,生鳖甲20克(先煎),生牡蛎20克(先煎),垂盆草15克。消瘦乏力,头晕目眩,气血不足者,用人参6克,熟地黄8克,当归10克,以益气养血;兼血虚,肌肤不泽,心悸失眠者,加柏子仁10克,酸枣仁10克,五味子10克,以养血;血瘀甚,见胁下痞块,舌有瘀斑者,加三棱6克,莪术6克,以活血散瘀。

(四)丁型和戊型病毒性肝炎的中医辨证论治

急性期可参考甲型病毒性肝炎,慢性期可参考乙型病毒性肝炎的治疗。

三、病毒性肝炎常用中药的现代研究与临床应用

(一)临床上常用中药

1. 用于病毒性肝炎治疗的中药

(1)降低转氨酶的中药:五味子、败酱草、垂盆草、山豆根、龙胆草、黄芩、蒲公英等。

(2)降低血清胆红素的中药:茵陈、栀子、大黄、黄柏、虎杖、大青叶、丹参、红花、泽兰、金钱草、益母草等。

(3)降低球蛋白的中药:丹参、益母草、郁金、桃仁、红花、夏枯草、当归、灵芝、田三七、虎杖等。

(4)升高白蛋白的中药:黄芪、人参、党参、白术、黄精、山药、枸杞子、大枣、灵芝、郁金、茯苓、巴戟天、肉桂、鹿茸等。

(5)提高细胞免疫功能的中药:党参、人参、刺五加、黄芪、灵芝、枸杞子、茯苓、猪苓、鸡血藤、桑寄生、仙茅、淫羊藿、何首乌、女贞子、香菇、白术等。

(6)提高B细胞功能的中药:肉桂、仙茅、菟丝子、锁阳、淫羊藿、黄精等。

(7)提高免疫球蛋白水平的中药:鳖甲、玄参、天门冬、麦门冬、沙参等。

(8)提高白细胞介素活性的中药:黄芪、柴胡等。

(9)抑制免疫复合物的中药:赤芍、牡丹皮、生地黄、地肤子、白鲜皮、茜草、黄芪等。

(10)抑制过敏反应的中药:黄芪、乌梅、防风、荆芥、秦艽、白藓皮、地肤子、厚朴、麻黄、枳实、人参、五味子等。

(11)抑制自身免疫反应的中药:茜草、黄芪等。

(12)促进肝细胞再生的中药:人参、枸杞子、甘草、当归、黄精、

山豆根、垂盆草、姜黄、柴胡、党参、黄芪、白术、灵芝、地黄、连翘、白芍、齐墩果酸、甘草甜素等。

2. 抗肝脏纤维化的中药　主要根据中医的血瘀证进行辨治，以益气活血或活血化瘀为主要治则，治疗重点在肝脾。常用药物有黄芪、川芎、赤芍、白花蛇舌草、桃仁、红花、丹参、穿山甲、山慈姑、三棱等。

3. 治疗肝脏肿瘤的中药

(1)抑制或杀灭肿瘤细胞：许多中药具有直接或以毒攻毒，间接抑制或杀灭肿瘤细胞的作用，这类药物以清热解毒、活血化瘀、化痰散结方面的药物为主，常用的中药有：①清热解毒类。白花蛇舌草、七叶一枝花、白英、龙葵、石蒿柏等。②活血化瘀类。三棱、莪术、水蛭、土鳖虫、天龙、露蜂房等。③化痰散结利湿类。有夏枯草、山慈姑、牡蛎、穿山甲、半夏、了哥王等。④以毒攻毒类。以毒攻毒是中医重要的治疗肿瘤的方法，这类药物药性峻猛，对肿瘤细胞的杀灭作用强大，如果能掌握好用药时机和剂量，可收到较好的效果。但是，如果应用不当则会出现中毒反应，只能在医生的指导下应用。临床中常用的有动物类，如全蝎、蜈蚣、斑蝥、守宫、蛇毒、蟾蜍；矿物类，如雄黄、砒霜、轻粉等；植物类，如藤黄、常山、狼毒、马钱子、生半夏、芫花、大戟等。

(2)改善机体的整体状态，提高生活质量的中药：中药的扶正、补益类药物可以补益气血，扶助正气，使肿瘤患者的恶病质状态得到明显改善，常用的中药有：①补气类，如黄芪、人参、党参、茯苓、白术、太子参、大枣等，适用于以气虚为主者。②补阳类，如鹿茸、巴戟天、仙茅、海马、肉苁蓉、锁阳、菟丝子、冬虫夏草、杜仲等，适用于以阳虚为主者。③补血类，如当归、熟地黄、阿胶、何首乌、枸杞子、桑椹子、龙眼肉等，适用于以血虚为主者。④补阴类，如沙参、黄精、麦门冬、百合、女贞子、旱莲草、石斛、龟版、鳖甲等，适用于以阴虚为主者。

(3)中药配合西医的放、化疗:可以明显减轻放、化疗的毒副作用。实践证明,中药治疗后可以明显改善消化系统症状,提高患者的血象和骨髓的造血功能,便于下一个疗程放、化疗的进行。这类药物的选择以中医补益类药物为主,并配合以调理脾胃的药物,如茯苓、陈皮、砂仁、半夏等。

(4)提高机体免疫能力的中药:提高机体免疫功能,可防止肝癌复发或阻断肝癌的进一步发展。肿瘤的复发和发展往往与机体的免疫功能有关。目前已经初步证实,下述药物对机体的免疫功能有明显的调节作用。①补益扶正类,如人参、党参、黄芪、冬虫夏草、刺五加、补骨脂、女贞子、枸杞子、龟版、鳖甲、鹿茸等。②活血化瘀类,如丹参、赤芍、红花、桃仁、益母草、灵芝等。③软坚散结化痰类,如夏枯草、山慈姑、牡蛎、穿山甲、半夏、了哥王、猫爪草等。

病毒性肝炎患者免疫功能失调往往涉及多个环节,从多个环节进行调整比单个环节收效更显著。因此,中医理论主张整体观念、辨证施治,不拘泥于一药一法一方,综合辨证,合理选择不同方剂进行整体治疗。

(二)常用单味药及其有效成分

1. 五味子(包括五味子中药制剂及其合成药物)

(1)五味子制剂:五味子为木兰科植物,主要分布于我国东北、华北、华中等地区,果实为药用成分。已从果仁中分离出7种联苯乙烯类化合物:五味子丙素、醇乙、脂甲、脂乙、脂丙、脂丁、脂戊,前4种有降酶作用,可溶于乙醇,但不溶于水。

五味子有益气、补不足、养五脏、明目、壮筋骨、治咳喘等功效,其药理作用主要为:①护肝。五味子乙醇提取物能降低用药组动物转氨酶水平,而对正常动物无明显的影响。其降酶机制是对酶直接灭活,抑制肝细胞内丙氨酸氨基转移酶(ALT)的活性及合成,降低肝细胞膜对酶的渗出,减少肝细胞的坏死。②解毒。五味子可增强肝细胞对苯巴比妥的解毒功能，降低洋地黄甙及消炎痛中毒引起的动物死亡率，其机制是五味子所含的乙素、丙素、醇乙可诱导微粒体释放细胞色素 P-450，使许多脂溶性化合物被氧化成水溶性代谢产物，加速排泄，参与肝脏的解毒功能，并提高机体的非特异性免疫力。③促进肝细胞再生。实验表明，用药组动物的肝脏再生能力明显高于对照组。④增加糖原摄入。

五味子制剂种类较多，如健肝灵（五味子、丹参、灵芝）、肝得治（五味子、桑椹子、丹参、黄芩甙、甘草酸）、清肝酶（五味子、水牛角、牛胆汁、牛十二指肠）等，是目前我国应用最为广泛的治疗肝炎中药。其降酶作用迅速，可显著减轻肝炎患者的各种症状，改善肝脏组织学病理变化，特别是对于丙氨酸氨基转移酶（ALT）持续异常的患者尤为有效。

五味子降低丙氨酸氨基转移酶的有效率达 85%以上，但约 60%患者在停药 1 个月后再次升高。

(2)联苯双酯片及联苯双酯滴丸：这是我国研制的降酶药物，化学名为 4,4′-二甲基-5,5′,6′-二甲二氧基-2,2′-二甲氧羟基联苯，为人工合成的五味子丙素中间产物，其药理作用与五味子制剂相似，可迅速降低丙氨酸氨基转移酶（ALT），改善肝组织学，有解毒及护肝作用。有资料报道，在服用该药 2 周、1 个月、2 个月、3 个月后，丙氨酸氨基转移酶的复常率分别为 72.8%、79.8%、81.8%、85.6%，但停药后丙氨酸氨基转移酶易反跳。联苯双酯片降低丙氨酸氨基转移酶（ALT）的功能虽不及五味子制剂，但可降低泼尼松龙所导致的丙氨酸氨基转移酶（ALT）升高。

由于联苯双酯难溶于水，服用后血药浓度低，其利用率仅为 1/4，而把其制成滴丸则可增加在体外的释放度及生物利用度。联苯双酯片为结晶粉末，颗粒较粗，而制成滴丸后约一半的分子以分散状态存在，有助于药物的吸收，血药浓度明显升高，其生物利用度为片剂的 1.87～2.37 倍。

中医认为，五味子能安正，不能逐邪，有邪用之，须防收邪在内。因此，多数人主张五味子及联苯双酯宜用于邪实不盛、肝肾阴虚，临床上无黄疸、有丙氨酸氨基转移酶（ALT）升高的慢性肝炎患者，急性肝炎患者最好不用，急性黄疸性肝炎忌用。还有研究显示，五味子及联苯双酯无显著的改善作用，不能改变肝病的进程，丙氨酸氨基转移酶（ALT）复常后，并不说明病变已停止活动，还需继续服药及休息。联苯双酯不宜与干扰素联合治疗。

2. 柴胡 柴胡是治疗肝病的常用药，其主要药理成分是柴胡皂苷、柴胡醇、植物甾醇、槲皮素、异鼠李皮、芦丁、黄酮类物质等。其药理作用主要为调理、利胆、解热及解毒，提高细胞免疫功能，参与免疫调节作用。

3. 垂盆草 垂盆草属景天科植物，药用全草，含有垂盆草苷等成分，具有清热、利湿、解毒等作用。其降酶作用类似五味子，对四氯化碳中毒性肝炎具有保护作用。该中药具有较明显的降酶作用，服用2～4周后即可使丙氨酸氨基转移酶（ALT）降为正常，但对其他肝功能的改善不明显。动物实验表明，垂盆草可减轻肝组织纤维化，具有一定的护肝作用，我国已广泛应用于急性肝炎及慢性肝炎的治疗，效果肯定。但停药后，约50%患者丙氨酸氨基转移酶（ALT）回升。该药无明显的副作用，在丙氨酸氨基转移酶（ALT）正常后继续服药半年可望获得较好的巩固疗效。

4. 黄芩苷 为黄芩提取物，具有降酶作用，对慢性活动性肝炎、慢性迁延性肝炎有较好的疗效，服药1～2个月后的有效率为72.3%。其药理作用主要为利胆、解毒、抗病毒、解热及免疫抑制等。该药无明显的毒副作用，但丙氨酸氨基转移酶（ALT）亦有反跳现象。

5. 猪苓多糖 猪苓多糖是猪苓中提取的多糖类物质，其主要的化学成分为葡聚糖，具有抗肿瘤、抗病毒、免疫调节等作用。

6. 田基黄 为金丝桃科植物地耳黄的全草，可显著降低丙氨酸氨基转移酶(ALT)及总胆红素水平，对各型肝炎(特别是急性肝炎)有较好的疗效。其主要的药理成分是总黄酮，包括黄酮苷元(槲皮素)及黄酮苷(槲皮苷、导槲皮苷、田基黄苷)。

7. 败酱草　为败酱科植物白花败酱或黄花败酱的干燥全草，具有清热解毒，活血祛瘀，消痈排脓等作用。动物实验表明，本品具有防止肝细胞变性及坏死的作用，并能促进肝细胞再生。可降低异常升高的丙氨酸氨基转移酶(ALT)，也可降低浊絮反应，改善肝内循环。

8. 灵芝　为多孔菌科植物赤芝或紫芝的子实体或菌丝体。具有安神补虚，止咳祛痰等作用。本品对四氯化碳所致的肝损伤有保护作用，可减轻其病理损害，降低血清丙氨酸氨基转移酶(ALT)及三酰甘油，提高肝脏对毒物的代谢，促进肝细胞的再生。

9. 丹参　为唇形科多年生草本植物丹参的干燥根，具有活血祛瘀，清热凉血，除烦安神等功效。据报道，服用复方丹参片观察慢性病毒性肝炎的外周循环，认为该药有利于微循环的血流灌注，促进侧支循环的形成，并能降低微循环中的乳酸含量。微循环的改善，使缺血、缺氧的肝细胞代谢障碍减轻，有利于肝细胞功能的恢复，能促进肝细胞的修复和再生，减轻肝纤维化。

10. 虎杖　为蓼科植物虎杖的根茎和根。具有清热解毒，利湿退黄，活血祛瘀等作用。本品能抑制甲型肝炎病毒，对乙型肝炎表面抗原亦有明显的抑制作用。

11. 龙胆草　为龙胆科植物龙胆或三花龙胆的根，具有清热燥湿，泻肝胆实火等作用。本品对四氯化碳引起的动物肝脏损害有一定保护作用，能减轻肝组织坏死和细胞变性，肝细胞内糖原也明显高于对照组。龙胆苦苷有直接保肝、降酶、利胆作用。其降低丙氨酸氨基转移酶(ALT)具有作用速度快、幅度大、不易反跳的特点。也可促进肝脏胆汁的分泌，并可使胆囊收缩，故有利胆作用。

12. 板蓝根 为十字花科植物菘蓝及爵床科植物马蓝的根，具有清热凉血，解毒利咽等作用。对肝炎、流感、乙脑、腮腺炎、麻疹等病毒有抑制作用。

13. 茵陈 为菊科多年生草本植物茵陈蒿的幼苗；或滨蒿（又名北茵陈）的地上部分，春季采收的习称绵茵陈，秋季采割的习称茵陈蒿，具有清利湿热，利胆退黄等作用。茵陈对四氯化碳所致的肝损伤有保护作用。用本品治疗的动物肝细胞肿胀、气球样变、脂肪变与坏死有程度不等的减轻；肝细胞糖原与核糖核酸（RNA）含量有所恢复或接近正常，血清丙氨酸氨基转移酶（ALT）活性显著降低。茵陈的多种制剂及成分均有利胆作用。其所含6，7二甲氧基香豆素是其利胆成分之一，与栀子合用，对胆汁分泌有协同作用。茵陈的水煎剂可降低麻醉犬胆道括约肌紧张度。

14. 土茯苓 为双子叶百合科植物土茯苓的根茎，具有解毒，除湿，利关节等作用。实验证明，土茯苓对乙肝病毒有一定的抑制作用。

15. 黄芪 为豆科植物内蒙古黄芪及膜荚黄芪的干燥根，具有补气升阳，固表止汗，利水消肿，托毒生肌等作用。本品对由四氯化碳或硫代乙酰胺所致的实验性肝损害具有保护作用。

第六章　非病毒性肝炎

第一节　酒精性肝炎

酒精性肝炎是指长期大量饮酒损伤肝脏，形成肝脏炎症病变，从而出现肝炎样的临床症状。欧美国家长期酗酒者较多，该病的发病率较高。我国人民随着生活水平提高，酒精的消耗量近年来明显增加，该病的发病呈上升趋势，目前在所有肝炎病例中仅次于病毒性肝炎，位居第二位。据报道，长期每日饮酒 40～80 毫升以上者可对肝脏造成损害，每日饮酒 160 毫升以上的人群，约 40％以上的人有脂肪肝、酒精性肝炎和肝硬化。有些学者认为，酒精性脂肪肝、酒精性肝炎和肝硬化是酒精性肝病在不同时期的不同表现，可以相互重叠出现。

一、发病机制

（一）酒精在肝内的代谢

酒精经饮入后约 30％被胃吸收，约 70％在小肠上段被吸收。一小部分经胃的乙醇脱氢酶（ADH）代谢，90％以上经肝脏氧化代谢，最终生成二氧化碳和水。极少部分由肺、肾和汗液以原形排出。酒精在肝内代谢主要经乙醇脱氢酶（ADH）和微粒体乙醇氧化系统（MEOS）两条途径氧化。

1. 酒精的乙醇脱氢酶氧化途径 酒精在肝细胞线粒体乙醇脱氢酶作用下转化为乙醛，再被乙醛脱氢酶（ALDH）作用生成乙酸，乙酸再氧化成二氧化碳和水。在乙醇脱氢酶、乙醛脱氢酶催化作用中，辅酶Ⅰ(NAD)作为辅酶因子参加，辅酶Ⅰ被还原成还原型辅酶Ⅰ(NADH)。

2. 酒精的乙醇氧化系统氧化途径 酒精的乙醇氧化系统氧化主要通过微粒体细胞色素P-450的催化酶和辅酶Ⅱ（NADP）完成的。长期嗜酒者的乙醇氧化系统活力相应增高，酒精可诱导催化酶（ILE_1）的活性。有研究表明，酒精性肝病的形成与催化酶基因型有关，有的基因型能有效处理酒精，而有的基因型对酒精处理存在着某些障碍，致使酒精对肝细胞的毒性增加。这可以在遗传学上解释个体对酒精耐受的差异性，以及嗜酒者仅小部分人发展成酒精性肝病。酒精经乙醇氧化系统氧化为乙醛，同时产生一定量的自由基，辅酶Ⅱ转化成还原型辅酶Ⅱ（NADPH），乙醛再氧化成乙酸。

（二）酒精对肝脏损伤机制

1. 肝脏游离脂肪酸（FFA）增加 酒精在氧化过程中使肝细胞线粒体结构和功能改变，引起肝脏代谢紊乱，促使脂肪酸合成增加。肝脏游离脂肪酸（FFA）增加对肝脏有损伤作用。这可能是：①游离脂肪酸作用于肝细胞，导致肝细胞线粒体肿胀和通透性增加，肝细胞变性、坏死和炎症细胞浸润。②游离脂肪酸通过脂质过氧化损伤，脂质过氧化自由基及其终产物使细胞膜的通透性发生障碍，引起细胞功能失调，甚至破裂、坏死。③游离脂肪酸可增强肿瘤坏死因子（TNF）的毒性。酒精能刺激肾上腺及垂体-肾上腺轴，促使儿茶酚胺类激素分泌增加，动员脂肪组织分解，肝内三酰甘油合成增多，从而形成肝内脂肪沉积。此外，酒精代谢使磷脂产生不足，从而影响脂蛋白合成，阻碍脂肪外运，加重脂肪堆积，形成脂肪肝。

有些学者认为酒精为一半抗原，当与细胞或线粒体等蛋白质结合后形成抗原，被免疫细胞识别，启动自身免疫应答，引起肝脏炎症反应，此为酒精性肝炎戒酒后仍有肝损伤的原因，也是发展为肝硬化的原因之一。

长期酗酒者血中 α-干扰素、γ-干扰素和白介素-2 降低，白介素-1、白介素-6、白介素-8 和肿瘤坏死因子- α（TNF- α）等升高。特别是后者 TNF-α 对肝细胞代谢产生广泛影响，可引起炎症及细胞溶解坏死。

2. 乙醛的肝毒性作用　乙醛是乙醇代谢过程的中间产物，这是一种活性很强的化合物，比乙醇本身对肝脏和其他脏器更具毒性。它的肝毒性作用有：①抑制线粒体氧化磷酸化和脂肪酸氧化及干扰电子传递功能。②与肝细胞蛋白分子结合，影响蛋白质的功能，使糖蛋白、脂蛋白、转铁蛋白及白蛋白滞留在肝内，脂蛋白运转及分泌障碍，从而影响肝脏的代谢。③通过黄嘌呤氧化酶产生超氧化离子，使脂质过氧化，破坏细胞膜。④使肝细胞微管解聚、细胞内蛋白质和水钠滞留，引起细胞肿胀。⑤乙醛与谷胱甘肽、半胱氨酸结合，降低了后者对自由基的清除。⑥增加胶原纤维合成，促使肝硬化的发生。⑦刺激免疫反应，乙醛为半抗原物质，与蛋白质结合形成抗原，被免疫细胞识别后，引起免疫损伤。

3. 辅助因素影响　嗜酒者常引起胃炎，营养不足，尤其是蛋白质缺乏，使肝内氨基酸及酶类减少，可以促进酒精的毒性作用形成恶性循环，致肝损伤，产生肝炎。

近年的研究发现，酒精性肝病的患者血中细胞因子水平增加，如白介素-1、白介素-2，肿瘤坏死因子（TNF）等，这些细胞因子增强细菌内毒素对肝脏损伤。细胞凋亡在酒精性肝病起辅助作用。

二、病理变化

酒精性肝炎是以肝细胞变性、坏死，乙醇透明小体（Mallary小体）形成，坏死区有多形核白细胞浸润为其特点。病变以肝小叶中心区为显著。Mallary 小体常见于变性肿胀的肝细胞内，细胞核旁的嗜酸性凝聚物，HE 染色呈紫红色，Masson 三色染色为浅绿色，电镜下可见透明小体由无数不规则的微粒组成。线粒体肿胀、融合，以致有巨线粒体形成，粗面内质网减少。另一种病理特点是，中心硬变性透明坏死引起纤维化和管腔闭塞，这是极严重的表现，这样不但可增高门静脉压，而且其纤维组织可向小叶外缘扩展与汇管区连接形成桥接现象。

三、临床表现

1. 症状 发病前往往有长期或短期内大量饮酒史，恶心、呕吐，食欲不振，体重明显下降，全身倦怠，发热，腹痛及腹泻等。

2. 体征 以黄疸、肝肿大和压痛为特点，或伴有脾肿大，肝病面容，腹水，下肢水肿，肝掌及蜘蛛痣等。有肝功能不全时，腹水较明显，可出现神经系统症状，如肝性脑病。

四、实验室检查

血常规常见血红蛋白下降和中性粒细胞增多。血清胆红素升高，可高达 170 微摩/升，如果胆红素大于 85 微摩/升，提示病情严重。血清转氨酶中等增高，天门冬氨酸氨基转移酶（AST）高于丙氨酸氨基转移酶（ALT），当天门冬氨酸氨基转移酶（AST）/丙氨酸氨基转移酶（ALT）＞2 时则有诊断意义。血清碱性磷酸酶

(AKP)及 γ-谷氨酰转肽酶(γ-GT)增高,γ-谷氨酰转肽酶升高对酒精性肝炎诊断敏感。长期酗酒者的 γ-GT 增高较丙氨酸氨基转移酶(ALT)更明显。凝血酶原时间延长,血清白蛋白降低,球蛋白升高,白/球比值倒置,部分患者 α_1、α_2、β 球蛋白增高,免疫球蛋白(主要是免疫球蛋白 A)增高。

五、诊　　断

对肝炎患者应详细询问饮酒史,包括饮酒的种类、数量、时间、方式和进食情况。

诊断标准:

(1)饮酒量增加可以作为发病或恶化的诱因。

(2)天门冬氨酸氨基转移酶(AST)为主的血清转氨酶升高。

(3)血清胆红素升高(>34.2 微摩/升)。

附加条件:①腹痛。②发热。③外周血象白细胞增加。④丙氨酸氨基转移酶(ALT)增高。⑤γ-谷氨酰转肽酶(γ-GT)增高。

(4)排除病毒性、药物性、代谢性及其他病因所致的肝炎。

六、治　　疗

1. 一般治疗　戒酒是治本,同时供给足够的热能,维生素,蛋白质,维持水、电解质平衡,适当休息。恶心、呕吐及无食欲者宜行胃肠道外营养。突然戒酒易出现戒酒综合征,应注意对症治疗。

2. 药物治疗　氧自由基清除剂,谷胱甘肽、腺苷蛋氨酸、凯西莱、熊去氧胆酸等有一定的治疗效果,此类药物具有稳定细胞膜和保护细胞作用,可选择使用。

思美泰及中药茵栀黄静脉滴注,对黄疸明显者有退黄作用。此外,甘利欣、促肝细胞生长素及维生素 E 也可酌情使用。

3. 中药治疗 近年发现，活血化瘀类中药有一定疗效，如丹参、当归、川芎、赤芍、汉防己甲素等有改善肝脏的微循环，防止肝细胞坏死，减轻肝纤维化等作用。

第二节 药物性肝炎

药物性肝炎是由药物引起的一种医源性肝脏损害。随着现代化医药工业的发展，大批新药不断涌现，药物所致的各种疾病日趋增多。肝脏既是药物在体内浓聚、转化、代谢的主要场所，又是机体免疫的重要脏器之一，更易受到药物损害。据报道，药物性肝炎占所有药物反应的10%～15%，约25%的暴发性肝功能衰竭与药物反应有关。

一、发病机制

进入肝脏的各种药物因其性能不同，在不同环节影响肝脏功能，从而造成肝脏损害。

(一)药物对肝脏的直接损害

1. 对肝细胞的直接毒性作用和脂肪变性 很多药物能直接损害肝细胞，其损害程度往往与药物剂量成正比。例如，四氯化碳的游离根(CCl_3^+)可引起细胞膜代谢紊乱，肝细胞坏死，脂肪沉积。动物实验表明，四氯化碳中毒60分钟后就有脂肪沉积，10～12小时可见肝细胞坏死，附于内质网膜上的核糖体、多聚核糖体与膜分离。这种损害程度与氨基酸合成蛋白质量的减少相一致。细胞毒药物抑制肝细胞代谢，如硫唑嘌呤在肝脏的裂解产物与次黄嘌呤竞争次黄嘌呤苷酸焦磷酸酶，影响核糖核酸(RNA)和脱氧核糖核酸(DNA)的合成。正常肝脏脂肪含量不超过5%,脂肪经肝脏氧化生成三酰甘油,再与蛋白质结合而成脂蛋白,由肝细胞分泌至血浆。

动物实验表明,乙基硫氨酸中毒的患者,先有三磷酸腺苷浓度降低,继而脂肪在肝脏沉积。认为乙基硫氨酸引起的脂肪肝的机制是:三磷酸腺苷浓度降低→蛋白质合成减少→脂蛋白合成减少→脂肪在肝内沉积。嘌呤霉素抑制蛋白质合成,继而引起动物脂肪肝。乳清酸使已形成的脂蛋白分泌衰竭,引起脂肪肝。四环素族药物既抑制脂蛋白合成,又影响肝细胞分泌。大剂量静脉用药,常引起严重的脂肪肝,其中金霉素引起的脂肪变最严重,其次为四环素。

2. 对酶系统及胆红素代谢的影响 肝细胞内质网的酶,能将内源与外源脂溶性物质转变为水溶性代谢产物,以利肾脏排泄。极少数药物因具有一定的基团可与葡萄糖醛酸或硫酸结合而解毒,但更多的药物必须先经过羟化,如苯妥英钠及其他安眠药;磺胺和异烟肼需要经过乙酰化。光面内质网的羟化酶细胞色素P450在肝脏的含量高于其他脏器,它与线粒体细胞色素氧化酶不同,还原一个分子的氧需4个电子,而细胞色素P450还原一个分子的氧只需2个电子,所以活性强。

应用酶诱导剂,如苯巴比妥治疗,细胞色素P450在24小时达最大量,其半衰期为1天。因此,必须持续应用诱导剂,方能稳定此酶浓度在较高水平。细胞色素P450属于混合功能氧化酶,缺少专一性,如两种药物因亲和力和浓度不同竞争此酶时,可使其中一种药物代谢率降低而发生毒性作用。少数药物经肝脏代谢后,可产生活性更高,毒性更大的新化合物,如四氯化碳经代谢后而产生更具活性的游离根,损害肝细胞膜而造成肝细胞坏死。

胆红素代谢过程的任何步骤受到干扰均可出现黄疸。

胆红素从肝窦被肝细胞摄取,经一系列酶的作用和载体输送,在微粒体结合后，由肝细胞主动分泌到毛细胆管。高尔基体和毛细胆管膜对胆汁排出起一定作用。胆盐和钠离子通过钠泵的主动分泌作用，对胆汁乳化、水分含量、胆红素及其他物质自肝细胞主动排出到毛细胆管起着决定性作用。依赖胆盐的胆汁排泌每日约1 000毫升，不依赖胆盐的胆汁排泄量每日约500毫升。胆盐是由胆固醇在微粒体转变而成。

任何使胆红素来源增多的药物都能加重肝脏负荷，如雌激素等有抑制胆盐合成、转运和降低钠泵的作用，使二者主动分泌减少，由此带出的水分、胆红素等物质减少，胆汁排出量减少。还有学者认为，雌激素影响毛细胆管膜及胆管上皮细胞膜的通透性，胆汁经此回流、扩散至胆小管周围组织和血流，引起胆汁淤积。此外，导致肝细胞变性、坏死的药物也可影响胆红素正常代谢使其发生紊乱。不仅胆红素的摄取和结合率降低可出现黄疸，甚至已结合的胆红素也因肝细胞分泌功能降低而出现胆汁淤积型黄疸。

3. 患者的特异质反应 此种因素引起的药物性肝炎发病率低，潜伏期长，肝损伤与用药剂量无关。按其发病类型可分为两种：

(1)变态反应：药物及其代谢产物为半抗原，进入人体内与蛋白质结合即成抗原，可导致变态反应。肝脏的损害可能由抗原-抗体复合物沉积在肝组织内造成重型肝炎，也可由细胞免疫攻击，直接引起肝损害。一般多发生在长期或反复用药过程中。多数患者伴发热、皮疹及嗜酸性细胞增多，有患者还伴有关节炎、肾炎等肝外变态反应。变态反应除人体因素外常与药物种类密切相关，如红霉素、氯丙嗪、普马嗪、丙氯拉嗪、三氟拉嗪等均可引起胆汁淤积型黄疸。碘胺、甲基多巴、双醋酚汀及其衍生物长期应用，易发生慢性活动型肝炎，氟烷、辛可芬等所致肝炎多呈暴发型肝坏死，病死率可达50%。消炎痛可引起严重肝坏死，尤其是儿童。利福平、异烟肼、对氨基水杨酸、吡嗪酰胺等抗结核药物长期应用，可引起伴有黄疸的肝炎。联合用药发病率增高。

(2)特异性代谢:一些药物在某些个体中代谢特异,使药物变为有毒物质而导致肝损害。例如,异烟肼在肝内经乙酰化分解为异烟酸和乙酰肼,后者与肝内大分子共价结合而造成肝细胞坏死。人体对异烟肼的代谢分快灭活(快乙酰化)和慢灭活(慢乙酰化)两种,前者产生乙酰肼较多,易引起肝损害,而后者则很少发生。快、慢乙酰化反应与种族和隐性遗传有关。我国多数人属慢乙酰化。此外,异烟肼与利福平或苯巴比妥并用时,因利福平和苯巴比妥均能诱导药酶,加快异烟肼代谢,使毒性作用增加。

(二)药物对肝脏血流量的影响

正常肝脏依靠肝动脉和门静脉血流供应,血流量约 1 500 毫升/分钟,其中约 2/3 的血流和约 1/2 的氧来自门静脉,其他来自肝动脉。药物可通过多种途径影响肝脏血流量。

1. 血管收缩药和降压药,可使肝血流量减少 增压素是阻力性血管收缩剂,当持续输入时,平均动脉压升高 30%～50%,心排出量和肝血流量降低 28%～35%。用垂体后叶素静脉滴注,可使门脉压降低 30%,肝血流量减少 40%;应用神经节阻滞剂六烃季铵输注治疗高血压,可使大部分患者肝血流量减少 8%～54%,肝血流量减低与全身血压降低相一致。其他如去甲肾上腺、胍乙啶、α-甲基多巴等均可通过直接或间接作用而影响肝脏血流量。

2. 全身麻醉剂和部分镇痛剂可引起动脉压降低,心排出量减少,肝血流量减少 如用水杨酸类(ASA)药后靛青绿(ICG)滞留率增加,肝血流量减少,从而限制甘氨酸和葡萄糖醛酸与游离水杨酸的结合,加重了水杨酸类药物的肝毒性。此类毒性反应与药物作用时间长短有关。

3. 其他 药物引起的过敏性休克,伴随全身血流动力学的改变,肝脏血流量急剧减少。

(三)体内原有疾病的影响

大多数水杨酸类的肝损伤发生在结缔组织病患者,尤其是青少年类风湿关节炎(JRA)和系统性红斑狼疮(SLE),且处于活动期者易发生肝炎(肝功能异常的发生率为 20%～70%)。这可能是类风湿性关节炎或系统性红斑狼疮本身已侵害到肝脏,用水杨酸类药物后使之加剧。其机制为原有肝损伤引起血白蛋白的降低,水杨酸类药物与白蛋白结合减少,游离药物浓度增加所致。也有学者认为,是风湿病患者体内的药物代谢途径改变。Gitlin 氏认为儿童和妇女更易发生水杨酸类药物的损伤,而成年人则易发生非水杨酸类药物的解热镇痛药肝损伤。

瑞氏综合征自 1963 年由 Reye 首次报道以来,越来越多的证据表明,水杨酸是致病因素之一。鉴于该综合征有坏死性肝损伤,在水痘或呼吸道病毒前驱症状期间用水杨酸类药物的患儿易于发生,组织学上有线粒体变形,故推测水杨酸类药物和病毒协同破坏肝脏线粒体,导致微囊脂肪变性和肝衰竭。为此,水杨酸类药物作为儿童解热药已逐渐被醋氨酚所取代。

常规剂量的醋氨酚对嗜酒者亦可引起肝损伤。醋氨酚口服经胃肠道吸收后,在体内仅有小部分经 P450 酶系统转化为高毒性代谢产物:N-乙酰-P-苯醌亚胺。该代谢产物通常与体内谷胱甘肽(GSH)中巯基结合而解毒。嗜酒者血中谷胱甘肽(GSH)浓度不仅低于健康人,也低于其他肝病者,而且口服醋氨酚后浓度更低,以致毒性代谢产物与肝内多种蛋白质反应,削弱它们的功能,导致肝细胞变性或坏死。

近年来 干扰素-α 引起慢性肝炎致死性恶化的报道日渐增多。其发病机制可能为干扰素增加感染乙肝病毒的肝细胞免疫系统介导的细胞溶解作用,从而导致炎症暂时性恶化,直接对肝细胞毒性和诱发自身免疫性慢性活动性肝炎。据报道,肝病致死性恶化多发生在治疗最初三个月,少数在疗程结束时病毒脱氧核糖核酸(DNA)清除阶段,但2～8周后出现肝衰竭,通常在治疗中丙氨酸氨基转移酶(ALT)可增加1倍以上。

二、引起药物性肝炎的药物及其临床分型

药物性肝炎临床表现差异很大。大多类似病毒性肝炎,预后良好。严重者类似急性或亚急性肝坏死,可引起肝昏迷导致死亡。部分患者以黄疸为主要表现,有溶血型、肝细胞型、梗阻型或混合型。此外,有些患者还表现肝外损害。依据肝脏损害的不同表现,临床可以分为以下几型:

(一)急性药物性肝炎

1. 肝细胞型 利福平、吡嗪酰胺、扑热息痛、水杨酸制剂、辛可芬、吲哚美辛(消炎痛)、抗风湿灵、氟烷、氯仿、干扰素-α、异烟肼、苯乙肼、丙咪嗪、苯环丙胺、阿米替林、血脉宁、甲氨蝶呤、吡喹酮、甲基多巴、6-羟基嘌呤、安妥明、砜类、野百合碱、黄药子、苍耳子、草乌等引起的药物性肝炎与急性病毒性肝炎相似,有乏力,纳差,恶心,呕吐,上腹不适,不发热。常有黄疸、肝肿大并有触痛,脾脏正常。在黄疸出现之前,出现转氨酶升高,轻者症状轻微无黄疸;重者可致急性肝坏死,肝功能衰竭,死于肝昏迷。

四环素族、门冬酰胺酶等影响肝细胞蛋白合成和输出,使肝细胞内大量脂肪沉积,肝细胞坏死、炎症和瘀胆。此类患者常在使用上述药物3～4日后出现恶心,呕吐,厌食,黄疸,肝肿大等脂肪肝表现,部分患者尚有胰腺炎症状。血清胆红素轻度至中度升高,转氨酶升高,凝血酶原时间延长。偶有低血糖,肾功能减退,代谢性酸中毒。血及组织中四环素浓度升高,可持续在5微克/毫升以上。B超检查呈典型的脂肪肝波形。

2. 淤胆型 甲基睾丸素、康复龙、康力龙等在17位碳上有α-烃基的类固醇和甲地孕酮、炔雌酮等口服避孕药，能使肝小叶中心区胆汁淤积，毛细胆管扩张，胆栓形成。临床表现为单纯淤胆、不发热、无皮疹、起病隐匿。转氨酶升高，胆固醇、碱性磷酸酶正常。停药后黄疸渐消退。

氯丙嗪、地西泮（安定）、利眠宁、眠尔通、卡巴胂、硫脲嘧啶、他巴唑、红霉素、新生霉素、灰黄霉素、磺胺嘧啶、呋喃咀啶、降糖灵、对氨基水杨酸、甲基丁脲、氯噻嗪等不仅可引起肝内胆汁淤积，还可引起门脉区炎性细胞浸润，肝细胞变性坏死。患者常有发热，畏寒，恶心，腹胀，乏力和皮疹等。黄疸随后出现，伴皮肤瘙痒，便色变浅，肝肿大、压痛。血清胆红素、碱性磷酸酶、胆固醇升高，转氨酶中度升高。早期血嗜酸性粒细胞可增高。黄疸一般于停药后1～4周消退，少数可持续数月至2年，类似胆汁性肝硬化的表现。

3. 混合型 有些药物既可引起肝细胞损害又可引起胆汁淤积，因此称为混合型。这类药物应用于不同人，可引起不同的肝损害。有的以肝细胞损害为主，有的以胆汁淤积为主。此外还可伴有肝外及过敏性损害，如骨髓象和血象改变、间质性心肌炎、皮疹、关节炎和肾炎等。引起此型表现的药物有对氨基水杨酸、异烟肼、磺胺类、苯妥英钠、他巴唑、苯巴比妥、保泰松、阿的平、乙蔗酚、丙磺舒、青霉素、半合成青霉素、先锋霉素、二性霉素B等。

（二）慢性药物性肝炎

1. 慢性肝炎型 异烟肼、氟烷、甲基多巴、双醋酚汀、甲氨蝶呤等可引起慢性活动型肝炎，甚至肝硬化。临床表现为乏力，厌食，上腹不适，黄疸，肝脾肿大，并可伴出血，关节痛，皮肤，黏膜病变等肝外表现。重者可发生亚急性肝坏死及肝功能衰竭。转氨酶、球蛋白升高，抗核抗体、抗人体球蛋白抗体、抗平滑肌抗体均可阳性。及时停药后，病情可望稳定好转。

2. 慢性肝内淤胆型　氯丙嗪和磺胺类药物可引起长期梗阻性黄疸。临床表现为黄疸，皮肤瘙痒，肝脾肿大，血清胆固醇、碱性磷酸酶、转氨酶升高，大便色浅。及时停药，黄疸可逐渐消退，一般不发生胆汁性肝硬化。

3. 肿瘤型　长期应用蛋白合成激素或口服避孕药可诱发良性或恶性肝脏肿瘤。如长期服用避孕药，可引起肝结节性病变，导致良性肝腺瘤。一般服药 3 年以上易发病。丙酸睾丸素等雄性激素可诱发肝细胞肝癌。此外，灰黄霉素亦可诱发小白鼠肝癌。

4. 其他　少数人应用避孕药后引起血管内皮细胞损伤，导致肝静脉血栓形成和肝静脉阻塞综合征（Budd-Chiari syindrome）。经常应用苯妥英钠、苯巴比妥、氨基比林、保泰松及甲磺丁脲等可引起无症状肝肿大。服用各种蛋白合成类固醇药物导致紫癜性肝炎（peliosis hepatitis）。苯妥英钠引起肉芽肿性肝病。灰黄霉素、避孕药和巴比妥类能引起肝型卟啉病或诱发卟啉病发作。

（三）药物性肝炎的肝外表现

有些药物性肝炎伴多种多样的肝外表现。氯丙嗪、氟烷、解痉剂、甲基多巴等诱发的变态反应可出现发热、皮疹、嗜酸性粒细胞增高、假性单核细胞增多症、淋巴细胞增多、溶血性贫血等临床表现。保泰松、镇静剂、四环素可引起骨髓损伤、肾损伤或胃肠道溃疡、胰腺炎。氟康唑可引起黄疸和血管神经性水肿。

三、诊　断

对肝病患者，均应该考虑到药物性肝炎的可能。应详细询问病史，尤其是对长期、反复用药者，更应了解用药种类、剂量，有无合并用药，用药和停药的时间，以及与发病的关系。注意所用药物对肝脏有无损害。

注意观察肝脏在用药期间的动态变化。急性药物性肝炎一般肝脏肿大,罕见脾肿大。除肝脏损害外常伴发热,皮肤、黏膜损害,关节肿痛,以及心、肾、血液等肝外脏器的变化。

肝脏活体组织检查发现门脉区炎症,并有大量嗜酸性粒细胞浸润与淤胆时,有利于药物性肝炎的诊断。

药物过敏试验有助于诊断。小剂量有关药物做激发试验,在用药前后分别测定多种血清酶的活性,如用药后多次测定均明显高于用药前,则为阳性结果。但因激发试验阳性率仅 40%～60%,并且具有一定危险性,易诱发严重的肝损害。故有人推荐药物皮肤过敏试验代替激发试验,在药物性肝炎恢复后进行。

1. 药物性肝炎诊断的基本条件

(1)有药物使用史及与之相一致的潜伏期。

(2)排除其他原因或疾病所致的肝损害或肝功能异常。

(3)一旦拟诊为药物性肝炎,停用药物后血清丙氨酸氨基转移酶(ALT)应于 8 天后开始逐渐下降,并于 30 日内不再上升,其他血清肝功能指标亦相应改善。

2. 药物性肝炎诊断的参考条件

(1)用药后 1～4 周内出现肝脏损害表现(睾酮类激素等例外)。

(2)有发热、皮疹、皮肤瘙痒等过敏性前驱症状。

(3)具有肝实质细胞损害或肝内淤胆的病理和临床表现。

(4)外周血嗜酸性粒细胞数＞6%。

(5)淋巴母细胞转化试验或巨噬细胞(白细胞)移动抑制试验阳性。

(6)肝炎病毒标志物检测均阴性。

(7)重复应用相同药物时,迅速激发病变复燃。

具备上述指标第 1 项再加 2～7 项中任何 2 项即可考虑为药物性肝炎。

四、治疗和预防

1. 治疗

(1)当确诊或疑诊为药物性肝炎后,应立即停用损害肝脏的药物。

(2)视药物进入机体的方式、剂量、时间及速度不同,应给予相应处理,必要时应进行洗胃、导泻、静滴葡萄糖、利尿剂等,特殊情况须进行血液透析以减少药物吸收,促进药物排泄。

(3)注意休息,补充热能、维生素,维持水、电解质及酸碱平衡。

(4)尽量应用特殊治疗药物,如过敏、深度黄疸病情重者,可使用肾上腺糖皮质激素。有出血倾向者,可用维生素 K_1 和维生素 C。异烟肼引起的肝损害者,可使用大剂量维生素 B_6 静脉点滴。胆汁淤滞者,每次口服苯巴比妥 30～60 毫克,每日 4 次;或静脉输入中药茵栀黄注射液,有助退黄。对重金属、氟化物、氧化物等引起的肝损害,可用谷胱甘肽。还原型谷胱甘肽具有保护肝细胞膜、恢复肝细胞合成功能与肝酶活性的作用,并对外源性毒物、药物有解毒作用。肝昏迷者按病毒性肝炎所致肝性脑病原则予以处理。扑热息痛引起暴发型肝功能衰竭,可用人工肝透析或换血治疗。

药物性肝炎如能及时发现,及时停药并给以对症治疗,大多预后良好,如红霉素和氯丙嗪引起的淤胆,病死率<1%。一旦发生中毒性肝炎、急性肝坏死或急性脂肪肝,病死率则高达 50%以上。

2. 预防

(1)在指征不明确时,禁忌滥用或长期大量用药。

(2)熟悉所用药物的性能及毒性,尽量不用或少用有损害肝脏的药物。

(3)对特定人群,如病毒性肝炎及其他肝炎的儿童、孕妇及老年人应慎重用药。

五、肝炎患者用药注意事项

虽然药物性肝炎临床表现类似急、慢性病毒性肝炎，梗阻性黄疸和肝硬化，但根据以上诊断指标一般不难确诊。值得注意的是，病毒性肝炎在治疗期间，因用药过多、不合理用药，甚至盲目用药造成的肝脏损害的病例屡见不鲜，应提高认识，严加注意。

病毒性肝炎患者肝细胞通透性增加，细胞内的酶大量释放，肝细胞内含酶量锐减，尤其当肝细胞显著坏死时，肝细胞数量减少，酶谱耗竭，代谢率普遍降低，甚至紊乱。在这种情况下，如过多、过量和错误用药会造成肝损害加剧。一般用药如不根据具体情况酌情使用，也会给患者带来不良影响，任何使胆红素来源增多的药物都能加重肝负荷，使病毒性肝炎患者出现或加深黄疸。食欲较好的慢性肝炎患者易出现脂肪肝，应考虑用葡萄糖胰岛素联合治疗及皮质激素等，而避免应用降低蛋白质合成和脂代谢的药物。

急性重型病毒性肝炎患者肝细胞大量坏死引起肝小叶结构倒塌，肝窦内坏死碎片充斥，致使血流阻力增高。因此，对肝脏血循环功能不良和肝脏病变患者滥用改变血流动力学的药物，如垂体后叶素、去甲肾上腺素、α-甲基多巴等，不仅不利于肝细胞病变的恢复，甚至加重肝脏损害。

在病毒性肝炎治疗过程中，不适当地治疗用药亦会加重肝脏损害，如在部分急性肝炎和慢性肝炎中，强的松转变成强的松龙的能力降低，从血浆清除的速度亦减慢，故长期大量应用皮质激素可因脂肪代谢紊乱出现肥胖，免疫功能低下和继发细菌、真菌感染。长期大量静脉点滴葡萄糖液，可使慢性肝炎患者因脂肪的异生作用而肥胖。过量三酰甘油进入肝脏，在脂蛋白合成能力下降的情况下可引起脂肪肝，使患者长期出现肝功能不良。重型肝炎伴有腹水或少尿的患者，不恰当地应用强效利尿剂，常易引起大量水和电解质丢失，造成内环境紊乱而诱发肝性脑病。合并有肝肾综合征的患者，有许多由肾脏排出的药物易出现蓄积中毒作用，镇静剂、安眠药、止痛药、磺胺类和抗生素等，均应慎用或减量应用。重型肝炎患者，小剂量的吗啡、氯丙嗪等即可诱发肝性脑病。

第三节　自身免疫性肝炎

自身免疫性肝炎是指有明显的自身免疫反应，而无肝炎病毒标志物的慢性肝炎。本病青年女性较多见，有自身免疫抗体，血清免疫球蛋白，尤其是 γ-球蛋白升高；容易反复发作；对肾上腺糖皮质激素治疗效果显著等特点。近年来随着临床经验积累和实验室诊断技术的进步，发现我国人群中这类疾病的患者逐渐增多。

一、发病机制

人体在正常情况下，免疫系统对自身体内的组织蛋白具有耐受性。如果因某种因素使免疫系统对自身的组织蛋白失去耐受性，引起体内的淋巴细胞致敏，T 抑制细胞减少和 T 辅助细胞亢进，导致 B 淋巴细胞产生大量自身抗体，后者攻击自身的靶组织细胞，即肝细胞，使它受损而引起病理改变，出现肝功能异常。本病有明显的种族倾向和遗传背景。

二、病　　理

自身免疫性肝炎的病理改变是以肝小叶周围有碎屑坏死，亦可伴有桥样坏死，其间有明显特征性的淋巴细胞和单核细胞等炎症细胞浸润，但无肝内小胆管损伤征象，肝细胞呈水肿改变和气球样改变，界面肝炎，病重者出现肝细胞大片坏死、网状支架塌陷而出现重型肝炎的病理表现。随着病情的进展，汇管区纤维组织增生、肝小叶扭曲，最终导致肝硬化。

三、临床表现

自身免疫性肝炎临床表现呈异质性，病程的特点是有病变活动性减轻期或加重期。患者可从毫无症状到使人明显虚弱的症状，甚至还可能出现暴发型肝功能衰竭。多数患者起病隐匿，逐渐出现疲乏无力，嗜睡，恶心，食欲不振，腹胀及体重减轻等肝炎症状，可伴有发热，腹痛，皮肤瘙痒，关节酸痛或慢性关节炎症状。面部、鼻翼两侧可出现蝴蝶样的对称性红斑(蝶形红斑)，红斑处皮肤有轻度肿胀。还伴有其他一些临床综合征，常见的有胸膜炎，心肌炎，皮肌炎，心包炎，慢性肾小球肾炎，肾病综合征，干燥综合征，多发性关节炎，自身免疫性溶血性贫血及糖尿病等。

大多数患者体检时可能显示无异常，也可能呈慢性肝病面容，皮肤、巩膜黄染，肝脏呈进行性肿大，面、颈及前胸可见蜘蛛痣，肝掌，脾肿大。还可出现面部痤疮、多毛症、荨麻疹、牙龈及鼻黏膜出血现象。

四、实验室检查

血常规常见白细胞和血小板减少。丙氨酸氨基转移酶(ALT)和天门冬氨酸氨基转移酶(AST)均有不同程度升高，血清胆红素和碱性磷酸酶升高，血沉增快，血清球蛋白尤其是 γ-球蛋白增高，其中转氨酶升高比胆红素和碱性磷酸酶水平异常更显著。部分患者血中可找到狼疮细胞，故又称狼疮样肝炎。各种肝炎病毒标志物均阴性。

自身免疫性抗体阳性，常见有：抗线粒体抗体（AMA）、抗核抗体（ANA）、抗中性粒细胞胞质抗体（ANCA）、抗平滑肌抗体（SMA）、抗肝、肾微粒体Ⅰ型抗原抗体（抗 LKM-1）、抗可溶性肝细胞抗体（抗 SLA）。

临床上根据自身抗体不同可将免疫性肝炎分为 2 型：Ⅰ型又称经典型自身免疫性肝炎，任何年龄可发病，以存在抗核抗体及抗平滑肌抗体为特征；Ⅱ型发病年龄主要是儿童和青年人，以存在抗 LKM-1 和抗 LC-1 抗体为特征。

五、诊　　断

主要根据临床表现、体征、实验室检查（包括自身免疫抗体测定），必要时需进行肝穿刺肝活体组织做病理组织学检查及免疫荧光检测。诊断标准见表 3。

表 3　自身免疫性肝炎的诊断标准（美国肝脏病研究学 2002 年修订）

项　　目	诊断标准	
	确　诊	疑　诊
无遗传性肝脏疾病	α_1 抗胰蛋白酶正常，血清铜蓝蛋白、铁、铁蛋白水平正常	α_1 抗胰蛋白酶部分缺乏，非特异性血清铜、铜蓝蛋白、铁和（或）铁蛋白异常
无活动性病毒感染	甲、乙、丙型肝炎病毒现症感染标志物阴性	甲、乙、丙型肝炎病毒现症感染标志物阴性

续表

项　目	诊断标准	
	确　诊	疑　诊
无中毒性和酒精性肝损伤	近期未用过肝毒性药物 酒精摄入量＜25克/天	近期未用过肝毒性药物 酒精摄入量＜50克/天
生化指标	AMA(－)、ANA、SMA或抗LKM-1≥1∶80(成人)，1∶20(儿童)	ANA、SMA或抗LKM-1≥1∶40(成人)，或有其他自身抗体，如PANCA，抗SLP/LP，抗LC-1，ASGPR，抗肌动蛋白抗体等
组织学	界面肝炎，无胆道病变，肉芽肿或提示其他疾病的显著改变	界面肝炎，无胆道病变，肉芽肿或提示其他疾病的显著改变

本病的诊断还需要排除病毒性肝炎、酒精性肝炎及代谢性肝炎。

六、治　疗

1. 一般治疗　自身免疫性肝炎活动期要卧床休息，限制体力活动，禁酒，进富含维生素的饮食，如果食欲较差者，应行胃肠道外营养，维持能量、水及电解质平衡。预防感染，忌用对肝脏有损害的药物。

2. 对症治疗　如果患者伴有胸膜炎、心肌炎、皮肌炎、心包炎、慢性肾炎、肾病综合征、多发性关节炎、自身免疫性溶血性贫血及糖尿病等要给予相应的治疗。

3. 标准治疗　几乎对所有患者，只要组织学所见包括界面性肝炎，不论是否存在纤维化或肝硬化，都应当单独用强的松(或强的松龙)或与硫唑嘌呤联合进行初始治疗。对于无症状患者,以及有汇管区炎症但无纤维化的患者,可以不治疗,只进行随访,但必须密切监测包括肝脏活检结果在内的临床状况,以寻找疾病进展的证据。为了避免或减轻皮质激素治疗的副作用,初始治疗时可采用联合疗法。另外一种办法就是等待疾病缓解后,皮质激素减量,用硫唑嘌呤或巯嘌呤代替。要注意硫唑嘌呤、巯嘌呤二者共同的不良反应或不耐受现象。

尽管有些患者在停药后仍能维持病情缓解,但大多数患者需要长期维持治疗。一般来讲,病变较轻者疗效反应更好。初次活检时就有肝硬化的成人和儿童,尤其是Ⅱ型自身免疫性肝炎的患儿,在停药后很少能够维持缓解。因此,这类患者一般需要终身维持治疗。

4. 其他药物治疗 雷公藤多苷是中药雷公藤的提取物,它作为激素的替代药临床已应用多年,它能直接对炎症递质、体液免疫及细胞免疫均有抑制作用,有激素样作用,而无肝、肾、心脏、造血及生殖等系统的毒副作用。曾有报道,用它治疗强的松依赖型自身免疫性肝炎,获得较好疗效。其他新药疗法,如环孢素、霉酚酸酯、熊去氧胆酸等也取得一定疗效(表4)。

表4 用于治疗成人和儿童自身免疫性肝炎的药物

药物	初始治疗	维持治疗	评价
强的松或强的松龙	单药治疗,成人20～60mg/日,儿童1～2mg/(kg·日);与硫唑嘌呤或巯嘌呤联合治疗,成人15～30mg/日,儿童1～2mg/(kg·日)	单药治疗,成人5～15mg/日,儿童1～2mg/(kg·日);与硫唑嘌呤或巯嘌呤联合治疗,成人5～10mg/日,儿童0.5～1.0mg/(kg·日)	相对禁忌证包括骨质疏松症、糖尿病、青光眼、白内障、动脉性高血压、重度抑郁症和股骨头缺血性坏死;减量可能有效;布地奈德的使用正在研究之中

续表

药 物	初始治疗	维持治疗	评 价
硫唑嘌呤	与强的松或强的松龙联合治疗，成人50～100mg/日，儿童1.5～2.0mg/(kg·日)	单药治疗，成人50～200mg/日，儿童1.5～2.0mg/(kg·日)；联合治疗，成人50～150mg/日，儿童1.5～2.0mg/(kg·日)	禁忌证是纯合性巯嘌呤甲基转移酶缺乏患者；相对禁忌证是杂合性巯嘌呤甲基转移酶缺乏患者、癌症、血细胞减少症患者和孕妇
6-巯嘌呤	联合治疗中可能能替代硫唑嘌呤，成人25～100mg/日，儿童0.75～1.0mg/(kg·日)	单药治疗，成人25～100mg/日，儿童0.75～1.0mg/(kg·日)；联合治疗，成人25～100mg/日，儿童0.5～1.0mg/(kg·日)	禁忌证是纯合性巯嘌呤甲基转移酶缺乏患者；相对禁忌证是杂合性巯嘌呤甲基转移酶缺乏患者、癌症、血细胞减少症患者和孕妇
环孢素	有时用于儿童的单药治疗，有时在成人中作为难治性病例的替代治疗药物	有时在成人中作为难治性病例的替代治疗药物	当儿童达到缓解后，就用强的松和硫唑嘌呤联合作为维持治疗；他克莫司对环孢素的替代作用尚未确立
霉酚酸酯	有时用于难治性患者，或对硫唑嘌呤、巯嘌呤或对这两种药物都有不良药物反应或不能耐受的患者	有时用于难治性患者，或对硫唑嘌呤、巯嘌呤或对这两种药物都有不良反应或不能耐受的患者	霉酚酸酯、甲氨蝶呤和环磷酰胺的作用尚未确立
熊去氧胆酸	有时与强的松、硫唑嘌呤或这两种药物同时联合治疗	有时与强的松、硫唑嘌呤或这两种药物同时联合治疗	熊去氧胆酸的作用尚未确立

总之，对部分病因不明的肝炎，特别是女性患者应警惕免疫性肝炎的可能。应积极寻找病因，以便及早针对病因治疗，防止肝硬化等不良病变的发生。自身免疫性肝炎的预后与炎症活动严重程度及机体遗传素质有关，重症患者不经治疗病死率极高，最后可因肝功能衰竭、肝硬化或者感染而死亡。

第四节 中毒性肝炎

中毒性肝炎是指接触、吸入或者口服某些对肝脏有毒性作用的物质而引起的肝炎。这些有毒物质除了对肝脏有损害外，还对肝外脏器，如神经系统、心脏、肺、肾、胃肠道及血液系统等也有毒性作用，有时肝炎的表现不明显，而被较明显的肝外中毒症状所掩盖。因此，在临床诊断时，对有或者是可能有肝毒性物质中毒时，应警惕有本病的可能，以防漏诊。

一、常见肝毒性物质及中毒机制

1. 有机溶剂类 苯、二甲苯、氯烷、氟烷、氯代烯及乙醇等。此类毒物是脂溶性物质，主要损伤肝细胞膜，使细胞膜结构及功能障碍，通透性增高，从而引起肝细胞肿胀、坏死。氯烷(包括四氯化碳)及氯烯在氧化时，产生自由基，从而引起肝细胞膜脂质过氧化，致肝细胞损伤；苯及二甲苯在体内转化为苯酚的中间代谢产物引起肝细胞损伤。

2. 窒息性毒物类 亚硝酸盐、硝基苯、苯胺、三氧化二砷(砒霜)。此类毒物主要是阻滞肝细胞对氧的吸收、转运和利用，细胞有氧代谢障碍，三磷酸腺苷合成受阻，细胞膜上钠-钾泵功能障碍。砷与含巯基酶结合，干扰酶的活性；还可与脱氧核糖核酸聚合酶结合，干扰脱氧核糖核酸的合成和修复，从而损伤肝细胞。

3. 酚类化合物 苯酚、硝基酚、五氯酚钠等。这类化合物能对肝细胞内氧化磷酸化作用解偶联，妨碍三磷酸腺苷的合成和贮存。酚在氧化时消耗含巯基化合物，减弱机体对自由基清除能力。酚类化合物又为原浆毒，能直接抑制脱氧核糖核酸合成和修复。

4. 金属类 铝、镉、镍等及其化合物。在肝细胞内损害肝细胞线粒体功能，干扰酶的活性，引起肝功能障碍。

5. 有毒动植物类

(1)毒蕈类：白毒伞、毒伞、鳞柄百毒伞等主要含有毒肽和毒伞肽。毒肽作用于肝细胞内质网，毒伞肽作用于细胞核，可抑制核糖核酸聚合酶，并且显著减少肝糖原形成，致肝坏死。鹿花蕈及纹缘毒伞含有溶血毒素，严重溶血可继发肝损害。

(2)棉子油：含棉子酚，它是一种血液毒和细胞原浆毒，前者可引起溶血；后者作用于细胞核，抑制脱氧核糖核酸(DNA)的合成和修复。

(3)生鱼胆：中毒机制尚不明确，鱼胆汁中含有一种极强毒性的蛋白分解物胆汁毒素。此外，还含有一些对细胞具有毒性的物质。

6. 药物类 详见药物性肝炎。

二、临床表现

中毒性肝炎可出现与病毒性肝炎相似的症状，如恶心、呕吐，食欲不振，倦怠乏力，尿黄。体检可见黄疸，肝脏肿大、压痛。此外，因毒物不同可引起肝外不同脏器如心、肺、肾脏、胃肠道及神经系统等的损害，从而出现相应症状。

三、实验室检查

血液红、白细胞减少，血清胆红素升高，转氨酶升高，凝血酶原时间延长，肝炎病毒标志物均阴性。伴心肌损害时，心肌酶谱升高；伴肾脏损害者出现尿素氮、肌酐升高，蛋白尿和管形尿；伴有溶血者出现血红蛋白尿等。

四、诊　断

主要根据毒物接触史和临床表现。详细询问中毒史对诊断具有重要意义。对职业中毒者应详细询问职业、工种、工龄，接触毒物的种类、时间、环境条件及防护措施等。对生活中毒者应着重询问居住环境、生活习惯、饮食等，误服者应注意同桌进餐者有无类似表现。水源及环境污染可造成地区流行。

五、鉴别诊断

有机溶剂类中毒者在急性期有麻醉现象，严重者有呼吸抑制，谵妄，昏迷，抽搐；急性期过后，可伴有肺、心脏、肾脏损害。

对食入亚硝酸盐者可出现肠源性发绀；苯胺、硝基苯及三硝基甲苯等中毒者可出现高铁蛋白血症，严重者出现昏迷，抽搐，呼吸及循环衰竭。

毒蕈中毒可出现恶心、呕吐，腹痛，腹泻、解血便，严重者有昏迷，抽搐，出血，溶血及急性肾衰。

棉子酚及其酚类化合物中毒时，可出现头痛，呕吐，乏力，腹泻，四肢麻木；严重者可出现高热，昏迷，呼吸抑制。棉子酚中毒还可以因低血钾及低血钠引起软瘫。

六、治　疗

1. 一般治疗　对职业中毒者应脱离有毒环境；对误服者应及早洗胃，利尿，导泻或口服活性炭等措施，尽量减少毒物吸收。卧床休息，给予富含维生素、蛋白质、易消化的食物，维持水电解质及酸碱平衡。有呼吸抑制及缺氧者应给予氧疗。

2. 使用解毒剂　对重金属铅、镉、镍中毒者可用依地酸钙钠、二乙基硫代氨基甲酸钠；砷（砒霜）中毒用二巯基丙磺酸钠解毒，中药甘草和绿豆也可解砒霜毒；毒蕈中毒可用阿托品解毒；对亚硝酸盐、苯胺、硝基苯中毒者用亚甲蓝解毒。

3. 保肝治疗　使用细胞膜保护剂及自由基清除剂，如凯西莱、甘利欣、水飞蓟素、熊去氧胆酸等，可选1～2种使用。

4. 消除黄疸　黄疸严重时可使用中药茵栀黄注射液40毫升＋5％葡萄糖液250～500毫升，静脉滴注；或根据中医辨证施治，如茵陈三黄汤加减。

5. 对肝外脏器的保护　要注意对心脏、肾脏、神经系统、胃肠道、造血及血液系统的保护。有溶血者，宜用肾上腺糖皮质激素及碱化尿液。

6. 血液透析及血浆置换术　急性中毒者采用此种措施可以尽快使毒物排出体外，减轻毒物对肝脏及其他脏器的损伤。对严重鱼胆中毒者应尽早行血透治疗。

第五节　代谢性肝炎

代谢性肝炎指由代谢障碍性疾病引起的肝炎。本病多数从小起病，病史隐匿，病期长，呈慢性肝炎表现。代谢障碍性疾病种类繁多，病因复杂各异，引起的临床表现千差万别，病情轻重不等，有的可能掩蔽代谢性肝炎的临床表现。本病大多数有遗传史或家族史。对代谢性疾病患者应警惕伴有代谢性肝炎。

一、病因及发病机制

糖尿病常可引起肝损伤和肝脂肪变；甲状腺功能亢进者之甲状腺激素对肝细胞有直接毒性作用，可致肝炎；糖原累积病可因肝内糖原累积而损伤肝脏；果糖不耐症是因果糖激酶缺乏，血果糖浓度升高，对肝脏造成损害；黏多糖病因黏多糖的降解酶先天性缺陷，致肝内黏多糖积聚引起肝损伤；血色病及肝豆状核变性是因铁、铜代谢紊乱，致使铁、铜聚积在肝细胞内，游离的铁、铜与过氧化氢作用，生成高活性物质，促使自由基增加，引起细胞膜、溶酶体、线粒体、蛋白质、核酸的过氧化损伤；半乳糖血症是血半乳糖增高的中毒性代谢综合征；血卟啉病是由于血卟啉及卟啉前体产生和排泄增多，卟啉在肝内积累引起肝损伤；高脂蛋白血症可引起脂肪肝。

二、临床表现

代谢性肝炎具有与其他肝炎相似的症状，如恶心、呕吐、食欲差、消瘦。体检时可见黄疸、肝脾肿大，严重者出现肝硬化、腹水、上消化道出血、肝性脑病、肝肾综合征、慢性肝功能衰竭。

三、实验室检查

血液红、白细胞及血小板正常或减少，血清转氨酶升高，胆红素升高，胆碱酯酶活性下降，凝血酶原时间延长。糖尿病患者则伴血糖升高，尿糖阳性；糖原累积病及果糖不耐症患者则血糖正常或下降；半乳糖血症则血清半乳糖浓度升高；甲亢患者 T_3、T_4 浓度升高；血色病者血清铁及铁蛋白升高；肝豆状核变性者血铜及铜蓝蛋白降低，血清非结合铜增高，尿铜增多。相关酶学检查及肝穿活体组织病理检查，有助于代谢障碍性疾病的诊断。

四、诊　断

根据临床表现，实验室检查，结合代谢障碍性疾病的病史，即可作出诊断。

五、治　疗

目前对代谢性肝炎尚无有效的治疗方法。主要是控制或调整代谢紊乱，注意休息，饮食疗法及保肝治疗等综合措施。

饮食疗法对代谢性肝炎有着不可替代的作用。如糖尿病应控制饮食、限制糖的摄入；血色病及糖原累积病则应补充葡萄糖；果糖不耐症则宜进食不含果糖的食品；半乳糖血症则应禁食乳糖、奶及奶制品等食品；甲亢患者应补充足够的热能和营养物，如糖、蛋白质、维生素，以补充疾病的消耗。

保肝治疗对代谢性肝炎的治疗关键在于纠正或改善各种代谢障碍。只有经过上述治疗后，血生化指标无改善者，才考虑保肝治疗。常用细胞膜保护剂及自由基清除剂，如水飞蓟素、凯西莱、熊去氧胆酸及维生素 E 等可选择使用。

第六节　脂肪肝

脂肪肝是指肝细胞脂肪变性的肝脏疾病。正常人肝脏内脂质含量占肝湿重2%～4%，当肝脏内的脂质含量超过5%或5%以上的肝细胞脂肪变性，即属脂肪肝。脂肪肝患者肝内脂质积聚主要是三酰甘油(TG)，常超过50%。根据肝脂肪含量，可将脂肪肝分为轻型(肝脂肪含量5%～10%或1/3～2/3的肝细胞脂肪变)；中型(肝脂肪含量10%～25%或2/3以上的肝细胞脂肪变)，重型(肝脂肪含量25%以上或所有的肝细胞均发生脂肪变)三型。随着我国的酒精消耗量的增多、过度营养、不合理的膳食结构，本病的发病率呈上升趋势。

一、病因及发病机制

肝脏在脂质储存和代谢中起关键作用，许多疾病、药物及毒物均可引起脂肪肝。常见的病因有酒精、糖尿病、营养不良、高脂血症、药物、毒物、妊娠、全肠道外营养、病毒性肝炎、年龄、性别等。

1. 酒精　酒精是欧美脂肪肝最常见的病因。据报道，长期每日饮酒40～80毫升以上者可引起肝脏损害。75%～95%的慢性嗜酒者有不同程度的肝脂肪浸润。多数学者认为，酒精对肝内三酰甘油代谢有毒性作用。

2. 肥胖　近半数肥胖者有不同程度的脂肪肝。肥胖者由于肥大脂肪细胞对胰岛素不敏感，患者往往糖耐量减低或糖尿病，常伴有高血糖、高血脂或高三酰甘油血症。女性较男性好发。脂肪肝可能是全身脂肪沉积的一部分。

3. 糖尿病　25%的脂肪肝患者有糖尿病，而50%的糖尿病患者伴脂肪肝。1型糖尿病患者应用胰岛素治疗可逆转肝内脂肪浸润。2型糖尿病患者伴脂肪肝的原因可能和糖、脂肪摄入过多、肥胖及高三酰甘油血症有关,控制糖尿病和体重可减轻肝脂肪浸润。

4. 营养不良 蛋白质缺乏是脂肪肝的一种主要原因。食物中缺乏蛋白质,将影响肝细胞的蛋白质合成,继而影响脂蛋白的合成,致三酰甘油在肝细胞内积聚。在这种情况下即使热能足够也可导致脂肪肝。及早补充蛋白质和适量的热能,脂肪肝可恢复。

5. 高脂血症 各种原因所致的高脂血症均可伴有肝脂肪浸润,以三酰甘油增高最为常见。当胃肠道长期大量摄取脂肪和糖分,超过机体热能的消耗时,肝内大量的脂肪酸合成三酰甘油。如果肝内合成三酰甘油的速度超过了合成极低密度脂蛋白及分泌到血液的速度时,便出现了肝内三酰甘油的堆积,从而造成脂肪肝。常伴有肥胖和糖尿病,通常具有家族性。

6. 药物 据统计,有600多种药物能引起不同程度的肝损害,包括抗生素、解热镇痛药、抗癌药、口服避孕药、糖皮质激素等。引起脂肪肝的常见药物,如静滴四环素,它能影响脂蛋白的合成及分泌;使用大剂量的糖皮质激素、甲氨蝶呤、硫唑嘌呤等能干扰正常的脂质代谢,从而引起肝内脂肪积聚。

7. 毒物 常见致脂肪肝的毒物有四氯化碳、黄磷、异丙醇、环己胺、依米丁、砷、铅、汞等。动物实验表明,四氯化碳等对三羧酸循环中的脂肪酸氧化为乙酰辅酶A和乙酰辅酶A进一步的氧化代谢有抑制作用,导致高脂肪酸血症,从而引起脂肪肝的发生。

8. 长期静脉内营养 成人给予无脂肪的静脉内营养2周以上,肝活检显示脂肪变性和门脉周围淤胆。肝脂肪变性最易发生于给予大量葡萄糖而输注率超过肝脏氧化能力时,过剩的葡萄糖合成脂肪酸,造成肝细胞内堆积。

9. 妊娠急性脂肪肝 本病多发生于首次妊娠后期,病情严重,酷似暴发型肝炎,病死率极高。除肝脏外脂肪尚积于胰、脑、肾、心等处。其发病可能与妊娠期雌激素升高、营养障碍、妊娠中毒症、胎儿因素、代谢障碍等有关。有学者认为，雌激素能影响脂肪酸在线粒体内的氧化作用。

10. Reye 综合征 是发生于儿童期的一种急性脑水肿和肝、胰及心等内脏多器官脂肪变性的疾病。多以呼吸道感染为首发症状，继而出现发热，呕吐，腹痛，抽搐，谵妄及昏迷，病死率较高。

肝内脂肪主要来源于食物和外周脂肪组织：①摄入脂肪及糖过量。②脂肪组织释放游离脂肪酸过多。③肝内三酰甘油合成增加。④肝内游离脂肪酸清除减少。⑤脂蛋白合成和分泌障碍等均可导致脂肪肝。但脂肪肝形成最主要的原因可能还是肝细胞脂肪酸氧化功能减弱，常涉及线粒体功能障碍。

二、病　　理

肝脏呈弥漫性肿大，色较苍白或略显灰黄色，表面光滑。镜下见部分或所有肝细胞内脂肪浸润、肝细胞肿胀，胞质内的三酰甘油呈空泡状，使细胞核偏移，呈印戒样改变。肝细胞内脂质沉积有两种形式，即微囊泡型及巨囊泡型。急性妊娠脂肪肝、Reye 综合征和四环素所致的脂肪肝为微囊泡型。酒精性脂肪肝的囊泡类型无特异性，但其分布呈小叶中心性，且常可见 Mallory 小体。

三、临床表现

除原发病表现外，绝大多数脂肪肝患者无任何症状，常在体检或患其他疾病做肝胆 B 超检查时发现肝肿大，脾常不肿大，或伴有丙氨酸氨基转移酶（ALT）或天门冬氨酸氨基转移酶（AST）、碱性磷酸酶（ALP）轻度或中度升高，部分患者自觉有右上腹轻度不适、隐痛或上腹部胀痛等非特异性表现。严重脂肪肝患者可出现黄疸、恶心、呕吐等脂肪肝性肝炎症状。

四、诊　　断

脂肪肝诊断除根据病史、临床表现外，确切的诊断要依赖肝穿刺活体组织检查，影像学检查如B超、CT扫描可辅助诊断。B超检查可发现肝肿大，前场回声增强增多，光点细而密，呈“亮肝”表现；后场回声衰减。CT检查显示肝密度降低。肝/脾CT值比<0.85。影像学对脂肪肝诊断准确率约为60%。对原因不明的血清转氨酶升高超过6周者，为明确诊断或与慢性肝炎等鉴别时，应行肝穿刺活检以明确诊断。

五、治　　疗

目前尚无明确有效治疗脂肪肝的药物，脂肪肝治疗主要是针对病因治疗、调整饮食及增加运动等综合措施。

1. 病因治疗　酒精性脂肪肝戒酒是最好的治疗方法；药物或毒物所致的脂肪肝应避免，或者去除有害药物或毒物；糖尿病性脂肪肝的治疗主要是纠正其代谢紊乱、补充所需的胰岛素；营养不良性脂肪肝在供应充足热能的同时，需给予高蛋白饮食。

2. 调整饮食和运动　对非酒精性脂肪肝患者，其主要原因是肥胖和高脂血症。因此，控制饮食和适量运动是治疗关键。饮食热能估计应考虑到患者的性别、年龄、身高、工作性质及生活习惯等因素。计算每日所需总热能，一般认为105～146千焦/千克体重(25～35千卡/千克体重)，其中糖类占总热能的50%，蛋白质约占20%，脂肪类约占30%。同时辅以运动，如步行、慢跑、骑自行车等，尽量使体重控制在正常标准的±5%以内。

3. 药物治疗　脂肪肝患者应慎重选用降脂药物。使用降脂类药物的常规:①对不伴有高脂血症的脂肪肝患者原则上不使用降脂药物。②酒精性脂肪肝伴有高脂血症者,戒酒是最好的治疗,一般无需降脂药物。③肥胖症、糖尿病性脂肪肝伴有高脂血症,除非同时有冠心病,否则仅对控制饮食、增加运动及治疗原发病 3 个月后,血脂持续异常者,才给予相应对肝功能影响较少的降酯药物。④原发性高脂血症所致脂肪肝在综合治疗基础上,可应用降血脂药物,但需适当减少药量并监测肝功能等安全指标,必要时可联用保肝药物。苯扎贝特、吉非罗齐等副作用相对较少,可谨慎用于血浆三酰甘油明显增高的脂肪肝患者,疗程中一旦出现肝功能异常及治疗 3 个月无效者应及时停药。

对脂肪肝性肝炎血清转氨酶异常者可选用常规保肝药物。熊去氧胆酸具有膜稳定和细胞保护作用,每日 15 毫克/千克体重,分 3 次服;水飞蓟素每次 70 毫克,每日 3 次口服。治疗 3 月～1 年,能使部分患者血清丙氨酸氨基转移酶(ALT)、天门冬氨酸氨基转移酶(AST)和 γ-谷氨酰转肽酶(γ-GT)恢复正常,并减轻肝内脂肪浸润。

除妊娠急性脂肪肝和 Reye 综合征病死率较高外,本病发展缓慢,预后良好。

第七节　反应性肝炎

该病系指由于全身其他疾病引起的肝脏炎症性病变,从而出现肝炎样的临床症状。

其发病原因是由于相关疾病的发生造成肝脏缺血、缺氧,细胞因子及免疫损伤所致。

临床表现除原来疾病所出现的症状、体征外,还有发热,皮疹,消化道症状,黄疸,肝肿大压痛,轻度肝功损害,嗜酸性粒细胞增多。

临床上常见的感染性疾病引起的伤寒性肝炎、败血症性肝炎、疟疾性肝炎、阿米巴性肝炎、血吸虫性肝炎、弓形虫性肝炎。消化系统、心血管系统、泌尿系统及遗传性疾病，如黏脂病，黏多糖，慢性家族性肉芽肿等疾病过程中所出现的肝炎样症状，轻度肝功能损害，嗜酸性粒细胞增多等均属反应性肝炎。

治疗上主要针对原发性疾病治疗及保肝治疗。对保肝治疗可参照甲肝的治疗措施。

第八节　肝炎综合征

肝炎综合征是指由乙肝病毒、巨细胞病毒、单纯疱疹病毒、EB病毒、弓形虫，以及各种细菌等病原体引起的一组临床症状相似的与肝功能受损的症候群。此病一般在新生儿及婴儿期发病，故又称新生儿-婴儿肝炎综合征。以上的病原体可通过胎盘感染胎儿，亦可在产程或产后感染，少数病例与先天性代谢缺陷有关，部分病例原因不明。此病的发病机制不详。

一、病　　理

此病的病因虽多，但主要病理改变为非特异性的多核巨细胞形成。胆汁淤积，肝细胞间质和门脉区有炎症细胞浸润，程度与病情轻重有关，轻者肝小叶结构正常，重者可出现紊乱失常，肝细胞点状或片状坏死，枯否细胞和小胆管增生及门脉周围有纤维化。

二、临床表现

主要表现为黄疸，往往因生理性黄疸持续不退或退而复现前来就诊。其他症状，如低热，呕吐，厌食，腹胀、腹泻亦可出现，尿色深黄，常染黄尿布，大便色泽变浅，甚至变为灰白色，体检有肝、脾肿大。多数患儿在3～4个月内黄疸缓慢消退。也可并发干眼病，低钙性抽搐，出血。少数重症患者病期较长可致肝硬化、肝功能衰竭。

三、实验室检查

总胆红素一般在171微摩/升以下，直接胆红素和间接胆红素均升高，以前者为主。丙氨酸氨基转移酶(ALT)升高或正常，甲胎蛋白(AFP)在满月后应该转阴，如果持续增高，提示肝细胞有破坏、再生。尿胆红素阴性，血清碱性磷酸酶(AKP)正常，血清中可检测到相应的抗原或抗体。

四、诊　　断

根据临床表现，发病年龄，实验室及病理检查等特点，可作出诊断。

五、治　　疗

1. 一般治疗　加强护理，对乙肝患者必须严格隔离。一般患者正常喂养即可，亦可适当给予高维生素饮食。

2. 保肝治疗　正确掌握新生儿肝炎的喂养，即可达到保肝治疗的目的。对乙肝表面抗原(HBsAg)及乙肝 e 抗原(HBeAg)阳性者的孕妇,可给新生儿肌注高效价的乙肝表面抗体的丙种球蛋白,可起到较好的预防作用。

3. 对症治疗 短期激素治疗可减轻黄疸,口服强的松每日 1 毫克/千克体重,分 3 次服,连用 3～5 日;或苯巴比妥每日 1～2 毫克/千克体重,分 3 次服,可连用 4～8 周。

4. 中医治疗 本病属肝胆湿热。症见身目发黄,小便黄赤,大便不爽,舌苔黄腻。可选用茵陈三黄汤加减:茵陈 10 克,黄芩 5 克,黄柏 5 克,大黄 1.5 克,山栀子 3 克,每日 1 剂,浓煎,少量多次喂服。或用茵栀黄注射液,每日 5～10 毫升+10%葡萄糖液 50～100 毫升,静脉滴注。

5. 灌肠疗法 食醋 10～20 毫升加水 50 毫升,保留灌肠,或乌梅 10 个煎水 50 毫升保留灌肠,可以减少胆红素的肝肠循环。

六、预防和保健

孕妇为乙肝病毒携带者时,孩子出生后应采用乙肝免疫球蛋白及乙肝疫苗联用,阻断母婴传染。方法见附录 3《慢性乙型肝炎防治指南》

本病预后较佳,60%～70%可治愈,转为肝硬化或死亡者较少。

附录 1

治疗肝炎、肝昏迷常用药物简表

药 名	制 剂	作用及用途	用 法	注意事项
水飞蓟素（益肝灵、利肝素）	糖衣丸：35mg	稳定肝细胞，有利于受损肝细胞恢复。用于急慢性肝炎、肝硬化、中毒性肝损害	2 丸/次，3 次/日，饭后服，症状改善后1～2丸/日	偶见头晕、恶心
肌苷	片剂：0.2g 针剂：0.1/2ml	参与体内核酸、能量代谢及蛋白质合成。用于急慢性肝炎、肝硬化辅助治疗	口服 1～3 片/次，3 次/日。静脉点滴：1～6支/次，1～2次/日	不能同乳清酸、潘生丁及硫喷妥钠注射液配伍。
肝泰乐	片剂：0.1g 针剂：0.1g/2ml	保肝解毒作用。用于肝炎、肝硬化治疗	口服：1～2 片/次，3 次/日。静脉点滴：1～2支/次，1～2次/日	偶有面红、轻微胃肠道不适。减量或停药后即消失。
三磷酸腺苷(ATP)	片剂：20mg 针剂：20mg/2ml	改善机体代谢，是体内能量主要来源。用于急性肝炎、肝昏迷辅助治疗	口服：2～3 片/次，3 次/日。静脉点滴：1～2支/次，1～2次/日	脑出血初期忌用

续表

药名	制剂	作用及用途	用法	注意事项
肝胆宁	片剂:0.25g	灭活乙肝病毒,恢复肝细胞再生和肝功能,用于慢性乙肝的治疗	1～2片/次,3次/日,饭前服,疗程2～3月	对本品过敏者禁用
熊去氧胆酸	片剂:50mg	利胆,增强肝脏解毒作用,用于各种肝炎的治疗	口服:1片/次,3次/日	重症肝炎、胆管完全梗阻者、孕妇禁用
西维尔	片剂:50μg	增强肝脏解毒功能,稳定肝细胞膜,防治肝纤维化,改善肝功能,增强机体免疫力。用于各种肝炎的治疗	口服:2～4片/次,3次/日;维持及一般治疗:2片/次,2次/日	无明显不良反应
乳果糖	口服液:5g/10ml	抑制肠道细菌产氨,阻止肠道氨的吸收,可引起腹泻。用于血氨增高的肝昏迷治疗	20～40ml/次,3～4次/日	常见的不良反应为腹泻、腹部胀气、腹痛、呕吐
胆维他	片剂:25mg	增加胆汁分泌,增强肝脏解毒功能。用于胆囊炎、胆石症、急慢性肝炎	1片/次,3次/日	甲亢患者慎用,胆道阻塞患者禁用
肝苏	9g/袋	降酶、保肝、退黄、健脾。用于慢性活动性肝炎,乙肝,也可用于其他急性病毒性肝炎	9g/次,3次/日,急性期1个月为1个疗程,慢性期3个月为1个疗程	孕妇慎用

续表

药 名	制 剂	作用及用途	用 法	注意事项
乙肝解毒胶囊	胶囊	清热解毒，疏肝利胆。主治肝胆湿热内蕴者	1～2 粒/次，3 次/日	无明显不良反应
益肝乐	胶囊	清热解毒，消炎，降酶保肝。用于各种肝炎治疗	6～8 粒/次，2 次/日	无明显不良反应
复方鳖甲软肝片	片剂	软坚散结，活血化瘀。用于慢性肝炎、酒精性肝炎、脂肪肝、肝纤维化、代偿期肝硬化	4 片/次，3 次/日，6 个月为 1 个疗程	孕妇慎用
大黄䗪虫胶囊	胶囊:0.4g	降低丙氨酸氨基转移酶，减缓肝脏的病变，防止纤维化，增强免疫功能。用于各种慢性肝炎、肝硬化	4 粒/次，2 次/日，3 个月为 1 个疗程	孕妇禁用
五灵丸	丸剂	降低转氨酶，消退黄疸，提高血清白蛋白，清除氧自由基，改善症状及体征。用于慢性肝炎	1 丸/次，3 次/日，饭后半小时温开水送服，1 个月为 1 个疗程	无明显不良反应
草仙乙肝胶囊	胶囊	清热解毒，健脾利湿。用于慢性肝炎	6 粒/次，3 次/日，3～6 个月为 1 个疗程	无明显不良反应
和络舒肝胶囊	胶囊	舒肝理气，消化湿热，活血化淤，滋养肝肾。用于慢性肝炎、肝硬化	5 粒/次，3 次/日，3～6 个月为 1 个疗程	孕妇慎用。

续表

药　名	制　剂	作用及用途	用　法	注意事项
肝炎喜	9g/丸	舒肝清热，消食化瘀。用于急、慢性肝炎、肝硬化	1 丸/次，2～3 次/日，温开水送服	孕妇慎用
慢肝养阴胶囊	胶囊：0.25g	养阴清热，滋补肝肾。用于慢性肝炎	4 粒/次，3 次/日	无明显不良反应
舒肝宁注射液	针剂： 2ml/支 10ml/支 20ml/支	增加胆汁分泌，利胆退黄，保肝作用，提高机体免疫功能。用于急、慢性肝炎	肌注：2～4ml/次，1 次/日。 静脉滴注：每次 10～20ml，1 次/日	孕妇及过敏体质者慎用
门冬氨酸鸟氨酸	颗粒剂： 1g/袋 针剂： 2.5g/5ml	鸟氨酸涉及尿循环的活化和氨的解毒全过程，门冬氨酸参与肝细胞内核酸的合成，以利于修复被损伤的肝细胞。用于慢性肝炎	口服：3g/次，3 次/日 静脉滴注：5～20g/日（严重者可酌量增加，每日不超过 40g 为宜）	对氨基酸过敏者及严重肾功能衰竭者禁用。如需大量使用，应注意监测血尿素氮
门冬氨酸钾镁	针剂： 10ml/支	加速细胞内三羧酸循环。用于病毒性肝炎，对肝硬化并发昏迷有一定清醒作用	静脉点滴：1～2 支/次，加于 10％葡萄糖液 250～500ml 缓慢静滴，1 次/日	滴速宜慢。肾功能不全及高血钾患者禁用
谷氨酸	谷氨酸钠注射液：5.75g/20ml；谷氨酸钾注射液：6.3g/20ml	同血氨结合，使血氨浓度下降，减轻肝昏迷症状，改善中枢神经系统功能。用于肝昏迷	3～4 支/次，用 10％葡萄糖液 500ml 稀释后缓慢滴注，24 小时内不超过 23g	滴速宜慢。慎用于肾功能不全、少尿、无尿患者

续表

药 名	制 剂	作用及用途	用 法	注意事项
盐酸精氨酸	针剂：5.0g/20ml	降低血氨。用于忌钠的肝昏迷患者	15～20g/次，加入5%～10%葡萄糖液500～1000ml中缓慢滴注，1次/日	滴速宜慢。滴速过快可出现流涎、呕吐、面部潮红。肾功能不全者禁用
肝炎灵	针剂：35mg/2ml	降低丙氨酸氨基转移酶，改善肝功能。用于慢性、活动性肝炎	肌注：2～4ml/次，1次/日，疗程3个月	口干、咽痒、轻度头晕
甘利欣	针剂：10ml/支	增强肝脏解毒功能，抗病毒，增强机体免疫能力，稳定肝细胞膜。用于急、慢性肝炎	静脉点滴：1～3支/次，1次/日	严重低血钾、高血钠、高血压、心力衰竭、肾功能衰竭禁用
强力宁	针剂：20mg/10ml，40mg/20ml	增强肝脏解毒功能，降低丙氨酸氨基转移酶，恢复肝细胞功能，防止脂肪样变，主要用于慢性肝炎的治疗	静脉点滴：40～80ml/次，加入10%葡萄糖液250～500ml，1次/日	偶见胸闷、口干、低血钾、血压升高等
硫普罗宁	片剂：0.1g 冻干粉针剂：0.1g/支	稳定肝细胞膜，用于各型肝炎的治疗	口服：1～2片/次，3次/日，饭后服用，连服12周。静脉点滴：1～2支/1次/日，2～4周为1疗程	对本品有过敏史者、孕妇及哺乳期妇女禁用

续表

药　名	制　剂	作用及用途	用　法	注意事项
茵栀黄	针剂：10ml/支，20ml/支	清热、利湿、解毒、退黄。用于黄疸型肝炎	静脉点滴：10～20ml/次，1～2次/日。症状改善后改肌注：2～4ml/日	少数患者可出现过敏性皮疹等，停药后可消失。点滴宜慢，注意血压的变化
易善复	胶囊：0.3g 针剂：0.25g/2ml	稳定肝细胞膜，促进肝细胞再生。用于急慢性肝炎、肝硬化、中毒性肝炎	口服：2粒/次，3次/日 针剂：1～2支/次，1次/日	对本品过敏者禁用
促肝细胞生长素	粉针剂：20mg/支，50mg/支	促进肝细胞再生，增强机体免疫力，抗肝纤维化。用于重型肝炎综合治疗	静脉点滴：80～200mg/日，1个月为1个疗程	对本品过敏者禁用，过敏体质者慎用
肝水解肽注射液	针剂：20mg/2ml	促进蛋白质合成，减少蛋白质分解，促进正常肝细胞增殖和再生。用于重型肝炎	静脉滴注：100mg/次，1次/日。肌内注射：20～40mg/次，1次/日	对本品过敏者、肝昏迷、严重氮质血症及氨基酸代谢障碍者禁用
苦参素	胶囊：0.2g 粉针剂：0.2g/支 水针剂：0.2g/2ml	抗病毒，调节免疫力，升高白细胞，保护肝细胞，防止肝硬化。用于治疗慢性肝炎	口服：0.4～0.6g/次，3次/日。肌内注射：0.4～0.6g/次，1次/日。静脉滴注：0.6g/次，1次/日	对本品过敏者禁用，孕妇、哺乳期妇女及严重肝功能不全者慎用

续表

药　名	制　剂	作用及用途	用　法	注意事项
岩黄连注射液	针剂:2ml/支	清热解毒。用于治疗急性黄疸型肝炎、慢性乙型肝炎	肌内注射:1～2支/次,1～2次/日。静脉点滴:每次3～5支,用10%葡萄糖液250ml稀释后缓慢滴注。1次/日	严重胃、十二指肠溃疡者禁用
脱氧核苷酸钠注射液	针剂:50mg/2ml	促进细胞生长,增强细胞活力,改善机体代谢。用于慢性肝炎	肌内注射:50～100mg/次,1次/日。静脉滴注:50～150mg/次,酌情可用至300～400mg/次,1次/日,30日为1个疗程	遇有一过性血压下降。不宜与其他注射液混用
干扰素	粉针剂:300万U/瓶 500万U/瓶 水针剂:300万U/1ml 500万U/1ml	抑制病毒的复制,提高机体免疫力。用于血清转氨酶明显升高的乙、丙、丁型肝炎	肌内或深部皮下注射:300万～500万U/次,治疗初2～4周1次/日,以后隔日1次,疗程至少6个月	具有高度种属特异性。妊娠、精神病史、失代偿期肝硬化、有症状的心脏病、未戒断的酗酒/吸毒者、未经控制的癫痫与自身免疫性疾病、治疗前中性粒细胞计数<1.0×10^9/L与血小板计数<50×10^9/L为绝对禁忌证。甲状腺疾病、视网膜病、银屑病、既往有抑郁症史、未经控制的糖尿病与高血压、总胆红素>51μmol/L为相对禁忌证

续表

药名	制剂	作用及用途	用法	注意事项
拉米夫定	片剂:0.1g	抑制乙型肝炎病毒脱氧核糖核酸复制,阻止肝纤维化、肝硬化过程。用于乙肝的治疗	口服:1片/次,1次/日,疗程至少12个月	常见不良反应为头痛、腹痛、恶心、胃肠胀气、腹泻和消化不良,孕妇慎用
阿德福韦酯片	片剂:10mg	抑制HBV-DNA。用于病毒复制期和持续的ALT、AST升高或者是组织学改变的成人(慢性)乙型肝炎	口服:10mg/次,1次/日,最佳治疗周期尚不明确	最常见不良反应为头痛、腹痛、恶心、胃肠胀气、腹泻和消化不良。对本品过敏者禁用。
恩替卡韦片	片剂:0.5mg	抑制HBV复制,阻断HBV DNA复制。用于病毒活动性复制和有ALT和AST持续升高及组织改变的成人慢性乙型肝炎	口服:0.5mg/次,1次/日	最常见不良反应为头痛、乏力、头晕和恶心。对该药和其中的成分过敏者不能服用
左旋咪唑搽剂	0.5g/5ml	增强机体免疫力。用于乙肝的治疗	皮肤外用:搽于大腿及上臂内侧的皮肤。成人1支/次,每周间隔用药2次,儿童减半	长期应用者,建议搽药48小时后,清洗搽药处皮肤。用药局部如有皮疹,停药或搽皮炎平软膏后即可消除

续表

药 名	制 剂	作用及用途	用 法	注意事项
泛昔洛韦	片剂：0.25g	广谱抗病毒药，抑制 HBV 复制。用于慢性乙型肝炎治疗	口服：125～500mg/次，3次/日，疗程16周	宜与其他抗乙型肝炎病毒药、免疫调节剂联合治疗
注射用还原型谷胱甘肽	粉针剂：0.3g/支，0.6g/支	防止乙醇诱致的肝细胞变性、坏死，以及肝纤维化等损害作用。用于酒精性肝炎、药物性肝炎	肌内注射或静脉滴注。 轻者：0.3g/次，1～2次/日。 重者：0.6g/次，1～2次/日	对本品过敏者禁用。如出现皮疹、面色苍白、血压下降、脉搏异常应立即停药
腺苷蛋氨酸	片剂：0.5g 粉针剂：0.5g/支	促进肝内脂肪代谢及保肝、解毒等作用。用于肝炎、肝硬化	初始：0.5～1g 肌注或静脉点滴，1次/日。 口服：维持量 1～2g/次，3次/日，饭后服	对本品过敏者禁用
单磷酸阿糖腺苷	针剂：0.2g/2ml	抗病毒。用于急、慢性肝炎	肌内注射或静脉点滴：0.2g/次，1次/日，疗程为1个月，间隔半个月后再重复1个疗程	可出现纳差、恶心、呕吐等胃肠道症状
膦甲酸钠	针剂：2.4g/200ml	抑制病毒的复制。用于急、慢性肝炎的治疗	静脉滴注：2.4g/次，2次/日，疗程1个月。	可出现低热、恶心、纳差、头晕、头痛、腰痛、皮疹、脱发、多尿等症状

续表

药　名	制　剂	作用及用途	用　法	注意事项
胸腺肽	粉针剂：20mg/支，50mg/支	细胞免疫调节药物，用于治疗慢性肝炎	皮下或肌内注射：20～100mg/次，1次/日或隔日1次，严重者可采用大剂量静脉滴注	注射前或治疗终止后再用药须做皮试
注射用胸腺肽-α_1	针剂：1.6mg/2ml	促进T淋巴细胞的成熟，增加T细胞分泌干扰素-α_1、干扰素-γ及白介素2、3等淋巴因子，用于慢性肝炎	皮下注射：1.6mg/次，每周2次，二次相隔3～4天，连续给药6个月，其间不应间断	对本品过敏者及接受免疫抑制治疗的患者如器官移植者禁用
γ-氨基丁酸	片剂：0.25g 针剂：1.0g/5ml	氨基酸类药。本品在体内与血氨结合生成尿素排出体外，从而降低血氨。用于肝昏迷的治疗	口服：1g/次，3～4次/日。静脉点滴：1～4g/次，以5%～10%葡萄糖注射液250～500ml稀释后于2～3小时内滴完	本品必须稀释后缓慢滴注，否则会引起急剧血压下降、呼吸抑制等。大剂量可出现运动失调、肌无力
左旋多巴	片剂：0.25g 针剂：50mg/20ml	能透过血脑屏障进入脑中，经多巴脱羧酶脱羧转化成多巴胺，增加脑纹状中多巴胺含量而发挥作用，用于治疗肝昏迷	2.0～4.0g/次，1次/日鼻饲或保留灌肠。静脉滴注：0.2～0.6g/次，1次/日，用10%葡萄糖液500ml稀释后	可出现恶心、呕吐、心动过速、心律不齐、低血压等症状

续表

药　名	制　剂	作用及用途	用　法	注意事项
肌醇	片剂：0.25g	能促进肝及其他组织中的脂肪代谢，防止脂肪在肝中积存，降低血清中胆固醇。用于肝硬化，脂肪肝，动脉硬化症及高脂血症	口服：0.5～1.0g/次，3次/日	无明显不良反应
蛋氨酸	片剂：0.5g	促进肝内脂肪代谢及保肝、解毒等作用，用于肝炎、肝硬化、脂肪肝及酒精、磺胺、巴比妥类中毒性肝炎的辅助治疗	口服：1～3g/次，3次/日（饭后服）	肝昏迷者禁用
甘草甜素片	片剂：75mg	减轻肝细胞脂肪变，间质炎症反应及坏死，抑制肝细胞纤维增生，消除或改善临床症状。用于慢性乙型肝炎	口服：2片/次，2次/日。3个月为1个疗程	偶见水肿、血压升高、头痛、失眠、多梦，低血钾
甘草酸二铵肠溶胶囊	胶囊：50mg	具有较强的抗炎、保护细胞膜及改善肝功能作用。用于治疗伴有丙氨酸氨基转移酶升高的急、慢性肝炎	口服：150mg/次，3次/日	治疗过程中应定期测血压及血清钾、钠浓度
茵白肝炎冲剂	冲剂：15g/袋	清热解毒，利湿退黄、理气活血。用于急性黄疸型肝炎，对湿热型慢性肝炎也有效	冲服：30g/次，2次/日	孕妇慎用

续表

药名	制剂	作用及用途	用法	注意事项
依泊二醇	片剂：0.1g 0.2g	使肝细胞膜的功能得到恢复。用于急慢性肝病的辅助治疗	口服：0.2～0.4g/次，2次/日	可出现皮疹，停药后逐渐消失。对本品过敏者及肠道机械性梗阻者禁用，孕妇慎用
美他多辛	片剂：0.5g， 水剂：0.5g， 针剂：0.3g/5ml	能加速血浆及尿中乙醇的清除。用于急、慢性酒精中毒及酒精性肝病	口服：1g/次，2次/日。 肌注：0.3～0.6g/次，1次/日	未发现明显不良反应
齐墩果酸	片剂：10mg 20mg	可降低血清丙氨酸氨基转移酶，减轻肝细胞变性及纤维化过程，促进肝细胞再生，加速坏死组织修复。用于慢性肝炎	口服：30mg/次，3次/日。用于急性黄疸型肝炎：50mg/次，4次/日，1个月为1个疗程；用于慢性肝炎，3个月为1个疗程	偶有血小板减少，停药后可以恢复
阿卡明	片剂：0.1g	防止肝细胞坏死、纤维化及脂肪肝，并可刺激肝细胞再生。用于急慢性肝炎、脂肪肝、肝硬化、黄疸型肝炎等	口服：0.2g/次，3次/日。30日为1个疗程，服2～3个疗程	可出现恶心、上腹部不适等胃肠道症状，一般在用药过程中会自行消失

续表

药名	制剂	作用及用途	用法	注意事项
马洛替酯	片剂：0.2g	促进肝细胞的蛋白质合成，激活肝功能并抑制肝纤维化的进程。用于慢性肝炎、肝硬化代偿期	口服：0.2g/次，3次/日	偶见纳差，恶心、腹胀、腹痛、腹泻、口渴等消化道症状，红细胞、白细胞减少。对本品过敏者及血清转氨酶或胆红素明显升高的失代偿性肝病患者禁用。孕妇、小儿慎用
肝得健	胶囊：每丸含亚油酸和油酸各175mg、B_1 3mg、B_2 3mg、B_6 3mg、B_{12} 3mg、烟酰胺13mg、VE_3 3mg	修复肝细胞膜，利胆，降低丙氨酸氨基转移酶及天门冬氨酸氨基转移酶。用于急、慢性肝炎，肝硬化，肝中毒症，肝脂肪变性	口服：2丸/次，3次/日，随食物吞下，或用少量水送下	未见副作用及禁忌证
利肝能	片剂 针剂： 1ml/支 2ml/支	抑制及降低脂肪在肝脏内沉积，防止肝细胞损伤。用于急慢性肝炎、脂肪肝、肝硬化、黄疸及其他肝病	口服：1～3片/次，3次/日。 肌内注射：1～3ml/次，1次/日。可根据年龄与症状适当增减	偶见头痛、口渴、纳差、皮肤干燥等。为避免恶心、眩晕一过性不良反应，服药后宜平卧半小时，肌注速度宜慢。对本品过敏者禁用

续表

药　名	制　剂	作用及用途	用　法	注意事项
一水乳梨醇	冲剂：10g/袋	减少结肠对氨的吸收，有轻泻作用。用于肝昏迷的治疗	口服：0.5～0.7g/kg，分3次于进餐时服用	服用开始时易出现胃肠胀气，数天症状减轻或消失。肠梗阻，人造肛门者禁用。不可同时服制酸药或新霉素
维丙胺	针剂：40mg/2ml，80mg/2ml	解毒，改善肝功能和抗脂肪肝作用。用于急性肝炎，脂肪肝	肌注：80mg/次，1次/日，14～30日为1个疗程	用后偶见头晕、恶心等，一般静卧片刻即可恢复正常。可使血压降低，应注意观察
氯磷胆碱	胶囊：0.25g 针剂：0.2g/2ml	保肝解毒。用于急、慢性肝炎，肝硬化，脂肪肝，肝中毒	口服：2粒/次，3次/日。皮下或肌注：0.2g/次，1～2次/日	个别患者有轻度恶心、皮疹等，停药后即可消失
肝素钙	针剂：5000U/2ml 10000U/2ml	改善肝脏血流灌注，使肝脏病变减轻。用于病毒性肝炎	皮下注射：10000～15000U/日，分1～2次注射	少数患者注射后可有局部红肿，鼻出血。有出血者慎用。严重外伤，外伤出血性休克，颅内出血禁用

续表

药　名	制　剂	作用及用途	用　法	注意事项
核糖核酸	粉针剂：6mg/支	能促进肝细胞蛋白质合成功能，改善氨基酸代谢，调节机体免疫功能，促进病变肝细胞恢复正常。用于治疗慢性肝炎，肝硬化	肌注：6mg/次，用生理盐水稀释，隔日1次，3个月为1个疗程	无明显不良反应
联苯双酯	片剂：25mg，50mg 滴丸：1.5mg	能选择性降低血清转氨酶活性，又能促进部分切除肝脏的再生，对肝脏形态损害有保肝解毒作用。用于治疗慢性肝炎血清转氨酶持续升高的患者及药物引起的转氨酶升高者	片剂：50mg/次，3次/日，连服3个月，转氨酶降至正常后改50mg/次，2次/日，连服2个月。滴丸：6～10丸/次，3次/日	个别患者有口干、轻度恶心、胃部不适，皮疹。合用肌苷可减少降酶反跳现象。肝硬化患者慎用
肝乐	片剂：20mg，40mg 针剂：20mg/1ml，40mg/2ml	具有抗脂肪肝，改善肝功能，促进肝细胞再生等作用。用于慢性肝炎、肝肿大、脂肪肝、早期肝硬化，急性肝炎	口服：40mg/次，3次/日。 肌注：40mg/次，2次/日	偶有嗜睡及胃肠道反应

续表

药名	制剂	作用及用途	用法	注意事项
胱氨酸	片剂:50mg 针剂: 25mg/5ml	促进细胞氧化还原功能,改善肝功能,促使白细胞增生等。用于肝炎及白细胞减少症	口服:50mg/次,3次/日。 肌注:25mg/次,1次/日	无明显不良反应
氯化胆碱	胶囊:每粒含重酒石酸胆碱150mg	促使肝内脂肪代谢。用于脂肪肝、肝炎、肝硬化的辅助治疗	1～2粒/次,3次/日	无明显不良反应
右旋儿茶素	片剂:0.5g	对多种内、外源性毒物引起的急、慢性肝损害有保护作用,用于急、慢性肝炎,药物性和中毒性肝病	1.5～2.0g/日,分3～4次服。急性肝炎疗程为1个月,慢性肝炎疗程为3～6个月	个别患者出现变态反应性发热,自身免疫性贫血,对本品过敏者、孕妇及有溶血性贫血史者禁用
维肝福泰(复方树括片)	片剂	提高机体免疫力,促进肝脏核酸及蛋白质合成,促进肝脏解毒、胆汁分泌及肝细胞再生,降低转氨酶。用于急、慢性肝炎,肝硬化及化学物质引起的肝损伤	2～3片/次,3次/日,2个月为1个疗程	无明显不良反应

续表

药　名	制　剂	作用及用途	用　法	注意事项
金刚烷胺	片剂：0.1g	能促进脑组织释放多巴胺或延缓多巴胺的代谢破坏，从而保持脑组织多巴胺的水平，同时又有抗病毒作用。用于治疗肝昏迷、肝炎	0.1g/次，2次/日	服药期间避免驾车。患有中枢神经系统疾病或老年脑动脉硬化者慎用。癫痫患者、孕妇、哺乳期妇女禁用
病毒唑	片剂：0.1g 针剂：0.1g/1ml	能干扰病毒核酸合成，对脱氧核糖核酸和核糖核酸病毒均有抑制作用。可用于治疗肝炎	0.1g/次，2～3次/日，连服5日。 肌注或静滴：0.1～0.2g/次，1～2次/日	对细胞有一定毒性，可出现免疫抑制及白细胞减少
乙酰谷酰胺	针剂：0.1g/2ml，0.2g/5ml	具有改善神经细胞代谢，降低血氨的作用，以脑、肝、肾浓度较高。用于治疗肝昏迷	肌注或静滴：0.1～0.6g/日	静注时可引起血压下降
强肝糖浆	口服液：120ml/瓶	清热利湿、补脾养血、益气解郁。用于慢性肝炎、中毒性肝炎，早期肝硬化、脂肪肝	口服：10ml/次，2次/日，每服6日停1日，8周为1个疗程，停1周，再进行第二个疗程	胃、十二指肠溃疡及高酸性慢性胃炎患者应减量服用。妇女经期暂停服用

续表

药　名	制　剂	作用及用途	用　法	注意事项
田基黄	针剂：2ml/支	清内热、利肝胆。治疗急、慢性黄疸型肝炎及无黄疸型肝炎	肌注：2～4ml/次，2～3次/日	过敏者禁用
丙酸睾酮	针剂：25mg/1ml，50mg/1ml	促进体内蛋白质的合成，增强肝脏抵抗外来毒素作用，增加雄性激素，促进肝糖原代谢，用于肝炎、肝硬化治疗	肌注：25～50mg/日，每周2～3次	可引起水、钠潴留，黄疸，女性男性化，月经紊乱
胰岛素	普通水针剂：400U/10ml，800U/10ml，1000U/10ml	促进肝糖原合成，减少脂肪分解。用于治疗慢性肝炎	每日静滴10%葡萄糖注射液1000ml，滴注前半小时皮下注射胰岛素4～14U，1个月为1个疗程	大剂量可出现低血糖反应，少数人有过敏反应，个别患者出现耐受性
板蓝根	冲剂：10g/袋 针剂：2ml/支	对多种病毒有抑制作用。用于治疗急、慢性肝炎	口服：冲服1袋/次，2～3次/日，疗程视病情而定。 肌注：2～4ml/次，2次/日。	无明显不良反应
氟马西尼	片剂：0.2mg	选择性地阻滞或消除苯二氮䓬类介导的中枢效应，对肝硬化、肝功能衰竭所致的肝性脑病患者有明显的清醒作用。可用于各种病因所引起的肝昏迷	开始剂量0.2mg，根据需要，续加剂量直至取得疗效	无明显不良反应

续表

药名	制剂	作用及用途	用法	注意事项
前列腺素E	针剂：100μg/2ml	改善微循环、增加肝血流量，防止和减轻肝细胞坏死。同时，具有扩张肾血管作用，从而可防止肝肾综合征的发生。用于重型肝炎治疗	静脉滴注：100～200μg/次，1次/日	青光眼、眼内压亢进患者慎用。注射时，如出现肢体肿胀、发热、发红、瘙痒感时，应及时减慢输入速度
清开灵	针剂：2ml/支，10ml/支	对损伤的肝细胞有保护修复作用。主要用于治疗急、慢性肝炎，乙型肝炎	静脉滴注：20～40ml/日稀释于10%葡萄糖液。肌注：2～4ml/次，2次/日	本品如产生沉淀或混浊时，不能使用
乙肝宁冲剂	冲剂：10g/袋	清热利胆，活血化瘀。用于治疗慢性乙型肝炎	口服：1袋/次，3次/日	孕妇慎用
猪苓多糖	针剂：40mg/2ml	能提高机体的细胞免疫功能，具有抗肿瘤、抗病毒、免疫调节等作用。用于病毒性肝炎	肌注：40mg/次，2次/日	不可供静脉注射
八宝丹胶囊	胶囊：0.3g	清利湿热，活血解毒，去黄止痛。用于治疗急、慢性肝炎	口服：2粒/次，2～3次/日	孕妇禁用

附 录 2

病毒性肝炎的诊断标准

（摘自《病毒性肝炎防治方案》）

中华医学会传染病与寄生虫病

学分会、肝病学分会联合修订　　2000 年 9 月

病毒性肝炎的临床表现复杂，切忌主观片面地只依靠某一项或某一次检查异常即作出诊断，应根据流行病学史、临床症状和体征、实验室及影像学检查结果，并结合患者具体情况及动态变化进行综合分析，做好鉴别。然后根据肝炎病毒学检测结果作出病原学诊断，最后确诊。

一、临床诊断

（一）临床分型

1. 急性肝炎

(1)急性无黄疸型

(2)急性黄疸型

2. 慢性肝炎

(1)轻度

(2)中度

(3)重度

3. 重型肝炎

(1)急性重型肝炎

(2)亚急性重型肝炎

(3)慢性重型肝炎

4. 淤胆型肝炎

5. 肝炎肝硬化

(二)各型肝炎的临床诊断依据

1. 急性肝炎

(1)急性无黄疸型肝炎 应根据流行病学史、临床症状、体征、化验及病原学检测结果综合判断,并排除其他疾病。

①流行病学史,如密切接触史和注射史等。密切接触史是指与确诊病毒性肝炎患者(特别是急性期)同吃、同住、同生活或经常接触肝炎病毒污染物(如血液、粪便),或有性接触而未采取防护措施者。注射史是指在半年内曾接受输血、血液制品及用未经严格消毒的器具注射药物、免疫接种和针刺治疗等。

②症状,指近期内出现的持续几天以上,但无其他原因可解释的症状,如乏力、食欲减退、恶心等。

③体征,指肝肿大并有压痛、肝区叩击痛,部分患者可有轻度脾肿大。

④化验,主要指血清丙氨酸氨基转移酶(ALT)升高。

⑤病原学检测阳性。

凡化验阳性,且流行病学史、症状和体征三项中有两项阳性或化验及体征(或化验及症状)均明显阳性,并排除其他疾病者可诊断为急性无黄疸型肝炎。

凡单项血清 ALT 升高,或仅有症状、体征,或有流行病学史及②、③、④三项中有一项阳性者,均为疑似病例。对疑似病例应进行动态观察或结合其他检查(包括肝组织病理学检查)作出诊断。疑似病例如病原学诊断阳性,且除外其他疾病者可确诊。

(2)急性黄疸型肝炎 凡符合急性肝炎诊断条件,血清胆红素＞17.1μmol/L，或尿胆红素阳性，并排除其他原因引起的黄疸，可诊断为急性黄疸型肝炎。

2. 慢性肝炎 急性肝炎病程超过半年，或原有乙型、丙型、丁型肝炎或乙肝表面抗原携带史，本次又因同一病原再次出现肝炎症状、体征及肝功能异常者可诊断为慢性肝炎。发病日期不明或虽无肝炎病史，但肝组织病理学检查符合慢性肝炎，或根据症状、体征、化验及B超检查综合分析，亦可作出相应诊断。

为反映肝功能损害程度，慢性肝炎临床上可分为：

(1)轻度 临床症状、体征轻微或缺如，肝功能指标仅1或2项轻度异常。

(2)中度 症状、体征、实验室检查居于轻度和重度之间。

(3)重度 有明显或持续的肝炎症状，如乏力、纳差、腹胀、尿黄、便溏等，伴有肝病面容、肝掌、蜘蛛痣、脾大并排除其他原因，且无门静脉高压症者。实验室检查血清丙氨酸氨基转移酶(ALT)和(或)天门冬氨酸氨基转移酶(AST)反复或持续升高，白蛋白降低或A/G比值异常、丙种球蛋白明显升高。除前述条件外，凡白蛋白≤32g/L，胆红素大于5倍正常值上限、凝血酶原活动度60%～40%，胆碱酯酶＜2 500U/L，四项检测中有一项达上述程度者即可诊断为重度慢性肝炎。

慢性肝炎的实验室检查异常程度参考指标见附表1。

B超检查结果可供慢性肝炎诊断的参考：

(1)轻度 B超检查肝脾无明显异常改变。

(2)中度 B超检查可见肝内回声增粗，肝脏和(或)脾脏轻度肿大，肝内管道(主要指肝静脉)走行多清晰，门静脉和脾静脉内径无增宽。

(3)重度 B超检查可见肝内回声明显增粗，分布不均匀；肝表面欠光滑，边缘变钝，肝内管道走行欠清晰或轻度狭窄、扭曲；门静脉和脾静脉内径增宽，脾脏肿大；胆囊有时可见“双层征”。

附表1 慢性肝炎的实验室检查异常程度参考指标

项 目	轻 度	中 度	重 度
ALT 和/或 AST(U/L)	≤正常3倍	>正常3倍	>正常3倍
胆红素(μmol/L)	≤正常2倍	>正常2～5倍	>正常5倍
白蛋白(A)(g/L)	≥35	<35～>32	≤32
A/G	≥1.4	<1.4～>1.0	<1.0
电泳 γ-球蛋白(γ-EP)(%)*	≤21	>21～<26	≥26
凝血酶原活动度(PTA)(%)	>70	70～60	<60～>40
胆碱酯酶(CHE)(U/L)**	>5400	≤5400～>4500	≤4500

*用电泳法测定血清γ球蛋白；**有条件开展 CHE 检测的单位，可参考本项指标

3. 重型肝炎

(1)急性重型肝炎　以急性黄疸型肝炎起病，2 周内出现极度乏力，消化道症状明显，迅速出现Ⅱ度以上（按Ⅳ度划分）肝性脑病，凝血酶原活动度低于 40%并排除其他原因者，肝浊音界进行性缩小，黄疸急剧加深；或黄疸很浅，甚至尚未出现黄疸，但有上述表现者均应考虑本病。

(2)亚急性重型肝炎　以急性黄疸型肝炎起病，15 日～24 周出现极度乏力，消化道症状明显，同时凝血酶原时间明显延长，凝血酶原活动度低于 40%并排除其他原因者，黄疸迅速加深，每天上升≥17.1μmol/L 或血清胆红素大于正常值 10 倍，首先出现Ⅱ度以上肝性脑病者，称脑病型（包括脑水肿、脑疝等）；首先出现腹水及其相关症候（包括胸水等）者，称为腹水型。

(3)慢性重型肝炎　其发病基础有：①慢性肝炎或肝硬化病史。②慢性乙型肝炎病毒携带史。③无肝病史及无乙肝表面抗原(HBsAg)携带史，但有慢性肝病体征（如肝掌、蜘蛛痣等）、影像学改变（如脾脏增厚等）及生化检测改变者（如丙种球蛋白升高，白/球蛋白比值下降或倒置）。④肝穿刺检查支持慢性肝炎。⑤慢性

乙型或丙型肝炎，或慢性乙肝表面抗原携带者重叠甲型、戊型或其他肝炎病毒感染时要具体分析，应除外由甲型、戊型和其他型肝炎病毒引起的急性或亚急性重型肝炎。

慢性重型肝炎起病时的临床表现同亚急性重型肝炎，随着病情发展而加重，达到重型肝炎诊断标准（凝血酶原活动度低于40%，血清总胆红素大于正常10倍）。

为便于判定疗效及估计预后，亚急性重型和慢性重型肝炎可根据其临床表现分为早、中、晚三期：

早期：符合重型肝炎的基本条件，如严重乏力及消化道症状，黄疸迅速加深，血清胆红素大于正常10倍，凝血酶原活动度≤40%～>30%，或经病理学证实。但未发生明显的脑病，亦未出现腹水。

中期：有Ⅱ度肝性脑病或明显腹水、出血倾向（出血点或瘀斑），凝血酶原活动度≤30%～>20%。

晚期：有难治性并发症，如肝肾综合征、消化道大出血、严重出血倾向（注射部位瘀斑等）、严重感染、难以纠正的电解质紊乱或Ⅱ度以上肝性脑病、脑水肿、凝血酶原活动度≤20%。

4. 淤胆型肝炎 起病类似急性黄疸型肝炎，但自觉症状常较轻，皮肤瘙痒，粪便灰白，常有明显肝脏肿大，肝功能检查血清胆红素明显升高，以直接胆红素为主，凝血酶原活动度>60%或应用维生素K肌注后1周可升至60%以上，血清胆汁酸、γ-谷氨酰转肽酶、碱性磷酸酶、胆固醇水平可明显升高，黄疸持续3周以上，并除外其他原因引起的肝内外梗阻性黄疸者，可诊断为急性淤胆型肝炎。

在慢性肝炎基础上发生上述临床表现者，可诊断为慢性淤胆型肝炎。

5. 肝炎肝硬化

（1）肝炎肝纤维化 主要根据组织病理学检查结果诊断，B超检查结果可供参考。B 超检查表现为肝实质回声增强、增粗，肝脏表面不光滑，边缘变钝，肝脏、脾脏可增大，但肝表面尚无颗粒状，肝实质尚无结节样改变。肝纤维化的血清学指标如透明质酸（HA）、Ⅲ型前胶原（PC-Ⅲ）、Ⅳ型胶原（Ⅳ-C）、层连蛋白（LN）四项指标与肝纤维化分期有一定相关性，但不能代表纤维沉积于肝组织的量。

（2）肝炎肝硬化　是慢性肝炎的发展结果，肝组织病理学表现为弥漫性肝纤维化及结节形成，两者必须同时具备，才能诊断。

①代偿性肝硬化指早期肝硬化，一般属 Child-Pugh A 级。虽可有轻度乏力、食欲减少或腹胀症状，但无明显肝功能衰竭表现。血清白蛋白降低，但仍≥35g/L，胆红素＜35μmol/L，凝血酶原活动度多大于 60%。血清丙氨酸氨基转移酶及天门冬氨酸氨基转移酶轻度升高，天门冬氨酸氨基转移酶可高于丙氨酸氨基转移酶，γ-谷氨酰转肽酶可轻度升高。可有门静脉高压症，如轻度食管静脉曲张，但无腹水、肝性脑病或上消化道出血。

②失代偿性肝硬化指中晚期肝硬化，一般属 Child-Pugh B、C 级。有明显肝功能异常及失代偿征象，如血清白蛋白＜35g/L，A/G＜1.0，明显黄疸，胆红素＞35μmol/L，丙氨酸氨基转移酶和天门冬氨酸氨基转移酶升高，凝血酶原活动度＜60%。患者可出现腹水、肝性脑病及门静脉高压症引起的食管、胃底静脉明显曲张或破裂出血。

根据肝脏炎症活动情况，可将肝硬化区分为：

a 活动性肝硬化。慢性肝炎的临床表现依然存在，特别是丙氨酸氨基转移酶（ALT）升高；黄疸、白蛋白水平下降，肝质地变硬，脾进行性增大，并伴有门静脉高压症。

b 静止性肝硬化。丙氨酸氨基转移酶（ALT）正常，无明显黄疸，肝质地硬，脾大，伴有门静脉高压症，血清白蛋白水平低。

肝硬化的影像学诊断。B 超见肝脏缩小，肝表面明显凹凸不平，锯齿状或波浪状，肝边缘变钝，肝实质回声不均、增强，呈结节状，门静脉和脾门静脉内径增宽，肝静脉变细，扭曲，粗细不均，腹腔内可见液性暗区。

二、病原学诊断

（一）病原学分型

目前病毒性肝炎的病原至少有五型，即甲型肝炎病毒（HAV）、乙型肝炎病毒（HBV）、丙型肝炎病毒（HCV）、丁型肝炎病毒（HDV）及戊型肝炎病毒（HEV）。

关于 GB 病毒 C/庚型肝炎病毒（GBV-C/HGV）和输血传播病毒（TTV）的致病性问题尚有争议，且目前国内外尚无正式批准的诊断试剂可供检测，因此不宜将 GBV-C/庚型肝炎病毒（GBV-C/HGV）和输血传播病毒（TTV）纳入常规病毒性肝炎的实验室检测。

（二）各型病毒性肝炎病原学诊断依据

1. 甲型肝炎 急性肝炎患者血清抗-HAV IgM 阳性，可确诊为 HAV 近期感染。在慢性乙型肝炎或自身免疫性肝病患者血清中检测抗-HAV IgM 阳性时，判断 HAV 重叠感染应慎重，须排除类风湿因子（RF）及其他原因引起的假阳性。接种甲型肝炎疫苗后 2～3 周 8%～20%接种者可产生抗-HAV IgM，应注意鉴别。

2. 乙型肝炎 有以下任何一项阳性，可诊断为现症 HBV 感染：

①血清 HBsAg 阳性。

②血清 HBV DNA 阳性。

③血清抗-HBC IgM 阳性。

④肝内 HBcAg 和(或)HBsAg 阳性,或 HBV DNA 阳性。

(1)急性乙型肝炎的诊断　必须与慢性乙型肝炎急性发作鉴别。诊断急性乙型肝炎可参考下列动态指标:

①HBsAg 滴度由高到低,HBsAg 消失后,抗-HBs 阳转。

②急性期抗-HBC IgM 滴度高,抗-HBC IgG 阴性或低水平。

(2)慢性乙型肝炎的诊断　临床符合慢性肝炎,并有一种以上现症 HBV 感染标志阳性。

(3)慢性 HBsAg 携带者的诊断　无任何临床症状和体征,肝功能正常,HBsAg 持续阳性 6 个月以上者。

3. 丙型肝炎

(1)急性丙型肝炎的诊断　临床符合急性肝炎,血清或肝内 HCV RNA 阳性;或抗-HCV 阳性,但无其他型肝炎病毒的急性感染标志。

(2)慢性丙型肝炎的诊断　临床符合慢性肝炎,除外其他型肝炎,血清抗-HCV 阳性,或血清和(或)肝内 HCV RNA 阳性。

4. 丁型肝炎

(1)急性丁型肝炎的诊断

①急性 HDV、HBV 同时感染。急性肝炎患者,除急性 HBV 感染标志阳性外,血清抗-HDV IgM 阳性,抗-HDV IgG 低滴度阳性;或血清和(或)肝内 HDVAg 及 HDV RNA 阳性。

②HDV、HBV 重叠感染。慢性乙型肝炎患者或慢性 HBsAg 携带者,血清 HDV RNA 和(或)HDVAg 阳性,或抗-HDV IgM 和抗-HDV IgG 阳性,肝内 HDV RNA 和(或)肝内 HDVAg 阳性。

(2)慢性丁型肝炎的诊断　临床符合慢性肝炎,血清抗-HDV IgG 持续高滴度,HDV RNA 持续阳性,肝内 HDV RNA 和(或)HDVAg 阳性。

5. 戊型肝炎　急性肝炎患者血清抗-HEV 阳转或滴度由低

到高,或抗-HEV 阳性>1∶20,或斑点杂交法或逆转录聚合酶链反应法(RT-PCR)检测血清和(或)粪便 HEV RNA 阳性。目前抗-HEV IgM 的检测试剂尚未标准化,仍需继续研究,但抗-HEV IgM 检测可作为急性戊型肝炎诊断的参考。

(三)确立诊断

凡临床诊断为急性、慢性、重型、淤胆型肝炎或肝炎肝硬化病例,经病原学或血清学特异方法确定为某一型的肝炎时即可确诊。两种或两种以上肝炎病毒同时感染者称为同时感染(coinfection)。在已有一种肝炎病毒感染基础上,又感染另一型肝炎病毒称为重叠感染(super-infection)。

确诊的肝炎病例命名是以临床分型与病原学分型相结合,肝组织病理学检查结果附后。例如:

(1)病毒性肝炎,甲型(或甲型和乙型同时感染),急性黄疸型(或急性无黄疸型)。

(2)病毒性肝炎,乙型(或乙型和丁型重叠感染),慢性(中度),G2 S3(即炎症活动程度 2;纤维化程度 3)。

(3)病毒性肝炎,丙型,亚急性重型,腹水型,早期(或中期或晚期)。

(4)HBsAg 携带者近期感染另一型肝炎病毒时可命名如下:①病毒性肝炎,甲型,急性黄疸型。②HBsAg 携带者。

对甲、乙、丙、丁、戊五型肝炎病毒标志均阴性者可诊断为:①急性肝炎,病原未定。②慢性肝炎,病原未定。

三、组织病理学诊断

组织病理学检查在肝脏疾病的诊断、分类及预后判定上占有重要地位,是明确诊断、衡量炎症活动度、纤维化程度,以及判定药物疗效的金标准。为避免因穿刺组织太小给正确诊断带来困难，力求用粗针穿刺，标本长度须在1厘米以上(1.5～2.5厘米)。至少在镜下包括3个以上汇管区。肝穿刺标本应做连续切片，常规做苏木精伊红(HE)及网状纤维和(或)Masson三色染色，以准确判断肝内炎症、肝组织结构改变及纤维化程度等。根据需要可开展肝组织内病毒抗原或核酸的原位检查，以助确定病原及病毒复制状态。病理医生要加强肝脏病变的基本功训练，力求对病变定性正确，划分程度恰当，并密切与临床相结合，以保证组织病理学诊断的准确性。

（一）急性肝炎

急性肝炎为全小叶性病变，主要表现为肝细胞肿胀、水样变性及气球样变，夹杂以嗜酸性变、凋亡小体形成及散在的点、灶状坏死，同时健存肝细胞呈现再生，胞核增大，双核增多或出现多核；窦库普弗细胞增生，窦内淋巴细胞、单核细胞增多；汇管区呈轻至中度炎症反应，肝内无明显纤维化。有的肝组织内可见淤胆，肝毛细胆管内形成胆栓、坏死灶及窦内有含黄褐色素的吞噬细胞聚集。上述改变在黄疸型患者较为明显。

（二）慢性肝炎

1. 慢性肝炎的基本病变　小叶内除有不同程度肝细胞变性和坏死外，汇管区及汇管区周围炎症常较明显，常伴不同程度的纤维化，主要病变为炎症坏死及纤维化。

(1)炎症坏死　常见有点、灶状坏死，融合坏死，碎屑坏死及桥接坏死，后两者与预后关系密切，是判断炎症活动度的重要形态学指标。

①碎屑坏死(PN)又称界面肝炎(interface hepatitis)，系肝实质和汇管区或间隔交界带的炎症坏死，特点为单个核细胞浸润，交

界带肝细胞坏死，肝星状细胞增生，可致局部胶原沉积和纤维化。依病变程度可分为轻、中、重度，是判定小叶炎症活动度的重要指标之一。

a. 轻度。发生于部分汇管区，界板破坏范围小，界面肝炎限局。

b. 中度。大部分汇管区受累，界板破坏可达50%，界面肝炎明显。

c. 重度。炎症致汇管区扩大，PN广泛。炎症坏死深达小叶中带，致小叶边界严重参差不齐，可致汇管区周围较广泛胶原沉积。

②桥接坏死(BN)为较广泛的融合性坏死，根据坏死连接部位不同分3类：

a. 汇管区-汇管区(P-P)BN。主要由汇管区炎症及PN发展形成。

b. 汇管区-小叶中央区(P-C)BN。沿肝腺泡3区小叶中央与汇管区炎症、坏死互相融合，常致小叶结构破坏。

c. 中央-中央(C-C)BN。两个小叶中心带的坏死相融合。BN常导致桥接纤维化，与预后密切相关。BN的多少是诊断中、重度慢性肝炎的重要依据之一。

(2)纤维化　指肝内有过多胶原沉积，依其对肝结构破坏范围、程度和对肝微循环影响的大小划分为1～4期($S_{1\sim4}$)。

① S_1。包括汇管区、汇管区周围纤维化和限局窦周纤维化或小叶内纤维瘢痕，两者均不影响小叶结构的完整性。

② S_2。纤维间隔即桥接纤维化(bridging fibrosis)，主要由桥接坏死发展而来，S_2虽有纤维间隔形成，但小叶结构大部分仍保留。

③ S_3。大量纤维间隔，分隔并破坏肝小叶，致小叶结构紊乱，但尚无肝硬化。此期一部分患者可出现门静脉高压和食管静脉曲张。

④ S_4。早期肝硬化,肝实质广泛破坏,弥漫性纤维增生,被分隔的肝细胞团呈不同程度的再生及假小叶形成。此期炎症多尚在进行,纤维间隔宽大疏松。改建尚不充分。这与肝硬化不同,在肝硬化时,纤维间隔包绕于假小叶周围,间隔内胶原及弹力纤维经改建,多环绕假小叶呈平行排列。

2. 慢性肝炎病变的分级、分期 将炎症活动度及纤维化程度分别分为1～4级(G)和1～4期(S)。炎症活动度按汇管区、汇管区周围炎症及小叶内炎症程度定级,当两者不一致时,总的炎症活动度(G)以高者为准(见附表2)。

附表2 慢性肝炎分级、分期标准

炎症活动度(G)			纤维化程度(S)	
级	汇管区及周围	小叶内	期	纤维化程度
0	无炎症	无炎症	0	无
1	汇管区炎症	变性及少数点、灶状坏死灶	1	汇管区纤维化扩大,局限窦周及小叶内纤维化
2	轻度PN	变性,点、灶状坏死或嗜酸小体	2	汇管区周围纤维化,纤维间隔形成,小叶结构保留
3	中度PN	变性、融合坏死或见BN	3	纤维间隔伴小叶结构紊乱,无肝硬化
4	重度PN	BN范围广,累及多个小叶(多小叶坏死)	4	早期肝硬化

3. 慢性肝炎的程度划分 慢性肝炎按活动度(G)可分为轻、中、重三度。如S>G,则应予特殊标明。

(1)轻度慢性肝炎(包括原慢性迁延性肝炎及轻型慢性活动性肝炎):$G_{1\sim2}$,$S_{0\sim2}$。

①肝细胞变性,点、灶状坏死或凋亡小体。

②汇管区有(无)炎症细胞浸润,扩大,有或无局限性碎屑坏死(界面肝炎)。

③小叶结构完整。

(2)中度慢性肝炎(相当于原中型慢性活动性肝炎):G_3,$S_{1\sim3}$。

①汇管区炎症明显,伴中度碎屑坏死。

②小叶内炎症严重,融合坏死或伴少数桥接坏死。

③纤维间隔形成,小叶结构大部分保存。

(3)重度慢性肝炎(相当于原重型慢性活动性肝炎):G_4,$S_{2\sim4}$。

①汇管区炎症严重或伴重度碎屑坏死。

②桥接坏死累及多数小叶。

③大量纤维间隔,小叶结构紊乱,或形成早期肝硬化。

4. 慢性肝炎的组织病理学诊断 组织病理学诊断包括病因(根据血清或肝组织的肝炎病毒学检测结果确定病因)、病变程度及分级分期结果。例如:病毒性肝炎,乙型,慢性,中度,G_3/S_4;病毒性肝炎,乙型+丙型,慢性,重度,G_4/S_3。

(三)重型病毒性肝炎

1. 急性重型肝炎 肝细胞呈一次性坏死,坏死面积>肝实质的2/3者,或亚大块性坏死,或桥接坏死,伴存活肝细胞的重度变性;坏死>2/3者,多不能存活;反之,肝细胞保留50%以上,肝细胞虽有变性及功能障碍,渡过急性阶段,肝细胞再生迅速,可望恢复。如发生弥漫性小泡性脂肪变性,预后往往较差。

2. 亚急性重型肝炎 肝组织新、旧不一的亚大块坏死(广泛的3区坏死);较陈旧的坏死区网状纤维塌陷,并可有胶原纤维沉积;残留肝细胞增生成团;可见大量小胆管增生和淤胆。

3. 慢性重型肝炎 病变特点表现为在慢性肝病(慢性肝炎或肝硬化)的病变背景上,出现大块性(全小叶性)或亚大块性新鲜的肝实质坏死。

（四）肝硬化

1. 活动性肝硬化　肝硬化伴明显炎症，包括纤维间隔内炎症，假小叶周围碎屑坏死及再生结节内炎症病变。

2. 静止性肝硬化　假小叶周围边界清楚，间隔内炎症细胞少，结节内炎症轻。

附录3

慢性乙型肝炎防治指南

中华医学会肝病学分会、感染病学分会

2005年12月

慢性乙型肝炎是我国常见的慢性传染病之一，严重危害人民健康。为进一步规范慢性乙型肝炎的预防、诊断和治疗，中华医学会肝病学分会和中华医学会感染病学分会组织国内有关专家，在参考国内外最新研究成果的基础上，按照循证医学的原则，制订了《慢性乙型肝炎防治指南》（以下简称《指南》）。其中推荐的意见所依据的证据共分为3个级别5个等次，文中以括号内罗马数字表示。

本《指南》只是帮助医生对乙型肝炎诊疗和预防作出正确决策，不是强制性标准；也不可能包括或解决慢性乙型肝炎诊治中的所有问题，因此临床医生在针对某一具体患者时，应充分了解本病的最佳临床证据和现有医疗资源，并在全面考虑患者的具体病情及其意愿的基础上，根据自己的知识和经验，制定合理的诊疗方案。由于慢性乙型肝炎的研究进展迅速，本《指南》将根据需要不断更新和完善。

一、病 原 学

乙型肝炎病毒(HBV)属嗜肝 DNA 病毒科(hepadnaviridae),基因组长约 3.2kb,为部分双链环状 DNA。

HBV 侵入人体后,与肝细胞膜上的受体结合,脱去外膜,穿入肝细胞质内,然后脱去衣壳,部分双链环状 HBV DNA 进入肝细胞内,在宿主酶的作用下,以负链 DNA 为模板延长正链,修补正链中的裂隙区,形成共价闭合环状 DNA(cccDNA),然后以 cccDNA 为模板,在宿主 RNA 聚合酶Ⅱ的作用下,转录成几种不同长短的 mRNA,其中 3.5kb 的 mRNA 含有 HBV DNA 序列上全部遗传信息,称为前基因组 RNA。后者进入肝细胞质作为模板,在 HBV 逆转录酶作用下,合成负链 DNA;再以负链 DNA 为模板,在 HBV DNA 聚合酶作用下,合成正链 DNA,形成子代的部分双链环状 DNA,最后装配成完整的 HBV,释放至肝细胞外。胞质中的子代部分双链环状 DNA 也可进入肝细胞核内,再形成 cccDNA 并继续复制。cccDNA 半寿(衰)期长,很难从体内彻底清除。

HBV 含 4 个部分重叠的开放读码框(ORF),即前 S/S 区、前 C/C 区、P 区和 X 区。前 S/S 区编码大(前 S1、前 S2 及 S)、中(前 S2 及 S)、小(S)3 种包膜蛋白;前 C/C 区编码 HBeAg 及 HBcAg;P 区编码聚合酶;X 区编码 X 蛋白。

前 C 区和基本核心启动子(BCP)的变异可产生 HBeAg 阴性变异株。前 C 区最常见的变异为 G1896A 点突变,形成终止密码子(TAG),不表达 HBeAg。BCP 区最常见的变异是 A1762T/G1764A 联合点突变,选择性地抑制前 C mRNA 的转录,降低 HBeAg 合成。

P 基因变异主要见于 POL/RT 基因片段(349～692aa,即 rtl

～rt344)。在拉米夫定治疗中,最常见的是酪氨酸-蛋氨酸-天门冬氨酸-天门冬氨酸(YMDD)变异,即由 YMDD 变异为 YIDD (rtM204I)或 YVDD(rtM204V),并常伴有 rtL180M 变异,且受药物选择而逐渐成为对拉米夫定耐药的优势株(Ⅰ)。

S 基因变异可导致隐匿性 HBV 感染(occult HBV infection),表现为血清 HBsAg 阴性,但仍有 HBV 低水平复制(血清 HBV DNA 常$<10^4$拷贝/ml)。

根据 HBV 全基因序列差异≥8%或 S 区基因序列差异≥4%,目前 HBV 分为 A～H 8 个基因型。各基因型又可分为不同基因亚型。A 基因型慢性乙型肝炎患者对干扰素治疗的应答率高于 D 基因型,B 基因型高于 C 基因型;A 和 D 基因型又高于 B 和 C 基因型(Ⅰ)。基因型是否影响核苷(酸)类似物的疗效尚未确定。

HBV 易发生变异。在 HBV 感染者体内,常形成以一个优势株为主的相关突变株病毒群,称为准种(quasispecies),其确切的临床意义有待进一步证实。

HBV 的抵抗力较强,但 65℃ 10 小时、煮沸 10 分钟或高压蒸气均可灭活 HBV。含氯制剂、环氧乙烷、戊二醛、过氧乙酸、碘伏也有较好的灭活效果。

二、流行病学

HBV 感染呈世界性流行,但不同地区 HBV 感染的流行强度差异很大。据世界卫生组织报告,全球约 20 亿人曾感染过 HBV,其中 3.5 亿人为慢性 HBV 感染者,每年约有 100 万人死于 HBV 感染所致的肝衰竭、肝硬化和原发性肝细胞癌(HCC)。

我国属 HBV 感染高流行区,一般人群的 HBsAg 阳性率为 9.09%。接种与未接种乙型肝炎疫苗人群的 HBsAg 阳性率分别为4.51%和9.51%(Ⅲ)。我国流行的HBV血清型主要是adrq+和adw2,少数为ayw3(主要见于新疆、西藏和内蒙古自治区);基因型主要为C型和B型。

HBV主要经血和血制品、母婴、破损的皮肤和黏膜及性接触传播。围生(产)期传播是母婴传播的主要方式,多为在分娩时接触HBV阳性母亲的血液和体液传播(Ⅰ)。经皮肤黏膜传播主要发生于使用未经严格消毒的医疗器械、注射器、侵入性诊疗操作和手术(Ⅱ-2),以及静脉内滥用毒品等(Ⅰ)。其他如修足、文身、扎耳环孔、医务人员工作中的意外暴露、共用剃须刀和牙刷等也可传播(Ⅲ)。与HBV阳性者性接触,特别是有多个性伴侣者,其感染HBV的危险性明显增高(Ⅰ)。由于对献血员实施严格的HBsAg筛查,经输血或血液制品引起的HBV感染已较少发生。

日常工作或生活接触,如同一办公室工作(包括共用计算机等办公用品)、握手、拥抱、同住一宿舍、同一餐厅用餐和共用厕所等无血液暴露的接触,一般不会传染HBV。经吸血昆虫(蚊、臭虫等)传播未被证实。

三、自然史

人感染HBV后,病毒持续6个月仍未被清除者称为慢性HBV感染。感染时的年龄是影响慢性化的最主要因素。在围生(产)期和婴幼儿时期感染HBV者中,分别有90%和25%～30%将发展成慢性感染(Ⅰ);其HBV感染的自然史一般可分为3个期,即免疫耐受期、免疫清除期和非活动或低(非)复制期。免疫耐受期的特点是HBV复制活跃,血清HBsAg和HBeAg阳性,HBV DNA滴度较高($>10^5$拷贝/ml),血清丙氨酸氨基转移酶(ALT)水平正常,肝组织学无明显异常。免疫清除期则表现为血清HBV DNA滴度$>10^5$拷贝/ml,但一般低于免疫耐受期,

ALT/AST(天门冬氨酸氨基转移酶)持续或间歇升高,肝组织学有坏死炎症等表现。非活动或低(非)复制期表现为HBeAg阴性/抗-HBe阳性,HBV DNA检测不到(PCR法)或低于检测下限,ALT/AST水平正常,肝组织学无明显炎症。

在青少年和成人期感染HBV者中,仅5%~10%发展成慢性,一般无免疫耐受期。早期即为免疫清除期,表现为活动性慢性乙型肝炎;后期为非活动或低(非)复制期,肝脏疾病缓解。无论是围生(产)期和婴幼儿时期,或是在青少年和成人期感染HBV者,在其非活动或低(非)复制期的HBV感染者中,部分患者又可再活动,出现HBeAg阳转;或发生前C或C区启动子变异,HBV再度活动,但HBeAg阴性,两者均表现为活动性慢性乙型肝炎。

儿童和成年HBeAg阳性慢性乙型肝炎患者中,于5年和10年后发展为非活动或低(非)复制期的比例分别为50%和70%(Ⅱ-3,Ⅱ-2)。在我国和亚太地区对非活动或低(非)复制期慢性HBV感染者自然史的研究尚不充分,但有资料表明,这些患者可有肝炎反复发作。对一项684例慢性乙型肝炎的前瞻性研究表明,慢性乙型肝炎患者发展肝硬化估计的年发生率为2.1%。另一项对HBeAg阴性慢性乙型肝炎患者进行平均9年(1~18.4年)随访,进展为肝硬化和HCC发生率分别为23%和4.4%。发生肝硬化的高危因素包括病毒载量高、HBeAg持续阳性、ALT水平高或反复波动、嗜酒,合并HCV、HDV或HIV感染(Ⅰ)。HBeAg阳性者的肝硬化发生率高于HBeAg阴性者(Ⅱ-2)。

慢性乙型肝炎患者中,肝硬化失代偿的年发生率约3%,5年累计发生率约16%(Ⅰ)。慢性乙型肝炎、代偿期和失代偿期肝硬化的5年病死率分别为0%~2%、14%~20%和70%~86%。其影响因素包括年龄、血清白蛋白和胆红素水平、血小板计数和脾肿大等(Ⅱ-2)。自发性或经抗病毒治疗后HBeAg血清转换,且HBV DNA持续转阴和ALT持续正常者的生存率较高(Ⅰ,Ⅱ-

3)。

HBV 感染是 HCC 的重要相关因素，HBsAg 和 HBeAg 均阳性者的 HCC 发生率显著高于单纯 HBsAg 阳性者(Ⅱ-2)。肝硬化患者发生 HCC 的高危因素包括男性、年龄、嗜酒、黄曲霉素、合并 HCV 或 HDV 感染、持续的肝脏炎症、持续 HBeAg 阳性及 HBV DNA 持续高水平($\geqslant 10^5$ 拷贝/ml)(Ⅰ)。在 6 岁以前受感染的人群中，约 25% 在成年时将发展成肝硬化和 HCC(Ⅱ-2)。但有少部分与 HBV 感染相关的 HCC 患者无肝硬化证据。HCC 家庭史也是相关因素，但在同样的遗传背景下，HBV 病毒载量更为重要(Ⅱ-3)。

四、预　　防

(一)乙型肝炎疫苗预防

接种乙型肝炎疫苗是预防 HBV 感染的最有效方法。我国卫生部于 1992 年将乙型肝炎疫苗纳入计划免疫管理，对所有新生儿接种乙型肝炎疫苗，但疫苗及其接种费用需由家长支付；自 2002 年起正式纳入计划免疫，对所有新生儿免费接种乙型肝炎疫苗，但需支付接种费；自 2005 年 6 月 1 日起改为全部免费。

乙型肝炎疫苗的接种对象主要是新生儿，其次为婴幼儿和高危人群(如医务人员、经常接触血液的人员、托幼机构工作人员、器官移植患者、经常接受输血或血液制品者、免疫功能低下者、易发生外伤者、HBsAg 阳性者的家庭成员、男同性恋或有多个性伴侣和静脉内注射毒品者等)。乙型肝炎疫苗全程接种共 3 针，按照 0、1、6 个月程序，即接种第 1 针疫苗后，间隔 1 及 6 个月注射第 2 及第 3 针疫苗。新生儿接种乙型肝炎疫苗越早越好，要求在出生后 24 小时内接种。新生儿接种部位为大腿前部外侧肌肉内，儿童和成人为上臂三角肌中部肌内注射。单用乙型肝炎疫苗阻断母婴传播的保护率为87.8%(Ⅱ-3)。

对HBsAg阳性母亲的新生儿,应在出生后24小时内尽早注射乙型肝炎免疫球蛋白(HBIG),最好在出生后12小时内,剂量应≥100U,同时在不同部位接种10μg重组酵母或20μg中国仓鼠卵母细胞(CHO)乙型肝炎疫苗,可显著提高阻断母婴传播的效果(Ⅱ-3)。也可在出生后12小时内先注射1针HBIG,1个月后再注射第2针HBIG,并同时在不同部位接种1针10μg重组酵母或20μgCHO乙型肝炎疫苗,间隔1和6个月后分别接种第2及第3针乙型肝炎疫苗(各10μg重组酵母或20μgCHO乙型肝炎疫苗)。后者不如前者方便,但其保护率高于前者。新生儿在出生12小时内注射HBIG和乙型肝炎疫苗后,可接受HBsAg阳性的母亲哺乳(Ⅲ)。

对HBsAg阴性母亲的新生儿可用5μg重组酵母或10μgCHO乙型肝炎疫苗免疫;对新生儿时期未接种乙型肝炎疫苗的儿童应进行补种,剂量为5μg重组酵母或10μgCHO乙型肝炎疫苗;对成人建议接种20μg重组酵母或20μgCHO乙型肝炎疫苗。对免疫功能低下或免疫无应答者,应增加疫苗的接种剂量和针次;3针免疫程序无应答者可再接种3针,于第2次接种3针乙型肝炎疫苗后1~2个月检测血清中抗-HBs。

接种乙型肝炎疫苗后有抗体应答者的保护效果一般至少可持续12年。因此,一般人群不需要进行抗-HBs监测或加强免疫。但对高危人群可进行抗-HBs监测,如抗-HBs<10mIU/ml,可给予加强免疫(Ⅲ)。

(二)传播途径预防

大力推广安全注射(包括针刺的针具),对牙科器械、内镜等医疗器具应严格消毒。医务人员应按照医院感染管理中标准预防的原则，在接触患者的血液、体液及分泌物时均应戴手套，严格防止医源性传播。服务行业中的理发、刮脸、修脚、穿刺和文身等用具也应严格消毒。注意个人卫生，不共用剃须刀和牙具等。进行正确的性教育，若性伴侣为 HBsAg 阳性者，应接种乙型肝炎疫苗；对有多个性伴侣者应定期检查，加强管理，性交时应用安全套。对 HBsAg 阳性的孕妇，应避免羊膜腔穿刺，并缩短分娩时间，保证胎盘的完整性，尽量减少新生儿暴露于母血的机会。

（三）意外暴露 HBV 后预防

在意外接触 HBV 感染者的血液和体液后，可按照以下方法处理：

1. 血清学检测 应立即检测 HBsAg、抗-HBs、ALT 等，并在 3 个月和 6 个月内复查。

2. 主动和被动免疫 如已接种过乙型肝炎疫苗，且已知抗-HBs≥10mIU/ml 者，可不进行特殊处理。如未接种过乙型肝炎疫苗，或虽接种过乙型肝炎疫苗，但抗-HBs＜10mIU/ml 或抗-HBs 水平不详，应立即注射 HBIG 200～400U，并同时于不同部位接种 1 针乙型肝炎疫苗（20μg），于 1 和 6 个月后分别接种第 2 和第 3 针乙型肝炎疫苗（各 20μg）。

（四）对患者和携带者的管理

各级医务人员诊断急性或慢性乙型肝炎患者时，应按照中华人民共和国传染病防治法，及时向当地疾病预防控制中心（CDC）报告，并应注明是急性乙型肝炎或慢性乙型肝炎。建议对患者的家庭成员及其他密切接触者进行血清 HBsAg、抗-HBc 和抗-HBs 检测，并对其中的易感者（该 3 种标志物均阴性者）接种乙型肝炎疫苗。

对急性或慢性乙型肝炎患者，可根据其病情，确定是否住院或在家治疗。患者用过的医疗器械及用具(如采血针、针灸针、手术器械、划痕针、探针、各种内镜及口腔科钻头等)应严格消毒,尤其应加强对带血污染物的消毒处理。

对慢性 HBV 携带者及 HBsAg 携带者(见本《指南》"五、临床诊断"),除不能献血及从事国家法律规定的特殊职业(如服兵役等)外,可照常生活、学习和工作,但要加强随访。

乙型肝炎患者和携带者的传染性高低,主要取决于血液中 HBV DNA 水平,而与血清 ALT、AST 或胆红素水平无关。对乙型肝炎患者和携带者的随访见本《指南》"二十一、患者的随访"。

五、临床诊断

有乙型肝炎或 HBsAg 阳性史超过 6 个月,现 HBsAg 和(或) HBV DNA 仍为阳性者,可诊断为慢性 HBV 感染。根据 HBV 感染者的血清学、病毒学、生化学试验及其他临床和辅助检查结果,可将慢性 HBV 感染分为:

(一)慢性乙型肝炎

1. HBeAg 阳性慢性乙型肝炎　血清 HBsAg、HBV DNA 和 HBeAg 阳性,抗-HBe 阴性,血清 ALT 持续或反复升高,或肝组织学检查有肝炎病变。

2. HBeAg 阴性慢性乙型肝炎　血清 HBsAg 和 HBV DNA 阳性,HBeAg 阴性、抗-HBe 阳性或阴性,血清 ALT 持续或反复异常,或肝组织学检查有肝炎病变。

根据生化学试验及其他临床和辅助检查结果,上述两型慢性乙型肝炎也可进一步分为轻度、中度和重度(见 2000 年《病毒性肝炎防治方案》)

(二)乙型肝炎肝硬化

乙型肝炎肝硬化是慢性乙型肝炎发展的结果,肝组织病理学表现为弥漫性纤维化及假小叶形成,两者必须同时具备才能作出肝硬化病理诊断。

1. 代偿期肝硬化 一般属 Child-Pugh A 级。可有轻度乏力、食欲减退或腹胀症状,ALT 和 AST 可异常,但尚无明显肝功能失代偿表现。可有门静脉高压症,如脾功能亢进及轻度食管胃底静脉曲张,但无食管胃底静脉曲张破裂出血、无腹水和肝性脑病等。

2. 失代偿期肝硬化 一般属 Child-Pugh B、C 级。患者常发生食管胃底静脉曲张破裂出血、肝性脑病、腹水等严重并发症。多有明显肝功能失代偿,如血清白蛋白$<$35g/L,胆红素$>$35μmol/L,ALT 和 AST 不同程度升高,凝血酶原活动度(PTA)$<$60%。

亦可参照 2000 年《病毒性肝炎防治方案》将代偿期和失代偿期肝硬化再分为活动期或静止期。

(三)携带者

1. 慢性 HBV 携带者 血清 HBsAg 和 HBV DNA 阳性,HBeAg 或抗-HBe 阳性,但 1 年内连续随访 3 次以上,血清 ALT 和 AST 均在正常范围,肝组织学检查一般无明显异常。对血清 HBV DNA 阳性者,应动员其做肝穿刺检查,以便进一步确诊和做相应治疗。

2. 非活动性 HBsAg 携带者 血清 HBsAg 阳性、HBeAg 阴性、抗-HBe 阳性或阴性,HBV DNA 检测不到(PCR 法)或低于最低检测限,1 年内连续随访 3 次以上,ALT 均在正常范围。肝组织学检查显示:Knodell 肝炎活动指数(HAI)$<$4 或其他的半定量计分系统病变轻微。

（四）隐匿性慢性乙型肝炎

血清 HBsAg 阴性，但血清和（或）肝组织中 HBV DNA 阳性，并有慢性乙型肝炎的临床表现。患者可伴有血清抗-HBs、抗-HBe和（或）抗-HBc 阳性；另约 20%隐匿性慢性乙型肝炎患者除 HBV DNA 阳性外，其余 HBV 血清学标志均为阴性。诊断需排除其他病毒及非病毒因素引起的肝损伤。

六、实验室检查

（一）生物化学检查

1. ALT 和 AST 血清 ALT 和 AST 水平一般可反映肝细胞损伤程度，最为常用。

2. 胆红素 通常血清胆红素水平与肝细胞坏死程度有关，但须与肝内和肝外胆汁淤积所引起的胆红素升高鉴别。肝衰竭患者血清胆红素常较高，且呈进行性升高，每天上升≥1 倍正常值上限（ULN），可≥10×ULN，也可再现胆红素与 ALT 和 AST 分离现象。

3. 凝血酶原时间（PT）及 PTA PT 是反映肝脏凝血因子合成功能的重要指标，PTA 是 PT 测定值的常用表示方法，对判断疾病进展及预后有较大价值，近期内 PTA 进行性降至 40%以下为肝衰竭的重要诊断标准之一，<20%者提示预后不良。亦有用国际标准化比（INR）来表示此项指标者，INR 值的升高同 PTA 值的下降有同样意义。

4. 胆碱酯酶 可反映肝脏合成功能，对于了解病情轻重和监测肝病发展有参考价值。

5. 血清白蛋白 反映肝脏合成功能，慢性乙型肝炎、肝硬化和肝衰竭患者的血清白蛋白下降或球蛋白升高，表现为血清白蛋白/球蛋白比值降低。

6. 甲胎蛋白(AFP) 明显升高往往提示 HCC，可用于监测 HCC 的发生，AFP 升高也可提示大量肝细胞坏死后的肝细胞再生，可能有助于判断预后。但应注意 AFP 升高的幅度、持续时间、动态变化及其与 ALT、AST 的关系，并结合患者的临床表现和 B 超等影像学检查结果进行综合分析。

(二)HBV 血清学检测

HBV 血清学标志包括 HBsAg、抗-HBs、HBeAg、抗-HBe、抗-HBc 和抗-HBcIgM。目前常采用酶免疫法(EIA)、放射免疫法(RIA)、微粒子酶免分析法(MEIA)或化学发光法等检测。HBsAg 阳性表示 HBV 感染；抗-HBs 为保护性抗体，其阳性表示对 HBV 有免疫力，见于乙型肝炎康复及接种乙型肝炎疫苗者；HBsAg 转阴而抗-HBs 转阳，称为 HBsAg 血清转换；HBeAg 阳性可作为 HBV 复制和传染性高的指标；抗-HBe 阳性表示 HBV 复制水平低(但有前 C 区突变者例外)；HBeAg 转阴而抗-HBe 转阳，称为 HBeAg 血清转换；抗-HBc IgM 阳性提示 HBV 复制，多见于乙型肝炎急性期；抗-HBc 总抗体主要是抗-HBc IgG，只要感染过 HBV，无论病毒是否被清除，此抗体均为阳性。

为了解有无 HBV 与丁型肝炎病毒(HDV)同时或重叠感染，可测定 HDAg、抗-HDV、抗-HDV IgM 和 HDV RNA。

(三)HBV DNA、基因型和变异检测

1. HBV DNA 定性和定量检测 反映病毒复制情况或水平，主要用于慢性 HBV 感染的诊断、监测血清 HBV DNA 及其水平，以及抗病毒疗效。

2. HBV 基因分型 常用的方法有：①基因型特异性引物 PCR

法。②限制性片段长度多态性分析法(RFLP)。③线性探针反向杂交法(INNO-LiPA)。④PCR微量板核酸杂交酶联免疫法。⑤基因序列测定法等。但目前国内尚无经国家食品药品监督管理局(SFDA)正式批准的HBV基因分型试剂盒。

3. HBV耐药突变株检测 常用的方法有:①HBV聚合酶区基因序列分析。②RFLP。③荧光实时PCR法。④线性探针反向杂交法等。

七、影像学诊断

可对肝脏、胆囊、脾脏进行B超、电子计算机断层扫描(CT)和磁共振成像(MRI)等检查。影像学检查的主要目的是鉴别诊断和监测慢性乙型肝炎的病情进展及发现肝脏的占位性病变如HCC等。

八、病理学诊断

慢性乙型肝炎的肝组织病理学特点是:明显的汇管区炎症,浸润的炎症细胞主要为淋巴细胞,少数为浆细胞和巨噬细胞;炎症细胞聚集常引起汇管区扩大,并可破坏界板引起界面肝炎(interface hepatitis),又称碎屑样坏死(piecemeal necrosis)。汇管区炎症及其界面肝炎是慢性乙型肝炎病变活动及进展的特征性病变。小叶内肝细胞变性、坏死,包括融合性环死和桥形坏死等,随病变加重而日趋显著。肝细胞炎症坏死、汇管区及界面肝炎可导致肝内胶原过度沉积,肝纤维化及纤维间隔形成。如进一步加重,可引起肝小叶结构紊乱,形成假小叶并进展为肝硬化。

免疫组织化学法检测可显示肝细胞中有无HBsAg和HBcAg表达。HBsAg胞质弥漫型和胞膜型,以及HBcAg胞浆型和胞膜型表达提示 HBV 复制活跃；HBsAg 包涵体型和周边型及 HBcAg 核型表达则提示肝细胞内存在 HBV。

慢性乙型肝炎肝组织炎症坏死的分级(G)、纤维化程度的分期(S)，可参照 2000 年《病毒性肝炎防治方案》。目前国际上常用 Knodell HAI 评分系统，亦可采用 Ishak、Scheuer 和 Chevallier 等评分系统或半定量计分方案，了解肝脏炎症坏死和纤维化程度，以及评价药物疗效。

九、治疗的总体目标

慢性乙型肝炎治疗的总体目标是：最大限度地长期抑制或消除 HBV，减轻肝细胞炎症坏死及肝纤维化，延缓和阻止疾病进展，减少和防止肝脏失代偿、肝硬化、HCC 及其并发症的发生，从而改善生活质量和延长存活时间。

慢性乙型肝炎治疗主要包括抗病毒、免疫调节、抗炎保肝、抗纤维化和对症治疗，其中抗病毒治疗是关键，只要有适应证，且条件允许，就应进行规范的抗病毒治疗。

十、抗病毒治疗的一般适应证

一般适应证包括：①HBV DNA$\geqslant 10^5$ 拷贝/ml(HBeAg 阴性者为$\geqslant 10^4$ 拷贝/ml)。②ALT$\geqslant 2\times$ULN；如用干扰素治疗，ALT 应$\leqslant 10\times$ULN，血总胆红素水平应$<2\times$ULN。③如 ALT$<2\times$ULN，但肝组织学显示 Knodell HAI$\geqslant 4$，或$\geqslant$G2 炎症坏死。

具有①并有②或③的患者应进行抗病毒治疗；对达不到上述治疗标准者，应监测病情变化，如持续 HBV DNA 阳性，且 ALT 异常，也应考虑抗病毒治疗(Ⅲ)。

应注意排除由药物、酒精和其他因素所致的 ALT 升高，也应排除因应用降酶药物后 ALT 暂时性正常。在一些特殊病例如肝硬化，其 AST 水平可高于 ALT，对此种患者可参考 AST 水平。

十一、抗病毒治疗应答

治疗应答包含多项内容，有多种分类方法。

（一）单项应答

1、病毒学应答(virological response) 指血清 HBV DNA 检测不到(PCR 法)或低于检测下限，或较基线下降≥$2\log_{10}$。

2、血清学应答(serological response) 指血清 HBeAg 转阴或 HBeAg 血清学转换或 HBsAg 转阴或 HBsAg 血清学转换。

3、生化学应答(biochemical response) 指血清 ALT 和 AST 恢复正常。

4、组织学应答(histological response) 指肝脏组织学炎症坏死或纤维化程度改善达到某一规定值。

（二）时间顺序应答

1、初始或早期应答(initial or early response) 治疗 12 周时的应答。

2、治疗结束时应答(end-of-treatment response) 治疗结束时应答。

3、持久应答(sustained response) 治疗结束后随访 6 个月或 12 个月以上，疗效维持不变，无复发。

4、维持应答(maintained response) 在抗病毒治疗期间表现为 HBV DNA 检测不到(PCR 法)或低于检测下限，或 ALT 正常。

5、反弹(breakthrough) 达到了初始应答，但在未更改治疗的情况下，HBV DNA 水平重新升高，或一度转阴后又转为阳性，可有或无 ALT 升高。有时也指 ALT 和 AST 复常后，在未更改治疗的情况下再度升高，但应排除由其他因素引起的 ALT 和 AST 升高。

6、复发(relapse) 达到了治疗结束时应答，但停药后 HBV DNA 重新升高或阳转，有时亦指 ALT 和 AST 在停药后的再度升高，但应排除由其他因素引起的 ALT 和 AST 升高。

(三)联合应答

1. 完全应答(complete response, CR) HBeAg 阳性慢性乙型肝炎患者，治疗后 ALT 恢复正常，HBV DNA 检测不出(PCR 法)和 HBeAg 血清学转换；HBeAg 阴性慢性乙型肝炎患者，治疗后 ALT 恢复正常，HBV DNA 检测不出(PCR 法)。

2. 部分应答(partial response, PR) 介于完全应答与无应答之间。如 HBeAg 阳性慢性乙型肝炎患者，治疗后 ALT 恢复正常，HBV DNA<10^5 拷贝/ml，但无 HBeAg 血清学转换。

3. 无应答(non-response, NR) 未达到以上应答者。

十二、干扰素类

荟萃分析表明，HBeAg 阳性患者经普通干扰素-α(普通 IFN-α)治疗 4～6 个月后，治疗组和未治疗组 HBV DNA 转阴率(杂交法)分别为 37%和 17%，HBeAg 转阴率分别为 33%和 12%，HBsAg 转阴率分别为 7.8%和 1.8%，其疗效与基线血清 ALT 水平和肝组织学病变程度呈正相关(Ⅱ)。有关 HBeAg 阴性患者的 4 次随机对照试验表明，治疗结束时应答率为 38%～90%，但持久应答率仅为 10%～47%(平均 24%)(Ⅰ)。有人报道。普通 IFN-α 疗程至少 1 年才能获得较好的疗效(Ⅱ)，普通 IFN-α(5MU 皮下注射，每日 1 次)治疗慢性乙型肝炎患者，其中部分患者可出现

ALT 升高，少数患者甚至出现黄疸。治疗代偿期乙型肝炎肝硬化患者时，肝功能失代偿的发生率为<1%（Ⅱ）。

国际多中心随机对照临床试验显示，用聚乙二醇化干扰素 α-2a(PegIFNα-2a)(40KD)治疗 HBeAg 阳性慢性乙型肝炎(87%为亚洲人)48 周并停药随访 24 周，HBeAg 血清转换率为 32%；HBeAg 阴性患者(60%为亚洲人)治疗 48 周后随访 24 周，HBV DNA<2×10^4 拷贝/ml 的患者为 43%，随访 48 周时为 42%。亚太地区一项Ⅱ期临床研究显示，每周 1 次 PegIFNα-2a(40KD)治疗 24 周，随访 24 周时的 HBeAg 血清转换率高于普通 IFNα(32%:25%，P<0.05)。单用 PegIFNα-2a(12KD)或与拉米夫定联合应用治疗 HBeAg 阳性慢性乙型肝炎 52 周，停药后随访 26 周，两组 HBeAg 血清转换率均为 29%。PegIFNα-2a(40KD)在我国已被批准用于治疗慢性乙型肝炎。

对普通 IFN-α 治疗后复发的患者，再用普通 IFN-α 治疗仍可获得疗效（Ⅱ），亦可换用其他普通干扰素-α 亚型、PegIFNα-2a 或核苷(酸)类似物治疗（Ⅲ）。

(一)干扰素抗病毒疗效的预测因素

有下列因素者常可取得较好的疗效：①治疗前高 ALT 水平。②HBV DNA<2×10^8 拷贝/ml。③女性。④病程短。⑤非母婴传播。⑥肝脏纤维化程度轻。⑦对治疗的依从性好。⑧无 HCV、HDV 或 HIV 合并感染者。其中治疗前 HBV DNA、ALT 水平及患者的性别是预测疗效的主要因素（Ⅱ）。治疗 12 周时的早期病毒学应答对预测疗效也很重要。

(二)干扰素治疗的监测和随访

治疗前应检查：①生物化学指标，包括 ALT、AST、胆红素、白蛋白及肾功能。②血常规、甲状腺功能、血糖及尿常规。③病毒学标志，包括 HBsAg、HBeAg、抗-HBe 和 HBV DNA 的基线状态或水平。④对于中年以上患者，应作心电图检查和测血压。⑤排除自身免疫性疾病。⑥尿人绒毛膜促性腺激素（HCG）检测以排除妊娠。

治疗过程中应检查：①开始治疗后的第 1 个月，应每 1～2 周检查 1 次血常规，以后每月检查 1 次，直至治疗结束。②生化学指标，包括 ALT、AST 等，治疗开始后每月 1 次，连续 3 次，以后随病情改善可每 3 个月 1 次。③病毒学标志，治疗开始后每 3 个月检测 1 次 HBsAg、HBeAg、抗-HBe 和 HBV DNA。④其他，每 3 个月检测 1 次甲状腺功能、血糖和尿常规等指标；如治疗前就已存在甲状腺功能异常，最好先用药物控制甲状腺功能异常，然后再开始干扰素治疗，同时应每月检查甲状腺功能；治疗前已患糖尿病者，也应先用药物控制糖尿病，然后再开始干扰素治疗。⑤应定期评估精神状态，尤其是对出现明显抑郁症和有自杀倾向的患者，应立即停药并密切监护。

（三）干扰素的不良反应及其处理

IFN-α 的主要不良反应包括：

1. 流感样症候群　表现为发热、寒战、头痛、肌肉酸痛、乏力等，可在睡前注射 IFN-α，或在注射干扰素同时服用解热镇痛药，以减轻流感样症状（Ⅲ）。随疗程进展，此类症状逐渐减轻或消失。

2. 一过性骨髓抑制　主要表现为外周血白细胞（中性粒细胞）或血小板减少。如中性粒细胞绝对数 $\leqslant 1.0\times10^9/L$，血小板 $<50\times10^9/L$，应降低 IFN-α 剂量；1～2 周后复查，如恢复，则逐渐增加至原量。如中性粒细胞绝对数 $\leqslant 0.75\times10^9/L$，血小板 $<30\times10^9/L$，则应停药。对中性粒细胞明显降低者，可试用粒细胞集落刺激因子（G-CSF）或粒细胞巨噬细胞集落刺激因子（GM-CSF）治疗（Ⅲ）。

3. 精神异常　可表现为抑郁、妄想症、重度焦虑和精神病。因此，使用干扰素前应评估患者的精神状况，治疗过程中也要密切观察。抗抑郁药可缓解此类不良反应（Ⅲ），但对症状严重者，应及时停用 IFN-α。

4. 干扰素可诱导自身抗体和自身免疫性疾病的产生　包括抗甲状腺抗体、抗核抗体和抗胰岛素抗体。多数情况下无明显临床表现，部分患者可出现甲状腺疾病（甲状腺功能减退或亢进）、糖尿病、血小板减少、银屑病、白斑、类风湿性关节炎和系统性红斑狼疮样综合征等，严重者应停药。

5. 其他少见的不良反应　包括肾脏损害（间质性肾炎、肾病综合征和急性肾衰竭等），心血管并发症（心律失常、缺血性心脏病和心肌病等），视网膜病变，听力下降和间质性肺炎等，发生上述反应时，应停止干扰素治疗。

（四）干扰素治疗的禁忌证

干扰素治疗的绝对禁忌证包括：妊娠、精神病史（如严重抑郁症）、未能控制的癫痫、未戒断的酗酒/吸毒者、未经控制的自身免疫性疾病、失代偿期肝硬化、有症状的心脏病、治疗前中性粒细胞计数$<1.0\times10^9$/L 和治疗前血小板计数$<50\times10^9$/L。

干扰素治疗的相对禁忌证包括：甲状腺疾病、视网膜病、银屑病、既往抑郁症史、未控制的糖尿病、未控制的高血压、总胆红素$>$51μmol/L 特别是以间接胆红素为主者。

十三、核苷(酸)类似物

（一）拉米夫定(lamivudine)

国内外随机对照临床试验表明，每日口服 100mg 可明显抑制

HBV DNA 水平,HBeAg 血清学转换率随治疗时间延长而提高,治疗 1、2、3、4 和 5 年后 HBeAg 血清转换率分别为 16%、17%、23%、28%和 35%;治疗前 ALT 水平较高者,一般 HBeAg 血清学转换率也较高。长期治疗可以减轻炎症,降低肝纤维化和肝硬化的发生率,随机对照临床试验表明,本药可降低肝功能失代偿和 HCC 发生率。在失代偿期肝硬化患者也能改善肝功能,延长生存期。国外研究结果显示,拉米夫定治疗儿童慢性乙型肝炎的疗效与成人相似,安全性良好。

对乙型肝炎肝移植患者,移植前用拉米夫定;移植后,拉米夫定与 HBIG 联用,可明显降低肝移植后 HBV 再感染,并可减少 HBIG 剂量。

随用药时间的延长患者发生病毒耐药变异的比例增高(第 1、2、3、4 年分别为 14%、38%、49%和 66%),从而限制其长期应用。部分病例在发生病毒耐药变异后会出现病情加重,少数甚至发生肝功能失代偿。另外,部分患者在停用本药后,会出现 HBV DNA 和 ALT 水平升高,个别患者甚至可发生肝功能失代偿。我国 SFDA 已批准拉米夫定用于肝功能代偿的成年慢性乙型肝炎患者。

(二)阿德福韦酯(adefovir dipivoxil)

目前临床应用的阿德福韦酯是阿德福韦的前体,在体内水解为阿德福韦发挥抗病毒作用。阿德福韦酯是 5′-单磷酸脱氧阿糖腺苷的无环类似物。随机双盲安慰剂对照的临床试验表明,在 HBeAg 阳性慢性乙型肝炎患者,口服阿德福韦酯可明显抑制 HBV DNA 复制,应用 1、2、3 年时的 HBV DNA 转阴率(<1 000 拷贝/ml)分别为 28%、45%、56%,HBeAg 血清转换率分别为 12%、29%、43%;其耐药发生率分别为 0%、1.6%、3.1%;治疗 HBeAg 阴性者 1、2、3 年的耐药发生率分别为 0%、3.0%和 5.9%~11%。本药对拉米夫定耐药变异的代偿期和失代偿期肝硬化患

者均有效。在较大剂量时有一定肾毒性，主要表现为血清肌酐的升高和血磷的下降，但每日10mg剂量对肾功能影响较小，每日10mg，治疗48～96周，有2%～3%患者血清肌酐较基线值上升>0.5mg/dl(44.2μmol/L)。因此，对应用阿德福韦酯治疗者，应定期监测血清肌酐和血磷。

阿德福韦酯已获我国SFDA批准用于治疗慢性乙型肝炎，其适应证为肝功能代偿的成年慢性乙型肝炎患者。本药尤其适合于需长期用药或已发生拉米夫定耐药者。

(三)恩替卡韦(entecavir)

恩替卡韦是环戊酰鸟苷类似物。Ⅱ/Ⅲ期临床研究表明，成人每日口服0.5mg能有效抑制HBV DNA复制，疗效优于拉米夫定；Ⅲ期临床研究表明，对发生YMDD变异者将剂量提高至每日1mg能有效抑制HBV DNA复制。对初治患者治疗1年时的耐药发生率为0，但对已发生YMDD变异患者治疗1年时的耐药发生率为5.8%。我国SFDA也已批准用于治疗慢性乙型肝炎患者。

(四)应用核苷(酸)类似物治疗时的监测和随访

治疗前检查：①生化学指标包括：ALT、AST、胆红素、白蛋白等。②病毒学标志包括HBeAg、抗-HBe和HBV DNA的基线状态或水平。③根据病情需要，检测血常规、磷酸肌酸激酶和血清肌酐等。另外，有条件的单位治疗前后可行肝穿刺检查。

治疗过程中应对相关指标定期监测和随访，以评价疗效和提高依从性：①生化学指标治疗开始后每月1次，连续3次，以后随病情改善可每3个月1次。②病毒学标志治疗开始后每3个月检测1次HBsAg、HBeAg、抗-HBe和HBV DNA。③根据病情需要，检测血常规、血清磷酸肌酸激酶和肌酐等指标。

无论治疗前 HBeAg 阳性或阴性患者，于治疗 1 年时仍可检测到 HBV DNA，或 HBV DNA 下降＜$2\log_{10}$者，应改用其他抗病毒药治疗(可先重叠用药1～3 个月)。但对肝硬化或肝功能失代偿患者，不可轻易停药。

十四、免疫调节治疗

免疫调节治疗是慢性乙型肝炎治疗的重要手段之一，但目前尚缺乏乙型肝炎特异性免疫治疗方法。胸腺肽 α_1 可增强非特异性免疫功能，不良反应小，使用安全，对于有抗病毒适应证，但不能耐受或不愿接受干扰素和核苷(酸)类似物治疗的患者，有条件可用胸腺肽 α_1 1.6mg，每周 2 次，皮下注射，疗程 6 个月(Ⅱ-3)。

十五、其他抗病毒药物及中药治疗

苦参素(氧化苦参碱)系我国学者从苦豆子中提取，已制成静脉内和肌内注射剂及口服制剂。我国的临床研究表明，本药具有改善肝脏生化学指标及一定的抗 HBV 作用。但其抗 HBV 的确切疗效尚需进一步扩大病例数，进行严格的多中心随机对照临床试验加以验证。

中医中药治疗慢性乙型肝炎在我国应用广泛，但多数药物缺乏严格随机对照研究，其抗病毒疗效尚需进一步验证。

十六、关于联合治疗

1、不推荐干扰素联合拉米夫定治疗 HBeAg 阳性或阴性慢性乙型肝炎(Ⅰ)。对 IFN-α、拉米夫定序贯治疗的效果尚需进一步研究(Ⅱ-2)。

2、不推荐拉米夫定联合阿德福韦酯治疗初治患者或未发生拉米夫定耐药突变的慢性乙型肝炎（Ⅰ）。

3、有研究报道，拉米夫定和胸腺肽 α_1 的联合治疗可提高持续应答率，但尚需进一步证实。

4、干扰素或拉米夫定与其他药物（包括中草药）联合治疗慢性乙型肝炎的疗效也需进一步证实。

十七、抗病毒治疗的推荐意见

（一）慢性 HBV 携带者和非活动性 HBsAg 携带者

对慢性 HBV 携带者，应动员其做肝组织学检查，如肝组织学显示 Knodell HAI≥4，或≥G2 炎症坏死者，需进行抗病毒治疗。如肝炎病变不明显或未做肝组织学检查者，建议暂不进行治疗。非活动性 HBsAg 携带者一般不需治疗。上述两类携带者均应每3～6 个月进行生化学、病毒学、甲胎蛋白和影像学检查，一旦出现 ALT≥2×ULN，且同时 HBV DNA 阳性，可用 IFN-α 或核苷（酸）类似物治疗（Ⅱ-2）。

（二）HBeAg 阳性慢性乙型肝炎患者

对于 HBV DNA 定量≥1×10^5 拷贝/ml，ALT 水平≥2×ULN 者，或 ALT＜2×ULN 但肝组织学显示 Knodell HAI≥4，或≥G2 炎症坏死者，应进行抗病毒治疗。可根据具体情况和患者的意愿，选用 IFNα（ALT 水平应＜10×ULN）或核苷（酸）类似物治疗。对 HBV DNA 阳性但低于 1×10^5 拷贝/ml 者，经监测病情3 个月，HBV DNA 仍未转阴，且 ALT 异常，则应抗病毒治疗（Ⅲ）。

1、普通 IFN-α　5MU（可根据患者的耐受情况适当调整剂量），每周 3 次或隔日 1 次，皮下或肌内注射，一般疗程为 6 个月（Ⅰ），如有应答，为提高疗效亦可延长疗程至 1 年或更长（Ⅱ）。应注意剂量及疗程的个体化。如治疗 6 个月无应答者，可改用其他抗病毒药物。

2、PegIFNα-**2**a　180μg，每周 1 次，皮下注射，疗程 1 年（I）。剂量应根据患者耐受性等因素决定。

3、拉米夫定　100mg，每日 1 次口服。治疗 1 年时，如 HBV DNA 检测不到（PCR 法）或低于检测下限，ALT 复常，HBeAg 转阴但未出现抗-HBe 者，建议继续用药，直至 HBeAg 血清学转换，经监测 2 次（每次至少间隔 6 个月），仍保持不变者可以停药（Ⅱ），但停药后需密切监测肝脏生化学和病毒学指标。

4、阿德福韦酯　10mg，每日 1 次口服。疗程可参照拉米夫定（Ⅱ）。

5、恩替卡韦　0.5mg（对拉米夫定耐药患者为 1mg），每日 1 次口服。疗程可参照拉米夫定。

（三）HBeAg 阴性慢性乙型肝炎患者

HBV DNA 定量≥1×10^4 拷贝/ml，ALT 水平≥2×ULN 者，或 ALT＜2×ULN，但肝组织学检查显示 Knodell HAI≥4，或≥G2 炎症坏死者，应进行抗病毒治疗。由于难以确定治疗终点，因此应治疗至检测不出 HBV DNA（PCR 法），ALT 复常。此类患者复发率高，疗程宜长，至少为 1 年（Ⅰ）。因需要较长期治疗，最好选用 IFNα（ALT 水平＜10×ULN）或阿德福韦酯或恩替卡韦等耐药发生率低的核苷（酸）类似物治疗。对达不到上述推荐治疗标准者，则应监测病情变化，如持续 HBV DNA 阳性，且 ALT 异常，也应考虑抗病毒治疗（Ⅲ）。

1、普通 IFN-α　5MU，每周 3 次或隔日 1 次，皮下或肌内注射，疗程至少 1 年（Ⅰ）。

2、PegIFNα-2a　180μg，每周1次，皮下注射，疗程至少1年（Ⅰ）。

3、阿德福韦酯　10mg，每日1次口服，疗程至少1年。当监测3次（每次至少间隔6个月）HBV DNA检测不到（PCR法）或低于检测下限和ALT正常时可以停药（Ⅱ）。

4、拉米夫定　100mg，每日1次口服，治疗至少1年。治疗终点同阿德福韦酯（Ⅱ）。

5、恩替卡韦　0.5mg（对拉米夫定耐药患者为1mg），每日1次口服。疗程可参照阿德福韦酯。

（四）代偿期乙型肝炎肝硬化患者

HBeAg阳性者的治疗指征为HBV DNA$\geqslant 10^5$拷贝/ml，HBeAg阴性者为HBV DNA$\geqslant 10^4$拷贝/ml，ALT正常或升高。治疗目标是延缓和降低肝功能失代偿和HCC的发生。

1、拉米夫定　100mg，每日1次口服。无固定疗程，需长期应用。

2、阿德福韦酯　10mg，每日1次口服。无固定疗程，需长期应用。

3、干扰素　因其有导致肝功能失代偿等并发症的可能，应十分慎重。如认为有必要，宜从小剂量开始，根据患者的耐受情况逐渐增加到预定的治疗剂量（Ⅲ）。

（五）失代偿期乙型肝炎肝硬化患者

治疗指征为HBV DNA阳性，ALT正常或升高。治疗目标是通过抑制病毒复制，改善肝功能，以延缓或减少肝移植的需求，抗病毒治疗只能延缓疾病进展，但本身不能改变终末期肝硬化的最终结局。干扰素治疗可导致肝衰竭，因此，属禁忌证（Ⅱ）。

对于病毒复制活跃和炎症活动的失代偿期肝硬化患者，在其知情同意的基础上，可给予拉米夫定治疗，以改善肝功能，但不可随意停药。一旦发生耐药变异，应及时加用其他已批准的能治疗拉米夫定变异耐药的核苷(酸)类似物(Ⅱ-2)。

(六)应用化学治疗和免疫抑制剂治疗的患者

对于因其他疾病而接受化疗、免疫抑制剂(特别是肾上腺皮质激素)治疗的 HBsAg 阳性者，即使 HBV DNA 阴性和 ALT 正常，也应在治疗前 1 周开始服用拉米夫定，每日 100mg，化疗和免疫抑制剂治疗停止后，根据患者病情决定拉米夫定停药时间(Ⅱ-1，Ⅱ-3)。对拉米夫定耐药者，可改用其他已批准的能治疗耐药变异的核苷(酸)类似物。核苷(酸)类似物停用后可出现复发，甚至病情恶化，应十分注意。

(七)肝移植患者

对于拟接受肝移植手术的 HBV 感染相关疾病患者，应于肝移植术前 1～3 个月开始服用拉米夫定，每日 100mg 口服，术中无肝期加用 HBIG，术后长期使用拉米夫定和小剂量 HBIG(第 1 周每日 800IU，以后每周 800IU)，并根据抗-HBs 水平调整 HBIG 剂量和用药间隔(一般抗-HBs 谷值浓度至少大于 100～150mIU/ml，术后半年内最好大于 500mIU/ml)，但理想的疗程有待进一步确定(Ⅱ-1)。对于发生拉米夫定耐药者可选用其他已批准的能治疗耐药变异的核苷(酸)类似物。

(八)其他特殊情况的处理

1、普通 IFN-α 治疗无应答患者　经过规范的普通 IFN-α 治疗无应答患者，再次应用普通 IFN-α 治疗的疗效很低(Ⅱ)。可试用 PegIFNα-2a 或核苷(酸)类似物治疗(Ⅲ)。

2、强化治疗　指在治疗初始阶段每日应用普通 IFN-α，连续 2

～3 周后改为隔日或每周 3 次的治疗。目前对此疗法意见不一，因此不予推荐(Ⅲ)。

3、应用核苷(酸)类似物发生耐药突变后的治疗　拉米夫定治疗期间可发生耐药突变，出现“反弹”，建议加用其他已批准的能治疗耐药变异的核苷(酸)类似物(Ⅰ)并重叠 1～3 个月或根据 HBV DNA 检测阴性后撤换拉米夫定；也可使用 IFN-α(建议重叠用药 1～3 个月)。

4、停用核苷(酸)类似物后复发者的治疗　如停药前无拉米夫定耐药，可再用拉米夫定治疗，或其他核苷(酸)类似物治疗。如无禁忌证，亦可用 IFN-α 治疗(Ⅲ)。

(九)儿童患者

12 岁以上慢性乙型肝炎患儿，其普通 IFN-α 治疗的适应证、疗效及安全性与成人相似，剂量为 3～6MU/m^2，最大剂量不超过 10MU/m^2(Ⅱ)。在知情同意的基础上，也可按成人的剂量和疗程服用拉米夫定治疗(Ⅰ)。

十八、抗炎保肝治疗

肝脏炎症坏死及其所致的肝纤维化是疾病进展的重要因素，因而如能有效抑制肝组织炎症，有可能减少肝细胞破坏和延缓肝纤维化的发展。甘草酸制剂、水飞蓟素类等制剂活性成分比较明确，有不同程度的抗炎、抗氧化、保护肝细胞膜及细胞器等作用，临床应用这些制剂可改善肝脏生物化学指标(Ⅱ-2，Ⅱ-3)。联苯双酯和双环醇等也可降低血清氨基转移酶特别是 ALT 水平。

抗炎保肝治疗只是综合治疗的一部分，并不能取代抗病毒治疗。对于 ALT 明显升高者或肝组织学明显炎症坏死者，在抗病毒治疗的基础上可适当选用抗炎和保肝药物。不宜同时应用多种抗炎保肝药物,以免加重肝脏负担及因药物间相互作用而引起不良效应。

十九、抗纤维化治疗

有研究表明,经 IFN-α 或核苷(酸)类似物抗病毒治疗后,肝组织病理学可见纤维化,甚至肝硬化有所减轻,因此抗病毒治疗是抗纤维化治疗的基础。

根据中医学理论和临床经验,肝纤维化和肝硬化属正虚血瘀证范畴,因此对慢性乙型肝炎肝纤维化及早期肝硬化的治疗,多以益气养阴、活血化瘀为主,兼以养血柔肝或滋补肝肾。据报道,国内多家单位所拟定的多个抗肝纤维化中药方剂均有一定疗效。今后应根据循证医学原理,按照新药临床研究管理规范(GCP)进行大样本、随机、双盲临床试验,并重视肝组织学检查结果,以进一步验证各种中药方剂的抗肝纤维化疗效。

二十、治疗药物的选择和流程

目前国内外公认有效的抗 HBV 药物主要包括干扰素类和核苷(酸)类似物,并各有其优缺点。前者的优点是疗程相对固定,HBeAg 血清学转换率较高,疗效相对持久,耐药变异较少,其缺点是需要注射给药,不良反应较明显,不适于肝功能失代偿者。后者的优点是口服给药,抑制病毒作用强,不良反应少而轻微,可用于肝功能失代偿者,其缺点是疗程相对不固定,HBeAg 血清学转换率低,疗效不够持久,长期应用可产生耐药变异,停药后可出现病情恶化等。临床医生应根据自己的专业知识和临床经验,在综合考虑患者具体病情及其个人意愿的基础上,在本《指南》的原则框架下确定个体化的治疗方案(见流程图)。